Dr. Martin Pinsger/Dr. Thomas Hartl · Krankheit Schmerz

Dr. Martin Pinsger / Dr. Thomas Hartl

Krankheit Schmerz

Endlich Hilfe für Patienten!

ENNSTHALER VERLAG STEYR

Erklärung

Die in diesem Buch angeführten Vorstellungen, Vorschläge und Therapiemethoden sind nicht als Ersatz für eine professionelle medizinische oder therapeutische Behandlung gedacht. Jede Anwendung der in diesem Buch angeführten Ratschläge geschieht nach alleinigem Gutdünken des Lesers. Autor, Verlag, Berater, Vertreiber, Händler und alle anderen Personen, die mit diesem Buch in Zusammenhang stehen, können weder Haftung noch Verantwortung für eventuelle Folgen übernehmen, die direkt oder indirekt aus den in diesem Buch gegebenen Informationen resultieren oder resultieren sollten.

Bei den namentlich genannten Medikamenten in diesem Buch handelt es sich um registrierte Markennamen. Diese werden lediglich rein beschreibend genutzt.

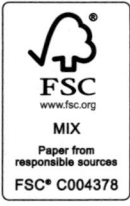

FSC
www.fsc.org
MIX
Paper from
responsible sources
FSC® C004378

www.ennsthaler.at

ISBN 978-3-7095-0126-9
Dr. Martin Pinsger/Dr. Thomas Hartl · Krankheit Schmerz
Alle Rechte vorbehalten
Copyright © 2021 Ennsthaler Verlag, Steyr
Ennsthaler Gesellschaft m.b.H. & Co KG, 4400 Steyr, Österreich
Umschlaggestaltung und Satz: Thomas Traxl & Ennsthaler Verlag
Textur Umschlag: © Dmytro Naumenko/iStockphoto.com
Fotos: Nadine Studeny (S. 93, 143, 148, 190, 212); Thomas Hartl (S. 72, 248);
Holger Bruckschweiger/ORF III (S. 22); Privat (S. 25, 68, 117, 121, 126)
Druck und Bindung: PBtisk a.s., Tschechien

Vorwort

Zweiter Teil – Selbsthilfe und Therapie

Dritter Teil – Fehler im System

Vorwort

Das Buch, das Sie in Händen halten, ist keine lebensferne »Besserwisserei«, sondern ganz nah an der Realität geschrieben. Es zeigt die Situation von Schmerzpatienten aus zwei Perspektiven – aus der des Patienten und aus der des Arztes. Einerseits werden hier Schmerzpatienten Einblick in ihr Leben geben und erzählen, wie es ihnen ergeht und was sie unternehmen, um von den Schmerzen wegzukommen. Andererseits wird das Thema aus Sicht des erfahrenen Schmerzarztes und von anderen Experten beleuchtet.

Geschrieben wurde das Buch für Patienten und Angehörige, damit sie sehen, dass sie nicht alleine sind mit ihren Problemen, es anderen ähnlich ergeht und wie diese mit ihrer Krankheit umgehen. Auch Ärzte können von der Lektüre sicherlich profitieren, um künftig besser mit ihren Schmerzpatienten umzugehen.

Wir hoffen, mit dieser Schrift auch politische Entscheider zu erreichen, damit endlich die Rahmenbedingungen für die Therapien verbessert werden und die Patienten eine menschenwürdige Behandlung im medizinischen, aber auch im sozialen Bereich erhalten. Konkret gesagt: Es müssen endlich die Voraussetzungen geschaffen werden, damit die Patienten rasche Diagnosen und bessere Therapien erhalten. Auch ist es unwürdig, dass Patienten oft um geeignete Medikamente kämpfen oder den Rechtsweg beschreiten müssen, um eine Pension zu bekommen, da sie schmerzbedingt einfach nicht mehr arbeiten können.

Schmerzen sind für die Autoren auch persönlich ein großes Thema. Dr. Martin Pinsger behandelt und begleitet nicht nur seit Jahrzehnten »seine« Patienten auf ihrem Weg, er litt selbst lang an Kopfschmerzen und hat sich nach Jahren von dieser Geißel befreien können. Auch für Dr. Thomas Hartl sind Schmerzen ein Lebensthema, er muss mit einer schwer angeschlagenen Halswirbelsäule durchs Leben gehen und so widmet er sich seit Jahren als Journalist und in mehreren Büchern diesem großen und wichtigen Thema.

Schmerz ist ein gesellschaftliches Problem –
Hilfe ist überfällig

Schmerz betrifft nicht nur die einzelnen Menschen an sich, er ist auch ein gesellschaftliches Problem. Schmerzpatienten werden nur von ihresgleichen wirklich verstanden. Der Schmerz als Problem für die ganze Gesellschaft ist noch nicht wirklich angekommen.[1] Wenn es uns gelingt, hier eine neue Position einzunehmen – sensibler, empathischer und ernsthafter – und dem Thema Schmerz jenen Raum zu geben, den es verdient, dann kann sich dadurch vielleicht etwas bewegen. Es benötigt eine neue Form der Kommunikation über Schmerz, eine »Schmerzkultur« muss etabliert werden.

Gezielte, lösungsorientierte Behandlungen für Schmerzpatienten zu schaffen, wäre ein entscheidender Schritt für unsere Gesellschaft. Es ist ein Zeichen der Qualität einer Gesellschaft, sich dieser Problematik anzunehmen. Man darf nicht hinnehmen, dass Millionen Menschen von nicht zu überwindenden Schmerzen fertiggemacht werden, ihnen die Lebensqualität geraubt wird und sie sich schlussendlich zurückziehen oder gar das Leben nehmen.[2] Sie werden von der Gesellschaft zurückgestoßen und manchmal auch stigmatisiert.

Chronische Patienten wissen, dass vieles im Argen liegt. Viele fühlen sich alleingelassen. Auch Schmerzmediziner mit Blick auf das Ganze wissen, was zu tun wäre. Doch damit Veränderung eintreten kann, muss das Leid der großen Minderheit »Schmerzpatienten« in der restlichen Bevölkerung und bei den Entscheidungsträgern ankommen.

Politischer Druck wäre nötig. Von so einem Druck ist derzeit leider gar nichts zu spüren. Obwohl so viele Menschen unter erheblichen Schmerzzuständen leiden, gibt es keinerlei wirksame Solidarität. Offensichtlich ist Schmerz so schlecht kommunizierbar, dass ein gesellschaftlicher Diskurs schwierig, ja vielleicht überhaupt unmöglich ist. Vielleicht wird das Thema auch deshalb totgeschwiegen, weil jeder froh ist, nicht selbst betroffen zu sein und es nicht »heraufbeschwören« will, plötzlich zur Gruppe der Schmerzleidenden dazuzugehören. Wir versuchen die Lage der Patienten zu vermitteln und organisatorische Lösungen aufzuzeigen.[3]

Schmerzen neu bewerten

Dieses Buch soll dem Thema Schmerz in unserer Gesellschaft einen neuen Stellenwert geben. Denn Schmerzen sind mehr als ein Symptom, sie sind für allzu viele Menschen lebensbestimmend, ein dominanter Lebensbegleiter. An manchen Stellen mag das Werk wie eine Brandschrift wirken, doch die Absicht ist die beste: Der Blick soll auf die Patienten gerichtet werden – auf ihr Leid und ihre Probleme, aber auch auf Lösungsmöglichkeiten, dem Dilemma von chronischen Schmerzen zu entkommen.

Es ist nicht beabsichtigt, die etablierten Methoden der Medizin zu diskreditieren und objektiv erfolgreiche Prozesse infrage zu stellen. Dieses Buch will auch nicht Institutionen anzweifeln oder das Gesundheitssystem schlechtmachen. Es will vielmehr Anstöße liefern, wie man den Betroffenen gerecht werden kann. Multimodale Therapien und das Nicht-infrage-Stellen des Leids vieler Patienten wären erste wichtige Schritte. Sie würden das System nicht nur menschlicher, sondern auch effektiver machen.

Geschichten veranschaulichen den Prozess der Schmerzerkrankung

Dr. Martin Pinsger und sein Schmerzkompetenzzentrum Bad Vöslau befassen sich seit vielen Jahren mit der Therapie schmerzgeplagter Patienten. Im vorliegenden Buch gibt der Arzt seine Erfahrungen und sein Wissen weiter. Das Buch enthält auch eine Reihe von Erfahrungsberichten von Schmerzpatienten. Die Informationen wurden von den Autoren sorgfältig recherchiert und entstammen persönlichen Gesprächen mit den Patienten (mit dieser Formulierung sind immer Menschen beider Geschlechter gemeint).

Diese persönlichen Geschichten sollen aufzeigen, was passieren kann, wenn die medizinischen und sozialen Netzwerke – aus welchen Gründen auch immer – nicht gut funktionieren. Es handelt sich oft um dramatische »Fälle«, die Eskalationen im Schmerz aufzeigen und so in ein Dauerleiden führen. Sie sollen auch klarmachen, wann und warum Schmerz vom Signal zum Symptom und von der latenten Sensibilisierung zur Schmerzkrankheit führt. Und sie sollen darauf hinweisen, dass zu Beginn der Therapie Eile und Effizienz wichtig sind, um einer Chronifizierung entgegenzuwirken.

An dieser Stelle muss klar gesagt werden, dass es oft viel zu lange dauert, bis Schmerzen und deren Auswirkungen geklärt und entschärft werden. Dabei ist vor allem die Sensibilisierung der Bevölkerung notwendig, auf sich und auf andere aufzupassen. Mehr Achtsamkeit, Zeit für Sport und Ausgleich sowie wertschätzende, beruhigende Kommunikation sind wichtige Akzente in einer aus dem Lot gekommenen Zeit.

Patienten mit Selbstverantwortung

Chronische Erkrankungen benötigen ganzheitliche[4] Maßnahmen und neben einer effektiven medizinischen Behandlung immer auch eine große Portion an Eigenaktivität der Patienten. Durch die Übernahme von Eigenverantwortung stellt der Patient Selbstwirksamkeit her, er kann also selbst an seiner Genesung mitwirken und bestimmt diese in großem Ausmaß. Die Behandlung des Arztes und anderer Therapeuten wird erst durch die Mitwirkung und die Umsetzung der Maßnahmen durch den Patienten zum Erfolg gebracht. Kurzum: Der Weg in die Gesundheit kann vom Arzt oder Therapeuten unterstützt werden, immer aber ist auch der »innere Arzt« des Patienten gefordert, die Eigenverantwortung bleibt bestehen.

Niemand sollte seinen Körper dem medizinischen System überantworten, sich selbst passiv verhalten und abwarten, was dabei herauskommt. Der Versuch, Gesundheit ohne eigenverantwortliches Handeln zu erreichen, ist bei chronischen Schmerzen meist der falsche, weil erfolglose Weg, der auch in einer gesundheitlichen Katastrophe enden kann.

Mit Schmerzen leben

Dieses Buch mit seinen Patientengeschichten soll nicht nur aufrütteln, sondern auch aufzeigen, dass man sich nach vielen Jahren mit Schmerzen nicht plötzlich der Illusion der völligen Schmerzfreiheit hingeben sollte. Besserung ist immer möglich, völlige

Schmerzfreiheit leider nicht.[5] Die Integration von Schmerzen in das Leben ist jedoch möglich.

Nicht »weg mit den Schmerzen« soll bei chronischen Verläufen in Zukunft die Devise sein, sondern vielmehr: »Was sagt mir mein Schmerz? Wo stehe ich an? Sollte ich meinen Weg ändern oder gar neue Wege suchen?«

Bei jahrelangen Schmerzen ist eine völlige Befreiung von diesem Wegbegleiter oft nicht mehr oder nur teilweise möglich, doch wesentliche Verbesserungen des Lebens und Wohlfühlens sind selbst nach dreißig oder vierzig Jahren mit Schmerzen immer noch realistisch. Es gilt daher einerseits zu lernen, wie man mit Schmerzen umgehen kann, und andererseits dafür zu sorgen, dass sie sich in Grenzen halten.

Einleitung

Medizin im Wandel – Mit der ICD-11 werden Schmerzen endlich zur Krankheit erklärt[6]

Schmerz kann Menschen an ihre Grenzen bringen und sie schwer invalidisieren. Das bedeutet auch große finanzielle Belastungen für die Gesellschaft und Probleme für die Volkswirtschaft. Eine neue Positionierung von Schmerzerkrankungen ist eine notwendige und sinnvolle Aufgabe.

Unser medizinisches System ist vor allem darauf ausgelegt, Schaden zu beheben, statt ihm vorzubeugen.[7] Dieses Vorgehen funktioniert bei chronischen Erkrankungen und speziell bei Schmerzerkrankungen nicht wirklich. Die auf vielen Gebieten so erfolgreiche Spezialisierung in der Medizin kann bei Schmerzerkrankungen, die Jahre und Jahrzehnte andauern, oft nicht helfen. In diesem Bereich sind ganzheitliche und umfassende Therapiekonzepte die einzig sinnvolle Alternative.

Schmerz braucht eine Diagnose

Jede Krankheit benötigt eine Diagnose – Schmerz hat bisher keine. Schmerz gilt bis heute in Österreich lediglich als Signal oder Symptom, jedoch nicht als Krankheit. Nach dem Lesen dieses Buchs sollte diese Betrachtungsweise der Vergangenheit angehören. Denn Schmerz kann uns Menschen sehr wohl im Sinn einer Krankheit befallen, das steht zweifelsfrei fest. Diese Tatsache wurde bisher nicht gebührend berücksichtigt. Dies dürfte sich mit der Einführung der ICD-11 hoffentlich ändern, die voraussichtlich 2022 in Kraft tritt.[8] Sie wird erstmals Schmerzen einer Diagnose zugänglich machen und diese somit zur Krankheit erklären.[9]

ICD steht als Abkürzung für »Internationale statistische Klassifikation der Krankheiten und verwandter Gesundheitszustände«. Sie ist das wichtigste, weltweit anerkannte Klassifikationssystem für medizinische Diagnosen und wird von der Weltgesundheitsorganisation (WHO) herausgegeben. Die derzeitige Begutachtung von Patienten zum Zweck der Diagnose baut auf der veralteten und massiv reformbedürftigen ICD-10 auf, die von 1983 bis 1992 entwickelt wurde und nun fast dreißig Jahre alt ist.

Erstmals Schmerzdiagnosen möglich

Ein Manko der ICD-10 ist, dass sie keine Schmerzdiagnosen enthält. Das hat für Patienten zur Folge, dass ihre Schmerzen bei jeglicher medizinischer oder behördlicher Begutachtung (zum Beispiel, ob sie berufsfähig sind) keine Relevanz besitzen.[10]

Anders wird die Situation bei der ICD-11 sein. Darin wird erstmals die Möglichkeit zu Schmerzdiagnosen eröffnet. Diese werden im Rahmen eines Funktionsscores die tatsächlichen Beeinträchtigungen des Patienten dokumentieren.

Mit der ICD-11 werden künftig der speziellen Schmerzerkrankung zusätzlich die konkreten Probleme und Beeinträchtigungen des Betroffenen hinzugefügt werden können. Das betrifft zum Beispiel Schlafstörungen, Bewegungseinschränkungen, Depressionen, Angst oder Arbeitsunfähigkeit. Dadurch erhält die Diagnose eine neue Qualität und Quantität. Diese Zusätze sind für eine sinnvolle Erfassung und Statistik von höchster Priorität. Daraus kann abgelesen werden, wie groß der Aufwand an Behandlung sein wird oder wie viele präventive Maßnahmen zu berücksichtigen sind, um eine effektive Schmerzbehandlung auch zu realisieren.[11]

Erster Teil –
Die prekäre Situation
der Patienten

Kapitel 1

Lage der Schmerzpatienten

Ignoranz gegenüber chronischen Schmerzpatienten dauert an

Jeder chronische Schmerzpatient weiß es, jeder Angehörige weiß es, jeder Schmerzarzt weiß es: Chronische Schmerzen werden immer noch unzureichend behandelt. Das war vor zwanzig Jahren schon so, vor zehn, vor fünf, und bis heute hat sich an dieser Tatsache nichts geändert.

Oder täuscht dieser Eindruck? Mitnichten. Man muss sich nur einschlägige Pressemeldungen aus der Vergangenheit ansehen. So titelte beispielsweise die Österreichische Schmerzgesellschaft (ÖSG) in einer Aussendung vom 6. Mai 2013: »Chronische Schmerzen unzureichend behandelt. Hunderte Millionen Euro für ineffiziente Therapien ausgegeben«. In dem Bericht hieß es unter anderem: »Allein in Österreich leiden 1,5 Millionen Menschen an chronischen Schmerzen, wobei jeder Zweite mehr als zehn Ärzte konsultieren muss, um eine korrekte schmerzmedizinische Behandlung zu bekommen. Eine ineffiziente Therapie bedeutet zudem nicht nur für Betroffene längeres Leid, sondern kostet die Gesellschaft hunderte Millionen Euro jährlich. Neben dem unzulänglichen Zugang zu multidisziplinären Einrichtungen beruht die Unzufriedenheit in Bezug auf Schmerztherapien auf deren defizitäre Qualitäts- und Erfolgskontrolle sowie schmerzmedizinische Ausbildung der Ärzte.« Weiters hieß es: »19 Prozent aller europäischen chronischen Schmerzpatienten haben durch ihr Leiden den Arbeitsplatz verloren. Das Risiko, den Beruf aufgrund von chronischen Schmerzen aufzugeben, ist um sieben Mal höher als bei gesunden Menschen.«

Ein Jahr später, im Mai 2014, stellte der damalige ÖSG-Präsident Prof. Christian Lampl in einer Aussendung wieder einmal fest: »Gesundheitspolitik ignoriert Bedürfnisse von Schmerzpatienten.«

Inhaltlich wurden erhebliche Defizite in der schmerzmedizinischen Versorgung angeprangert, diese sei nicht ansatzweise gewährleistet. Chronisch Schmerzkranke würden ausgegrenzt, obwohl Therapiemöglichkeiten vorhanden wären. Die Allgemeinheit würde die Schmerzkranken kaum wahrnehmen. Schmerzen wären »Privatsache«, ihr Aushalten würde erwartet. Die Gesundheitspolitik habe Schmerzkranke und Schmerzärzte bisher im Stich gelassen. Es gäbe einen Unwillen der Politik, nachhaltig Veränderungen zuzulassen und zu unterstützen.

Jahr für Jahr werden in zahlreichen Aussendungen die Missstände in der Schmerzbetreuung aufgezeigt und angeprangert. Offenbar ohne den geringsten Erfolg. Im Gegenteil, die Zustände scheinen sich in manchen Bereichen verschlechtert zu haben. Schmerzambulanzen wurde geschlossen, eine flächendeckende Versorgung mit schmerztherapeutischen Einrichtungen inklusive Schmerzrehabilitation scheint in immer weitere Ferne zu rücken. Weder das persönliche Leid von Millionen Patienten und Angehörigen noch die immensen volkswirtschaftlichen Kosten, die durch chronische Schmerzen und deren Folgen verursacht werden, scheinen Anlass genug zu sein, das System grundlegend zu verbessern. Die Gründe dafür sind spekulativ. Ist es Ignoranz gegenüber den Patienten, von denen einfach erwartet wird, die Schmerzen auszuhalten, oder verhalten sich die Interessen von Ärztefunktionären, Kassenvertretern und Gesundheitspolitikern gegenüber dem menschlichen Leid der Betroffenen und dem ökonomischen Aspekt umgekehrt proportional?

Mangelhafte Versorgung der Schmerzpatienten in Deutschland
In Deutschland leiden laut Deutsche Gesellschaft für Schmerzmedizin e.V. rund 23 Millionen (!) Menschen an chronischen Schmerzen. Die Unterversorgung dieser Patienten wird als besorgniserregend beschrieben. Aktuell versorgen bloß 1200 ambulant tätige Schmerzmediziner die zunehmende Zahl an Patienten. Es wären aber allein für eine flächendeckende Versorgung der schwerstgradig Schmerzkranken (3,4 Millionen, Stand: 2019) mindestens 10.000 ausgebildete Schmerzmediziner nötig.

Schmerzerkrankungen bedingen einen enormen volkswirtschaftlichen Schaden. Allein die durch Rückenschmerzen in Deutschland verursachten jährlichen Kosten und Folgekosten (Arbeitsunfähigkeit, Krankentagegeld, vorzeitige Berentung etc.) dürften nach Berechnungen von Experten jährlich rund 60 Milliarden Euro betragen.

Auch die Deutsche Schmerzliga e.V. kritisiert die mangelhafte Versorgung von Schmerzpatienten. Eine flächendeckende Versorgung von besonders schwer betroffenen Kranken sei in Deutschland nicht gewährleistet. Laut Deutscher Schmerzliga dauert es Untersuchungen zufolge im Schnitt zehn Jahre, bis Schmerzpatienten in die richtigen Hände kommen und eine geeignete Therapie erhalten. Dadurch geht wertvolle Zeit verloren, weil sich währenddessen Chronifizierungsprozesse abspielen, die durch eine frühzeitige Schmerzbehandlung vermeidbar gewesen wären.

Viele Patienten mit chronischen Schmerzen könnten besser versorgt werden, wenn Ärzte ein ausreichendes Wissen über Schmerztherapie und Chronifizierungsrisiken hätten. Dieses Wissen ist in den vergangenen Jahren zwar gestiegen, da Schmerztherapie seit 2016 Pflicht- und Prüfungsfach im Medizinstudium ist, nichtsdestotrotz ist eine ausreichende flächendeckende Versorgung von besonders schwer betroffenen Patienten trotz aller Bemühungen immer noch nicht gewährleistet.

Die Versorgung der Schmerzpatienten in Deutschland dürfte dennoch besser sein als in Österreich. Im Gegensatz zu Österreich existieren immerhin Schmerzkliniken (wenn auch zu wenige) und Schmerztherapie gibt es auf Kasse.

Lage der Schmerzpatienten und Therapiemöglichkeiten in der Schweiz

Der folgende Text befasst sich mit der Lage der Schmerzpatienten und den Therapiemöglichkeiten in der Schweiz und basiert auf Informationen von Dr. André Ljutow, Chefarzt des Zentrums für Schmerzmedizin in Nottwil.

Chronischer Schmerz ist weltweit eine häufige, komplexe und therapieresistente Erkrankung. Diese Erkenntnis setzt sich aber sowohl bei den Betroffenen als auch bei Ärzten und Therapeuten auch in der Schweiz nur zögerlich durch. Die nationale wissenschaftliche Schmerzgesellschaft (Swiss Pain Society, SPS) bemüht sich um eine Verbreitung dieses Wissens.

So sind gemäß der Studie von Breivik, Pain in Europe, in der Schweiz 16 Prozent der Wohnbevölkerung von chronischen Schmerzen betroffen. Dies bedeutet, dass 32 Prozent der Schweizer Haushalte ein Mitglied haben, das von akuten oder chronischen Schmerzen betroffen ist. Dabei sind Frauen mit 55 Prozent etwas häufiger vertreten als Männer. Das Durchschnittsalter der Betroffenen beträgt 48 Jahre.

Die Daten des Gesundheitsberichts 2015 bestätigen erneut die hohe Schmerzprävalenz in der Schweiz. Dabei gehören Rücken- und Kopfschmerzen zu den am weitesten verbreiteten Schmerzen. Rückenschmerzen sind bei Erwachsenen ein häufiger Grund für einen Arztbesuch sowie für Arbeitsunfähigkeit bis hin zu Invalidisierung, sie verursachen somit auch erhebliche volkswirtschaftliche Kosten. Dies konnte in der Studie zu den Kosten der nicht übertragbaren Krankheiten in der Schweiz von Simon Wieser im Auftrag des Bundesamtes für Gesundheit dargestellt werden.[12]

Eine aktuellere Studie aus der Allgemeinmedizin belegt, dass Schmerz in Zusammenhang mit muskuloskelettalen (die Muskulatur und das Skelett betreffend) sowie psychologischen Veränderungen zu den vier häufigsten Symptomkomplexen chronischer Erkrankungen in der hausärztlichen Praxis zählt. Dabei wurden über 22 Prozent Schmerzen in der gesamten Stichprobe und über 29 Prozent Schmerzen bei Patienten über 66 Jahren gefunden.[13]

In der Schweiz existiert eine Vielzahl von Praxen, in denen eine interventionelle Schmerzbehandlung (vorwiegend Injektionstechniken) angeboten wird. Dies ist bedingt durch die Anerkennung dieser Therapie mit eigenständigen Leistungsziffern im Vergütungssystem.

Interdisziplinäre Versorgungsstrukturen sind hingegen seltener und setzen sich oft auch an den großen Universitätskliniken nur zögernd durch. Seit Jahren bestehen solche Einrichtungen am Kantonsspital in St. Gallen, an den Universitätsspitälern in Genf und Lausanne sowie im Schweizer Paraplegiker-Zentrum in Nottwil, einer Spezialklinik für Querschnittgelähmte. Die anderen Kantonsspitäler und Universitätskliniken unterhalten vorwiegend monodisziplinäre Schmerzambulanzen von unterschiedlichen Fachrichtungen. Stationäre multimodale und interdisziplinäre Behandlungsprogramme etablieren sich erst zögerlich und sind an strenge Vorgaben bezüglich ihrer Leistungsdichte gebunden.

Das Zentrum für Schmerzmedizin am Schweizer Paraplegiker-Zentrum in Nottwil entspricht bezüglich personeller und apparativer Ausstattung einem Schmerzzentrum mit der Möglichkeit einer umfassenden interdisziplinären Diagnostik sowie einem breiten Angebot von Therapieformen aller Art bis hin zu operativen Maßnahmen und stationären Behandlungsprogrammen.

Ein Hemmschuh für die weitere Entwicklung der Schmerzmedizin sind die bisher fehlende Anerkennung für chronische Schmerzen als eigenständige Erkrankung und die fehlende Anerkennung der Swiss Pain Society seitens der FMH, des Berufsverbands der Schweizer Ärzte.

Leben mit chronischen Schmerzen

Täglich, 365 Tage im Jahr, Schmerzen zu haben – das kann sich wohl niemand auch nur annähernd vorstellen, der dies nicht selbst durchleben muss.

Sicher, Schmerz ist ein subjektives Empfinden, jeder Mensch erlebt Schmerz anders. Manche werden damit leichter fertig als andere und können auch mehr aushalten, sind belastbarer und vielleicht auch »dickhäutiger«. Das hängt nie nur von einem einzigen Faktor ab, sondern hier spielen sehr viele Faktoren eine Rolle.

Für viele chronische Schmerzpatienten ist jeder Tag ein Kampf, der schon mit erheblichen Schwierigkeiten beim Aufstehen beginnt. Es ist zermürbend, wenn man sich jeden Tag »zusammenreißen« und »funktionieren« muss, um nur die notwendigsten alltäglichen Dinge erledigen zu können.

Man kann und will auch den Partner, die Familie und Freunde nicht ständig mit seinen Problemen und Ängsten belasten. Für Partner, Angehörige und Freunde ist es oft nur schwer zu ertragen, dass es da jemanden gibt, der leidet und dem sie nicht helfen können – eben darum konfrontieren viele Patienten diese nach Möglichkeit nicht mit ihren Nöten und versuchen, so gut es geht, allein damit fertig zu werden.

Viele Patienten wollen einfach niemandem »auf die Nerven gehen«, was sehr leicht der Fall sein kann, wenn man häufig darüber spricht. Das Nicht-miteinander-Sprechen erfordert viel Disziplin und macht einsam, es führt zu Distanz und Rückzug. Freundschaften gehen zu Ende und auch Beziehungen verlieren an Halt und können zerbrechen.

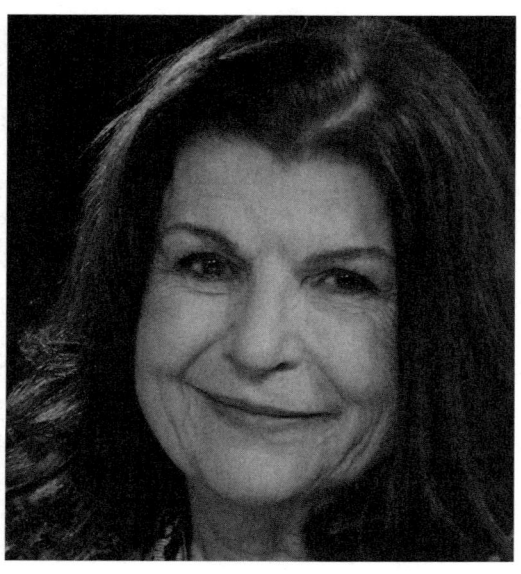

Absagen oder durchbeißen?
Susanne Fiala, Gründerin und Leiterin der Selbsthilfegruppe Schmerz in Wien sowie selbst seit vielen Jahren schmerzgeplagt, berichtet im Folgenden über den Alltag von chronischen Schmerzpatienten:

Das Leben eines Schmerzpatienten ist geprägt von Unsicherheit. Man weiß nie, wie es einem morgen oder übermorgen gehen wird, wie schlimm die Schmerzen sein werden. Mittel, schlimm oder ganz schlimm? Man fragt sich: Wie wird es mir gehen, wenn man ein Treffen vereinbart und dieses dann wegen zu starker Schmerzen doch wieder absagen muss? Wenn jeder Kino-, Theater- oder Konzertbesuch im Vorfeld von der Angst überschattet ist, dass gerade dann wieder ein »schlimmer« Tag sein könnte und man – wieder einmal – absagen muss, das erzeugt Gefühle von Hoffnungslosigkeit und Verlust. Wenn man trotz starker Schmerzen und schweißgebadet dann doch diesen Anlass wahrnimmt – und diesen natürlich nur wenig genießen kann, obwohl man sich schon so lange darauf gefreut hat –, auch das ist ein Trauerspiel.

Wir Patienten wollen doch auch nur ein bisschen Normalität in unserem Leben! Wir bemühen uns deshalb sehr, dass man uns nicht gleich ansieht, wie schlecht es uns geht – weil wir kein Mitleid wollen, und wir wollen auch nicht in ein Spiegelbild sehen, vor dem sogar wir selbst zurückschrecken. Wir wollen nicht den Eindruck eines leidenden Menschen erwecken, obwohl wir das natürlich sind.

Glaubt uns doch!
Wir Patienten leiden häufig daran, nicht ernst genommen zu werden. Dass sich Menschen – Ärzte nicht ausgenommen – meist schon nach dem ersten Eindruck ein Urteil bilden, ist bekannt und hat leider nicht selten zur Folge, dass wir auf sie daher nicht glaubwürdig wirken. Selbst wenn wir deutlich sagen, dass wir starke Schmerzen haben, ändert das nichts. Der zweifelnde Blick des Arztes bedarf keiner Worte. Wenn er dann noch betont, dass wir aber »gut aussehen«, dann wissen wir, was das bedeutet. Kompliment ist es sicher keines.

Wie müssen wir denn aussehen und uns verhalten, damit man uns glaubt? Damit man uns glaubt, dass wir ständig, jeden Tag, Schmerzen haben und Hilfe benötigen? Reicht es nicht, dies deutlich zu sagen? Wie sollen wir denn Schmerzen »beweisen«? In einer von uns initiierten Umfrage unter Patienten wurde mit Abstand als größter Wunsch angeführt, dass Ärzte den Patienten besser zuhören und ihnen vor allem auch glauben und sie ernst nehmen sollten.

Aussprechen hilft
Viele von uns Patienten haben Phasen, in denen die Schmerzen so heftig sind, dass sie nicht mehr leben wollen, nämlich dann, wenn die Schmerzmittel nicht ausreichend wirken und sie auch die Angst vor der Zukunft fest im Griff hat. Man hofft nur noch, dass dieser Tag irgendwie vorübergeht und der nächste Tag dann wieder ein – wenigstens etwas – besserer Tag sein wird. In dieser verzweifelten Situation fühlt man sich unglaublich einsam und alleingelassen, denn mit wem kann man über diese Gefühle und Ängste reden?

Doch nur mit jemandem, der diese Situation auch kennt und genau weiß, wie gut es tut, wenn man all diese Gefühle und Ängste aussprechen kann.

Hier kann eine Selbsthilfegruppe, eine Gruppe betroffener Menschen, helfen. Hier können Patienten einander zuhören, weil sie verstehen und weil sie diese Situationen auch ganz genau kennen. Die Ratschläge mancher »Fachleute«, doch Musik zu hören oder ein gutes Buch zu lesen, sind wohl gut gemeint, aber es ist unmöglich, dies zu tun, wenn man sehr starke Schmerzen hat. Der Schmerz beherrscht uns – leider nicht umgekehrt.

Wir freuen uns schon über kleine Dinge: wenn wir ein paar Tage etwas weniger Schmerzen haben, wenn die Schmerzen erträglich sind.

Auf Augenhöhe

Wir Patienten wollen auch von den Ärzten als gleichwertige Partner angesehen werden und die Gespräche sollten auf Augenhöhe stattfinden. Wir sind die Fachleute und Spezialisten, wenn es um unsere eigene Erkrankung, unseren eigenen Körper geht. Niemand sonst kann beurteilen, was uns guttut und hilft und was nicht. Natürlich brauchen wir Ärzte, gute Ärzte, die uns als Menschen wahrnehmen und nicht als Drei-Minuten-Gespräch. Auch wenn sie nicht in der Überzahl sind, es gibt solche Ärzte, zum Glück.

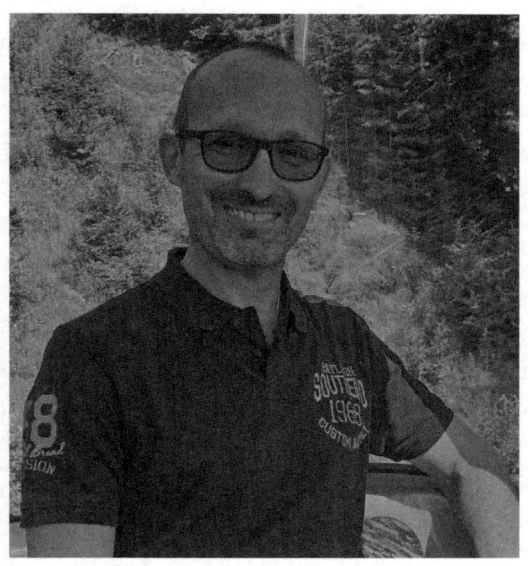

Leben mit Fibromyalgie – *Karl Dieber*

Fibromyalgie ist ein Krankheitsbild[14] mit vielen Gesichtern und Fragezeichen. Die Art der Erkrankung sowie die Ursachen sind nicht eindeutig geklärt. Eine wirksame Therapie ist unbekannt. Oft vergehen viele Jahre bis zur Diagnose. Die Leiden der Patienten sind meist groß. Schmerzen, Schlaflosigkeit und sozialer Rückzug drängen die Betroffenen an den Rand des Erträglichen. Darüber hinaus werden sie oft nicht ernst genommen und fallweise als psychisch krank abgestempelt.

Die Fibromyalgie[15] (Faser-Muskel-Schmerz) ist eine chronische Erkrankung, bei der körperliche Schmerzen am ganzen Körper und Erschöpfung im Vordergrund stehen. Der Grazer Karl Dieber leidet an dieser heimtückischen Erkrankung. Auch wenn nicht klar ist, mit wie vielen Menschen er dieses Los teilt, eines ist klar: es sind mehr, als man ahnt. Die Dunkelziffer[16] dürfte hoch sein, auch weil der Weg zur Diagnose ein langer ist und sich die Erkrankung im Grunde nicht oder nur sehr schwer beweisen lässt. Dieses Nebulöse, schwer Greifbare führt auch dazu, dass den Betroffenen oft nicht geglaubt wird und sie mit ihrem Leiden alleingelassen werden.

Anstrengender als Spitzensport

»Im Vergleich zu dieser Erkrankung war der Spitzensport bloß ein Aufwärmtraining«, sagt Karl Dieber, 17-facher Staatsmeister im Kunst- und Turmspringen und Leiter einer Selbsthilfegruppe für Fibromyalgie-Erkrankte in Graz *(www.fibromyalgie-graz.com)*. Er will damit sagen, dass die Erkrankung nicht nur unheimliche Schmerzen bereitet, sondern ein permanenter Krafträuber ist.

Diese beiden Symptome sind auch das einzig Charakteristische, das alle Betroffenen eint. Die konkrete Ausformung dagegen ist individuell sehr verschieden, weswegen man häufig auch von einem Syndrom spricht. Weitere mögliche Begleitsymptome[17] sind Schlafstörungen, vegetative Beschwerden, Reizmagen, Kopfschmerzen und vieles mehr. Bis zu 100 Begleiterkrankungen werden mit Fibromyalgie assoziiert.

Die Fibromyalgie vollzieht sich meist schleichend. Schmerzen »wandern« vor allem am Anfang und treten an unterschiedlichen Stellen auf. »Jahrelang weiß man nicht, was einem fehlt. Man weiß nur, dass man ein großes, undefinierbares Problem hat. Alles tut weh und die Erschöpfung nimmt zu. Es ist so, wie wenn bei einem Ventil eines Fahrrads langsam die Luft entweicht. Man wird schwächer und schwächer, bis schließlich gar nichts mehr geht. An schlechten Tagen kann man nicht einmal ein Buch lesen. Mit dieser Krankheit zu leben, ist eine Knochenarbeit«, erklärt Dieber.

Unsichtbare Krankheit

Über die Ursachen und Auslöser von Fibromyalgie gibt es keine gesicherten Erkenntnisse. Diskutiert werden beispielsweise Traumata in frühen Lebensjahren, eine gestörte Schmerzverarbeitung und genetische Ursachen.

Die Diagnose ist schwierig, weil sich Fibromyalgie weder in Blutwerten[18], Röntgen oder Magnetresonanz zeigt. Bevor es zu einer Diagnose kommen kann, müssen alle anderen möglichen Erkrankungen ausgeschlossen werden.»Ich habe eine fast 20-jährige Ärzte-Odyssee hinter mir. Keiner konnte mir sagen, was mir fehlt. Wenn man schließlich doch eine Diagnose bekommt, ist man anfangs erleichtert, denn irgendwann beginnt man an sich selbst zu zweifeln, ob man sich alles vielleicht bloß einbildet oder vielleicht verrückt geworden ist vor Schmerzen«, sagt der 52-Jährige.

Operation als Auslöser?

Bei Karl Dieber gab es im Unterschied zu vielen anderen Betroffenen einen klar definierbaren Zeitpunkt, an dem sich die Fibromyalgie erstmals in all ihrer Heftigkeit bemerkbar machte.»2007 hatte ich eine Schulter-OP. Sie bescherte mir einen massiven Schmerzpegel. Zehn Tage nach der Operation geschah plötzlich eine für undenkbar gehaltene weitere Verschlimmerung meiner schon bestehenden Schmerzen. Die OP war eine schlechte Entscheidung. Die Probleme an der Schulter blieben und zudem hatte ich nun auch noch Ganzkörperschmerzen, die sich manifestierten und nicht mehr weggingen.« Diese Schmerzen gingen mit einer massiven Erschöpfung einher. Die bleierne Müdigkeit war in gewisser Weise das noch schlimmere Problem, denn um Schmerzen auszuhalten, braucht man Kraft, und ohne Kraft ist man den Schmerzen ausgeliefert. Hinzu kamen Schlafprobleme, die erst mit dem Cannabinoid Dronabinol[19] behoben werden konnten.

Im Ärztedschungel

Nicht nur der Weg zur Diagnose ist für viele Patienten lang und beschwerlich, auch danach wird es nicht einfacher.»Da die Krankheit so schwer greifbar ist und es unter den Ärzten keine klaren Zuständigkeiten gibt, wandern viele von einem Facharzt zum nächsten.[20] Orthopäden, Rheumatologen, Neurologen und sogar Psychiater mischen mit. Und natürlich auch Physiotherapeuten, Osteopathen, Akupunkteure etc. Ein jeder sieht aber nur sein Fach, weiß nichts von den anderen involvierten Ärzten und Therapeuten oder interessiert sich wenig für die Behandlungen der Kollegen in den anderen Fächern. Es bräuchte eine einzige Anlaufstelle, eine Art Generalarzt, vergleichbar mit einem Generalunternehmer, wenn man ein Haus baut. Nötig wäre ein Ansprechpartner, der dafür sorgt, dass die Ärzte untereinander sprechen und sich abstimmen. Ein Hausarzt könnte das übernehmen, aber der hat im jetzigen System ja keine Zeit für Patienten, da Zeit nicht bezahlt wird. Momentan ist es leider so, dass jeder Facharzt sein Süppchen kocht, der Patient viel Geld bezahlt und letztendlich kaum etwas hilft. Das zermürbt viele dermaßen, dass sie schließlich gar nicht mehr zum Arzt gehen und zu Hause resignieren«, sagt Dieber.

Hokuspokus und Geschäftemacherei

Andere Betroffene klammern sich nach einem erfolglosen Ärztemarathon an mehr oder weniger seriöse Heilsversprechen. »Immer wieder tauchen im Internet und in Zeitungen Behauptungen auf, wonach man nur ein bestimmtes Produkt kaufen und nehmen müsse und schon seien die Schmerzen weniger oder ganz weg. Man sollte solche Aussagen ignorieren, denn sie schüren Hoffnungen, die letztendlich bitter enttäuscht werden. Das führt zu noch mehr Verzweiflung und noch mehr Schmerzen. Hier wird mit dem Leid der Patienten Profit gemacht. Denn natürlich sind viele Patienten bereit, alles zu geben, was sie haben, wenn man ihnen nur Hoffnung macht«, sagt Karl Dieber.

Stille Helden

Da der Leidensweg meist kein Ende nimmt, werden die sozialen Kontakte immer weniger, Freunde verabschieden sich, Ehen gehen zu Bruch, und auch die Arbeit geht verloren, da man nicht mehr in der Lage ist, diese durchzuhalten.

Da die Krankheit weder äußerlich zu sehen noch medizinisch schwer nachzuweisen ist, werden Betroffene oft nicht ernst genommen. Manche werden als Simulanten betrachtet, andere als übertrieben wehleidig, wieder andere als möglicherweise psychisch krank. »Wer den Krebs besiegt, ist ein Held, wer im Rollstuhl sein Leben meistert, ebenso. Wir Fibromyalgie-Patienten können nur innerlich, jeder für sich selbst, ein Held sein, denn Heilung ist einfach nicht in Aussicht. Die Verzweiflung und das Leid sind oft größer, als die Angehörigen ahnen«, sagt Karl Dieber, der vor zehn Jahren seinen guten Job als IT-Techniker aufgeben musste und sich in Invaliditätspension befindet.[21, 22]

Therapie meist unwirksam

Da man die Ursachen der Erkrankung nicht kennt, beschränkt sich die Therapie auf die Linderung der Symptome. »Dennoch gibt es mitunter Berichte von Heilungen. Ob sie echt sind, weiß niemand, möglicherweise war die Diagnose falsch, das kommt oft vor«, sagt Dieber.

Bislang gibt es kein spezifisches Medikament für diese Erkrankung.[23] Herkömmliche Schmerzmittel wie die nicht-steroidalen Entzündungshemmer Paracetamol, Ibuprofen und Acetylsalicylsäure wirken kaum oder gar nicht. Auch Opiate wirken nur kurz, zu wenig oder gar nicht. »Schwere und schwerste Schmerzmittel wirken selten, führen aber sehr oft zu einer Abhängigkeit. Antidepressiva (Amitriptylin) können eine gewisse Erleichterung bewirken, sind aber keine Dauerlösung. Ich habe alles ausprobiert, nichts half wirklich. Am Schluss war ich opiatsüchtig. Der Einstieg erfolgte mit Tramal, dann Morphium, am Schluss Fentanylpflaster. Der Ausstieg, also der Entzug, war extrem schlimm. Das Einzige, was mir wirklich hilft, ist das Cannabinoid Dronabinol. Allerdings musste ich jahrelang um die Kostenübernahme prozessieren«, berichtet Karl Dieber.

Aktiv sein trotz Erschöpfung

Die vielleicht wichtigste Maßnahme im Kampf gegen Fibromyalgie ist Bewegung. Man sollte sich körperlich und seelisch so viel bewegen wie nur möglich. Egal was, Hauptsache man ist aktiv und rührt sich. Natürlich ist es für Betroffene extrem hart, sich körperlich zu bewegen oder sogar Sport zu treiben, einfach weil alles wehtut und vor allem wegen der Erschöpfung. Viele Betroffene kostet es schon enorm viel Kraft, bloß aufzustehen. »Ich selbst erledige alle meine Wege mit dem Fahrrad und trainiere in einem Fitnesscenter. Auch wenn das Training die Schmerzen noch erhöht, so lasse ich mich davon nicht abhalten, denn am Abend bin ich dann zufrieden, mich überwunden und alles gegeben zu haben, was mir möglich ist«, sagt der ehemalige Spitzensportler Dieber.

Auch die Ernährung spielt eine gewisse Rolle. Patienten wird häufig empfohlen, sich überwiegend pflanzlich zu ernähren. »Viele Betroffene sind sich sicher, dass die richtige Ernährung ihnen weiterhilft. Das Weglassen von Zucker und Mehl und generell von Fertiggerichten dürfte jedenfalls sinnvoll sein«, sagt Karl Dieber.

Lernen, mit der Krankheit umzugehen

Das Wichtigste für Patienten ist, mit der Erkrankung umgehen zu lernen. Man muss sich auf die Schmerzen und die Erschöpfung einstellen und trotz der massiven Einschränkungen dankbar sein für das, was noch geht, und nicht das bejammern, was nicht mehr geht.[24]

Karl Dieber erzählt, wie er es schafft, möglichst positiv zu bleiben: »Einerseits dadurch, dass ich mich ablenke und in Achtsamkeit lebe. Wenn ich etwa als Seelsorger arbeite, gilt meine Aufmerksamkeit einem anderen und nicht mir. Diese Aufmerksamkeit fordert mich völlig und ich verliere mich selbst aus den Augen. Ich bin trotz allem dankbar für mein Leben. Demut und der Glaube an etwas Höheres sind auch hilfreich. Generell ist es wichtig, einen Sinn im Leben zu finden und dann das zu machen, was sich richtig anfühlt. Vielleicht hilft diese Einstellung dabei, dass sich auch langfristig alles zum Besseren wendet.«

Wichtig sei, die Krankheit als solche anzunehmen und nicht gegen sie anzukämpfen. Sie ist einfach da. Dieber: »Man muss sie nicht mögen, man darf sie auch zurechtweisen, wie einen Hund, dem man befiehlt, sich auf seinen Platz zu legen und Ruhe zu geben.«

Schmerztagebücher sollten nur gezielt, bewusst und meistens am Beginn eingesetzt werden. Sie führen dazu, dass man sich ständig mit seinem schmerzenden Körper beschäftigt. Am Beginn der Erkrankung ist das vielleicht noch hilfreich, um zu sehen, was einem guttut und was nicht, später dann wird es kontraproduktiv.

Kälte verstärkt bei Fibromyalgie die Schmerzen, Wärme lindert sie. Eine heiße Dusche, ein heißes Bad, Infrarot oder die Biosauna sind meist hilfreich, denn sie nehmen die Spannung aus dem Körper. Vielen Leidenden hilft der Heilstollen in Bad Gastein. Die Kosten dafür werden österreichweit aber nur von bestimmten Kassen übernommen.

»Ich liebe das Leben« – *Clemens Bukowsky*

Man schmiedet Pläne, kleine und supergroße, träumt von den Dingen, die sich erfüllen mögen, ist jung, verliebt, das Leben flirrt und man hat keine Ahnung, was Gott oder wer auch immer für einen tatsächlich parat hält im Leben. Vielen ergeht es so, und mir ganz bestimmt. Denn dass ich in »den besten Jahren« meines Lebens im Auto sitze, mit verschleiertem Blick und nassen Augen, gewürgt von Selbstmitleid und dem verfluchten Schmerz, der mir im Nacken sitzt, das hätte ich nicht kommen sehen können.

Dass man einmal mit durchgedrücktem Gaspedal auf der Suche nach einem kräftigen Baum, der die Erlösung bringen soll, in der Gegend herumfahren wird, wer kann an solche Szenarien denken, solange er noch jung ist, solange das Leben aus Annehmlichkeiten wie Tennis, Fußball und Partys besteht?

Gesund sein, dieser Begriff existierte in der Jugend nicht, Gesundheit war einfach ein selbstverständlicher und daher unbeachteter Teil der Existenz. Der Körper sah gut aus, braun gebrannt und etwas muskulös, um den Mädchen zu gefallen, er war Ort des Vergnügens und sonst nichts. Schmerzen? Die hatte man im Hals, ab und zu, oder im Bauch, wenn man vor einer Prüfung die Hosen voll hatte, aber sonst? Was waren Schmerzen? Nicht existent, nicht einmal abstrakt als Begriff.

Das Grün am Straßenrand

Nächste Woche werde ich ein halbes Jahrhundert alt. Im Moment suche ich nach einem in etwa gleichaltrigen Baum. Einem mit mächtigem Stamm, tief verwurzelt, einem Prellbock am Straßenrand. Ein einziger würde mir genügen, um mit allem Schluss zu machen. Gas geben, darauf zusteuern, finito. Mein Problem wäre gelöst und die Familie bekäme immerhin das Geld aus der Lebensversicherung. Also, wo ist der mächtige Baum? Ich lache kurz auf, denn kein einziges dieser Exemplare lässt sich blicken. Überall stehen nur junge Bäumchen, deren Stämme zwar das teure Auto verbeulen, mir aber bloß ein weiteres Schleudertrauma verursachen würden. Jetzt, im mittleren Alter, weiß ich, was ein Schleudertrauma ist. 15 Jahre liegt es zurück, als ein Autofahrer nicht aufgepasst hatte und mir in die Motorhaube gekracht ist. Damals habe ich mich über die 3000 Euro Schmerzensgeld gefreut, die mein Verfahrensanwalt herausgeholt hat. Heute weiß ich, diese Flasche von Anwalt hat mir verschwiegen, dass ich vielleicht jahrelang Physiotherapien und vieles mehr vor mir haben könnte. Musste er das nicht wissen?

Schon vor diesem Unfall musste ich immer wieder Blockaden in der Wirbelsäule lösen lassen, nach dem Unfall wurde ich Dauergast bei Physiotherapeuten, Osteopathen, Schmerzärzten. Keine Schmerzambulanz, deren Wartesaal ich nicht viel zu gut kannte, kein Schmerzarzt im Umkreis von 50 Kilometern, in dessen Räumlichkeiten ich nicht mit grimmigem Gesicht gesessen bin. Die Brieftasche immer mit dabei, denn Kassenärzte, die sich mit Schmerzen auskennen, muss man suchen wie die Nadel im Heuhaufen. Und so bleibt einem keine Wahl und man geht zu den Wahlärzten, die für 15 oder 30 Minuten mit mir das verdienen, was ich an einem Tag voller Arbeit mein Eigen nennen darf.

Indianer kennen vieles nicht

Die Diagnosen waren unspektakulär, HWS-Syndrom, Schmerzchronifizierung, instabile HWS (Halswirbelsäule), Engstellen, Bandscheibenvorfälle und ein paar Fachbegriffe, die mir anfangs nichts sagten. Nichts, was nicht Millionen andere Menschen auch haben, wie mir leichthin mitgeteilt wurde. Also kein Grund zu jammern. Das passte gut zu mir, denn ein Indianer kennt keinen Schmerz. Mit diesem Satz bin ich aufgewachsen, und als Winnetou 2.0 biss ich weiterhin die Zähne zusammen, wann immer es möglich war. Meistens war es möglich, tagsüber zumindest. Nachts, wenn ein Wirbel blockierte, wenn es schien, als würde jemand direkt einen Nerv mit einem Hammer bearbeiten, oder weiß der Teufel, was da vor sich ging, sah die Sache anders aus. Was war da bloß los in meiner verfluchten HWS? Meist war es tief in der Nacht, wenn alle schliefen, da kniete ich am Boden, heulte in meine Hände oder schlug den Kopf gegen die Wand. Oder ich stürzte zum Auto, fuhr los, drehte die Musik auf und schrie mir den Schmerz aus dem Leib.

»Nimm doch ein Mexalen, das hilft mir immer so gut.« Gut gemeinte Sätze wie diese habe ich runtergeschluckt wie Schmerzmittel verschiedener Couleur. Doch diese halfen kaum oder gar nicht. Niedrig dosierte Antidepressiva, die man auch ohne Depressionen gegen chronische Schmerzen verabreicht bekommt, ermöglichten mir wenigstens fallweise den Schlaf, diesen wunderbaren Zustand des Nichtdaseins, dieses ersehnte Wegtreten vom Nichtlebenswerten. Nach vier Jahren Psychopharmaka war deren Wirkung verpufft, ich musste sie ausschleichen, auch eine Erfahrung, auf die man gern verzichten kann, Sie dürfen mir das glauben.

Von Opioiden bekam ich extreme Kopfschmerzen. Das lenkte zwar eine Zeit lang von der HWS ab, aber nein, da hätte ich mir auch mit dem Hammer auf die Zehen klopfen können, das lenkt ja auch ab, bringt aber keine Lösung. Weil nichts half, mussten Wunder her. Energetiker, selbst ernannte Wunderheiler, tausend Nahrungsergänzungsmittel und dergleichen – das Geld rann dahin wie die Hoffnung. Eine Hoffnung, die es aber immer wieder zu schüren galt, denn ohne Hoffnung ist alles … ja, hoffnungslos.

Wenn nichts hilft, dann wendet man sich irgendwann dem zu, was man nicht sieht. Gott, zum Beispiel, zu ihm kann man sprechen, und selbst wenn die Kommunikation recht einseitig ist, kann das richtig guttun. Auch Spiritualität wird angezapft, einfach alles, was eine Besserung des Leids verheißen könnte.

Das Göttliche muss her

Man muss sich selbst pushen, immer wieder, jeden Tag. Mental und körperlich. Andere Menschen stehen morgens auf, frühstücken und beginnen den Tag. Schmerzpatienten wie ich wachen auf, so sie überhaupt geschlafen haben, checken ab, inwieweit der Körper einem heute wohlgesonnen ist, und planen den Tag angesichts des aktuellen Zustands. Was geht heute, was nicht?

Dann folgt das Morgenprogramm. Alle möglichen mentalen Übungen habe ich im Lauf der Jahre angewandt, die es mir ermöglichen sollten, den Tag zu überstehen und auf Besserung zu vertrauen. Ich visualisierte Heerscharen von freundlichen Killerzellen, die im Körper Jagd auf schmerzauslösende Zellen, Viren, Entzündungen und dergleichen machten. Entspannungsübungen, Atemübungen, tägliches Vorstellen einer Welt, wie ich sie gerne hätte und noch erreichen möchte. Einen Gott habe ich mir gebastelt, einen, der mir hilft und der Teil von mir ist. Jahrelang habe ich Buddhalike versucht, Leid von mir fernzuhalten, indem ich mir einredete, dass ich alles annehmen könnte, wie es ist.

Leid ist Widerstand gegen das, was ist. Leid ist Wollen und Nicht-akzeptieren-Können. Manchmal funktionierte dieses Wissen, oft nicht. Ich wollte, dass es funktionierte. Ich lernte, dass man Glück trotz Schmerzen erfahren kann, sofern sich die Schmerzen in Grenzen halten. Auch andersrum wird ein Schuh daraus. Ist man glücklich, kann man die Schmerzen besser aushalten.

Gott, Buddha, Vorstellung, Fantasie. Allerlei seltsame Gedanken bevölkern seit Jahren meinen Kopf, Gedanken, die mich vor dem Trübsinn bewahren sollen, vor der Resignation, denn bei all meinen Fehlern, ein Kämpfer bin ich, immer schon gewesen. Unterkriegen lassen vom Schmerz steht nicht zur Diskussion.

All diese Gedanken entfernen einen ziemlich von der Welt. Und ganz sicher von der Welt jener, die nicht an Schmerz leiden, die sich nicht vorstellen können, wie das ist, Jahr für Jahr, Tag für Tag, ja, zu jeder Sekunde mit diesem unsichtbaren Geist in dir auskommen zu müssen.

Bye-bye, Welt!

Schmerz, der unliebsame Begleiter, fordert die ganze Aufmerksamkeit desjenigen, den er befallen hat. Er dominiert sein ganzes Leben. Er sagt ihm, wo es langgeht, was heute möglich ist und was nicht. Leider sagt er einem nicht, wie er es morgen zu halten beliebt, ob ein mieser, normaler oder vielleicht sogar ein guter Tag bevorsteht. Jeder chronische Patient kennt die Konsequenz: Man wird unzuverlässig. Kann keine Termine einhalten und versucht jeder Verpflichtung aus dem Weg zu gehen, einfach deshalb, weil man nie weiß, ob man körperlich dazu in der Lage sein wird. Damit macht man sich keine Freunde, das Verständnis für diese Unfähigkeit hält sich bei allen Menschen in engen Grenzen. Damit muss man leben lernen, und es hat auch seine Vorteile. Man ist zwar allein, aber auch frei. Das ist traurig und befreiend zugleich.

15 Jahre lang schaukelte sich das Schmerzgeschehen in mir immer weiter auf. Klemmte der Nerv zu Beginn maximal einmal im Monat und später einmal in der Woche, wurden die Blockaden immer mehr zum fast täglichen Ereignis, bis sie letztendlich zu einem Dauerzustand wurden.

Und klemmt einmal nichts, dann pulsiert der chronische Schmerz im Nacken und in den Schultern. Ruhe herrscht hier nie. 15 Jahre Indianer. Zuerst Indianer, dann Möchtegern-Buddha. 15 Jahre die Zähne zusammengebissen oder versucht, den Schmerz zu akzeptieren, 15 Jahre mich im Fulltime-Job aufgerieben, Haus gebaut, Tabletten eingeworfen.

Das vielleicht Schlimmste dabei: die Kinder aufwachsen zu sehen, aber nur am Rande dabei sein zu können, fast als Außenstehender, der nur dosiert erleben und ertragen kann, was er eigentlich genießen sollte und möchte. Doch Schmerzen treiben einen weg von den Lieben, dem Zusammensein, der Welt. Schmerzgeplagte Indianer werden extrem lärmempfindlich, ihre Nerven gleichen einem Fähnchen im Wind.

Auch die Freunde entfernen sich. Und geht man einmal mit ihnen aus, kann man nicht mehr mithalten. Befreit lachen, Fehlanzeige. Dafür lachen einen die anderen aus. Ob es einem denn wirklich so schlecht gehe? Ob man sich vielleicht das eine oder andere doch bloß einbilde, psychosomatisch und so? Einer sagte es, andere grinsten. Offenbar hatte sich die Meinung in der Runde bereits gefestigt. Ich verabschiedete mich im Geiste von meinen einstigen Freuden. Mit diesen Menschen habe ich mein halbes Leben verbracht. Ich zahlte und ging. Stieg ins Auto, sah einen Betonpfeiler, den man ansteuern hätte können, dachte, dass ich schleunigst eine Patientenverfügung machen müsse.

Man stelle sich vor: Jahrelang angehängt an eine Beatmungsmaschine und der Schmerz bohrt sich weiterhin in den Nacken und man wäre ihm bewegungslos ausgeliefert. Was bliebe, wäre nur atmen, atmen und immer nur weiteratmen. Man könnte nicht schreien, nicht davonlaufen, nicht den Kopf gegen die Wand schlagen. Dagegen wäre die Hölle der Himmel auf Erden. So eine Situation gilt es zu verhindern, unbedingt.

Keine Menschen mehr um mich. Zuerst ist man froh, wenn einen die anderen in Ruhe lassen, wenn man nicht mehr die Frage gestellt bekommt, wie es einem geht. Denn die Antwort ist nie zufriedenstellend. Entweder man lügt und sagt »Geht schon«, oder man sagt die Wahrheit und schlägt den Fragenden in die Flucht damit. Niemand kann und will sich die schmerzliche Wahrheit eines chronisch Geplagten anhören. Zumindest nicht auf Dauer.

Dennoch traf es mich wie ein Schlag, als meine Partnerin mir eröffnete, dass sie sich von mir trennen möchte, ja müsse. Sie könne meine Schmerzen nicht mehr ertragen. Und meine Trauermiene, mein wortloses Jammern, meinen gottverfluchten Zustand. Wenn ich mich im Spiegel betrachtete, musste ich ihr recht geben: keine Power, kein Mann. Ein farbloses Etwas, zum Totschlagen und Entsorgen.

Der Kreis der Personen, die mein Leben berührten, schmolz also dahin. Nach und nach meldete sich keiner mehr, es wurde still. Das war gut und schlecht. Es schenkte Ruhe, befreite vom Funktionieren-Müssen, machte aber einsam. Man bleibt alleine zurück. Fast, denn der eine, der im Genick, der klebt an dir, den wirst du nicht los.

Böser Patient

Man enttäuscht als Mensch mit Schmerzen privat auf ganzer Linie. Aber das ist noch nicht alles. Man enttäuscht auch als Patient. Das zu kapieren, habe ich lange gebraucht. So gern Ärzte und Physiotherapeuten auch mein Geld entgegennahmen, so sehr fühlten sich manche persönlich richtiggehend beleidigt, weil ich trotz ihrer Ratschläge und Handgriffe einfach nicht gesund werden»wollte«. Ich habe das Gefühl, manche dachten wirklich, ich wollte ernsthaft nicht gesunden. Wenn eine Physiotherapeutin verbal herumdrückt und einem mitteilt, dass sie für einen nichts mehr tun könne und ich mir vielleicht andere Sachen überlegen solle, dann steigen widerstreitende Gedanken und Gefühle in mir hoch: »Wieder eine, die meine Schmerzen nicht aushält? Habe ich zu viel gejammert, dass sie auf 90 Euro für 45 Minuten freiwillig verzichtet?« Obwohl, Einbußen wird sie keine haben, die Warteliste ist lang. Das ist ein generelles Problem von Wirbelsäulenpatienten. Zu viele Kranke, zu wenige Therapeuten. Auf Termine muss man wochenlang warten, schnelle Hilfe bei akuten Problemen gibt es keine.

Wenn ein Nerv klemmt, ein Wirbel verschoben ist, man bekommt einfach keine rasche Hilfe. Die Tage und Nächte bis zur nächsten Physiotherapie oder Arztstunde sind menschenunwürdig.

Es bräuchte so etwas wie einen Notdienst, wenigstens eine Stelle pro Bundesland, wohin man sich bei akuten Problemen wenden kann. Oder ein Spital, in dem ein einziger Arzt sitzt, der sich damit auskennt.

In der Nacht und am Wochenende spürst du es besonders stark, das Gefühl, alleine zu sein. Es gibt da draußen niemanden, der darauf wartet, dir helfen zu dürfen. Eine bittere Erkenntnis. Keine Mami und kein Onkel Doktor. Ein jeder lebt sein eigenes Leben. Es gibt zwar ein paar ganz tolle Ärzte, das schon, und auch tolle Physiotherapeuten, aber letztendlich bleibt man allein mit seinem Problem. Man muss damit klarkommen. Und man muss immer wieder, wieder und wieder, selbst versuchen, irgendwie die Schmerzen zu dämmen, zumindest so weit, dass man nicht verrückt wird, so weit, dass man weiterleben möchte.

Die Welle, endlich kommt sie und hebt mich empor

All das ist nur ein kleiner Auszug eines Lebens. Er soll die Situation eines Menschen zeigen, der das zweifelhafte Vergnügen hat, mit Schmerzen leben zu müssen. Doch ich will positiv schließen, denn die Lebenskurve spült mich im Moment nach oben, sie trägt mich in Bereiche mit besseren Gefühlen. Hoffnung und Zuversicht sind zurück.

Ich weiß nicht, was den Umschwung gebracht hat, vielleicht meine neue Osteopathin, vielleicht eine neue Dehnungsübung, vielleicht das neue Körpertraining, das ich seit ein paar Wochen mache, vielleicht ein neuer Wirkstoff, den ich zur Reparatur von beleidigten Nervenbahnen nehme, vielleicht die täglichen Vitamine und das Zink, alles hochdosiert.

Vielleicht aber hat das Leben einfach eingesehen, dass ich mich nicht unterkriegen lasse, dass ich mein Stück vom Glück haben will. Dass ich darauf bestehe. Ich weiß nicht, wie viele gute Tage noch vor mir liegen, ich bin aber fest entschlossen, mir jeden einzelnen zu greifen, jeden einzelnen so bewusst wie irgendwie möglich zu genießen und ihn nicht achtlos entschwinden zu lassen. Jede gute Minute will gewürdigt werden. Ich denke, dann werden die angenehmen Augenblicke nicht länger einen Bogen um mich machen. Ich jedenfalls bin bereit dazu, sie mit offenen Armen zu empfangen. Es ist mein Leben und ich will verdammt sein, wenn ich den Rest davon nicht, so gut es irgendwie geht, voll auskosten werde.

Kapitel 2

Schmerzentwicklung und Einflussfaktoren

Lebenssituation und Schmerzentwicklung

Schmerz ist kein ausschließlich körperbestimmtes Phänomen. Schmerzpatienten mit der gleichen Diagnose und der gleichen Therapie können völlig unterschiedliche Entwicklungen nehmen. Bei den einen nehmen die Schmerzen ab oder bleiben stabil, bei anderen kommt es zur Eskalation von Schmerzen und zu tragischen Verläufen. Einer der Gründe dafür: die individuelle Schmerzentwicklung hängt nicht nur vom vorhandenen körperlichen Schaden ab, sondern setzt sich auch aus den Lebensumständen und den damit einhergehenden Gefühlszuständen und Verhaltensweisen des jeweiligen Menschen zusammen.

Bei der Behandlung von Schmerzen ist es daher sehr wichtig, nicht nur die sichtbar betroffenen körperlichen Regionen zu behandeln, sondern auch die psychischen und sozialen Komponenten miteinzubeziehen, die oft im Hintergrund eine beträchtliche Rolle im Schmerzgeschehen spielen. Vor allem bei chronischen Schmerzen führt nur eine Therapie, die den Menschen als Ganzes umfasst, zum Erfolg.

Lebensumstände von großer Bedeutung

Zum schlimmsten Fall einer Schmerzeskalation mitsamt schlechtem Verlauf kommt es meist dann, wenn mehrere negative Komponenten zusammenkommen. Konkret kann das bedeuten, dass der Patient nicht nur Schmerzen hat, sondern auch Ängste und Sorgen, dass er deprimiert ist, nicht mehr das Haus verlässt, sich der Hoffnungslosigkeit hingibt und keine Ziele mehr setzt. Würde man bei solchen Patienten nur die körperlichen Beeinträchtigungen therapieren, wären die Behandlungen in vielen Fällen wenig oder gar nicht erfolgreich. Solche Patienten brauchen Menschen, die ihnen aus dieser Situation wieder heraushelfen, seien es Partner, Freunde oder ein guter Arzt oder Therapeut, ansonsten geht diese Negativspirale immer weiter.[25, 26]

Die eine Schmerzursache gibt es kaum

Im Gehirn werden körperliche Schmerzen und psychische Schmerzen – wie etwa die schmerzhaften Erfahrungen sozialer Ablehnung – in den gleichen Regionen verarbeitet. Man kann sie im Grunde nicht trennen, die Verarbeitungsprozesse sind die gleichen. Häufig macht es daher auch keinen Sinn, nach der einen, vermeintlich vorrangigen Schmerzursache zu forschen, denn ständige oder dauerhafte Schmerzen haben meist ein ganzes Bündel an Ursachen, die in der gesamten Lebenssituation des Menschen zu finden sind.

Körper, Psyche und Soziales zusammen ergeben den Schmerz

Patienten mit chronischen Schmerzen haben meist körperliche plus psychische plus soziale Probleme, die sich gegenseitig beeinflussen und hochschaukeln. Nur in Ausnahmefällen ist der Schmerz eine ausschließliche körperliche Angelegenheit.

Körper und Psyche beeinflussen sich gegenseitig, das ist längst erwiesen. Im Bereich der Schmerzen zeigt sich diese Tatsache überdeutlich. Psychische Probleme können körperliche Schmerzen auslösen oder verstärken. Aber auch umgekehrt können körperliche Schmerzen psychische Probleme auslösen oder verstärken. Bei vielen Patienten, die oft schon seit Jahren oder gar Jahrzehnten an Schmerzen leiden, lässt sich nicht mehr feststellen, welches Problem am Beginn des Kreislaufs stand, ob also zuerst die Psyche oder zuerst der Körper beeinträchtigt war.[27]

Anschauungsbeispiel – Herr Muster

Das folgende fiktive Beispiel (eine Begebenheit, die sich so oder ähnlich ständig zuträgt) soll zeigen, wie Körper, Psyche und Lebensumfeld zusammenhängen:

Herr Muster, 53 Jahre, betritt schmerzverzerrt die Ordination eines Orthopäden. Dieser stellt einen Bandscheibenvorfall fest. Der

Schaden an der Wirbelsäule ist vermutlich der Auslöser der heftigen Schmerzen, aber höchstwahrscheinlich nicht die alleinige Ursache. Herr Muster hat, wie viele seiner Leidensgenossen, bereits jahrelang mit allerlei Problemen zu kämpfen. Vielleicht hat er Schulden, fürchtet sich vor einem Jobverlust, vielleicht leidet die Ehe wegen dieser unerfreulichen Situation, die Familie ist kein harmonischer Rückzugsort mehr. Seine Frau verliert die Geduld mit ihrem schwach gewordenen Mann, die Kinder pubertieren und sind für ihn kein Quell der Freude mehr.

Herr Muster fühlt sich seit Monaten kein bisschen wohl in seiner Haut. Er hat aufgehört, seine abendlichen Laufrunden zu absolvieren, stattdessen geht er mit hochgezogenen Schultern und verspannten Muskeln durch den Tag. Er findet keine Entspannung und keinen erholsamen Tiefschlaf. Seine Gedanken kreisen um seine scheinbar unlösbare Situation. Er grübelt, wie er seinem Dilemma entkommen könnte, findet aber keinen Ausweg. Letztendlich entlädt sich die monate- oder jahrelange Spannung in der Wirbelsäule, in diesem Fall in Form eines Bandscheibenvorfalls. Die Schmerzen zwingen Herrn Muster, etwas zu tun. Also geht er zum Arzt.

In dieser Situation entscheidet sich der weitere Weg des Patienten: Bekommt er lediglich medizinische Behandlung, so kann diese womöglich kurzzeitig helfen, doch der nächste Bandscheibenvorfall ist nur eine Frage der Zeit. Oder er hat Glück und der Arzt erkennt, dass Herrn Musters Problem in Wahrheit ein Lebens-Problem ist, das sich aus der wirtschaftlichen Situation, der Beziehung sowie der Körperhaltung und Bewegungslosigkeit zusammensetzt. Falls dem so ist, kann und muss ganzheitlich reagiert und therapiert werden, um das Problem langfristig zu lösen.

Bei unserem Patienten wird der Schmerz rein körperlich erlebt, obwohl er auch biosoziale Hintergründe hat. Er ist ein deutliches Signal für eine entstandene Schräglage im Leben und dafür, dass der Körper deshalb aus dem Gleichgewicht geraten ist.

Wenn der Arzt jetzt nur Medikamente verabreicht oder vielleicht sogar operiert, ohne dass sich das Leben des Patienten ändert, dann hilft er dem Patienten nicht wirklich. Viel wichtiger ist es, dessen psychische und soziale Probleme anzusprechen, damit diese in Ordnung gebracht werden, ebenso wie die Körperhaltung und körperliche Aktivitäten. In Fällen wie diesen ist es nötig, den Schmerzpatienten in seiner Gesamtheit zu behandeln. Am besten hilft hier ein multimodales Herangehen mit Medikamenten, Physio- und Bewegungstherapie sowie einem Psychologen oder Psychotherapeuten.[28] In seltenen Fällen wird auch eine Operation nötig sein.

Der Patient steht nun am Scheideweg. Entweder geht er Richtung Heilung oder er wird zum Dauerpatienten mit Schmerzen und Depression bis hin zur Arbeitsunfähigkeit. In dieser entscheidenden Situation muss man ihn ärztlicherseits abholen und führen. Er soll eine Akutbehandlung bekommen, damit die Schmerzen kurzfristig verschwinden, und dann muss ihm klargemacht werden, dass es in seiner Hand liegt, wie es weitergeht. Denn der Patient ist nun gefordert, sein Leben umzustellen, aktiv zu werden, sich vielleicht ganz neu zu erfinden. Er braucht dazu Motivation und ein Ziel. Rafft er sich auf, um sich zu ändern, hat er gute Chancen, das Leben wieder genießen zu können.

Frauen haben mehr Schmerzen als Männer

Die Schmerzpatienten in den Arztpraxen sind zu zwei Drittel weiblich. Frauen leiden häufiger unter Schmerzen als Männer. Das trifft auf fast alle Arten von Schmerzen zu, egal ob Migräne oder verschiedene Formen von Muskel-, Gelenk- und Knochenschmerzen. Frauen haben ein größeres Risiko, an Osteoporose, Fibromyalgie, Multipler Sklerose und rheumatoider Arthritis zu erkranken. Ebenso berichten Frauen über intensivere und länger andauernde Schmerzen. Auch haben Frauen häufiger chronische Schmerzen als Männer.

Frauen sind schmerzempfindlicher[29]

Frauen gelten als schmerzempfindlicher als Männer.[30] Mutmaßlicher Grund: Die Schmerzsensoren – also jene Nervenfasern, die Schmerzreize aufnehmen und an das zentrale Nervensystem weiterleiten – scheinen bei Frauen empfindlicher zu sein. Darüber hinaus dürfte die Schmerzverarbeitung im zentralen Nervensystem bei Frauen sensibler sein, was den Prozess der Schmerzchronifizierung begünstigt.

Die Rolle der Hormone

Auch die Hormone spielen im Schmerzgeschehen eine Rolle[31]: Das weibliche Geschlechtshormon Östrogen dürfte einen wesentlichen Einfluss auf die Schmerzempfindlichkeit und -verarbeitung haben und die Entwicklung chronischer Schmerzsyndrome fördern. So ist beispielsweise Migräne eine typische Erkrankung von Frauen im gebärfähigen Alter. Hormonale Veränderungen insbesondere in der Schwangerschaft führen dagegen eher zu einer Unempfindlichkeit gegenüber Schmerzen.

Frauen haben während ihres »fruchtbaren« Lebens ständige Hormonschwankungen. Sexualhormone wie die Östrogene fallen dann sozusagen für Tage in den Keller. Die Östrogene haben eine Verbindung zu den körpereigenen Opiaten und helfen diesen bei der Schmerzhemmung. So ist der Zeitpunkt der Regelblutung auch häufig der Zeitpunkt vermehrter Schmerzen – und das über viele Jahrzehnte hinweg im Intervall von 28 Tagen. Dieses physiologische Auf und Ab der Frau ist sicherlich nicht günstig für die Etablierung eines kontinuierlich schmerzarmen Lebens. Das wird auch von vielen Patientinnen beobachtet und kommentiert. Regelblutung und Migräneattacken fallen oft zusammen und es darf dann nicht wundern, wenn mit der Menopause, also dem Ende der ständigen Hormonschwankungen, die regelmäßigen Migräneattacken stagnieren oder ganz erlöschen.

Frauen haben mehr Schmerzen, Männer leben kürzer[32]

Männer haben hormonell gesehen einen gewissen Vorteil. Ihnen verhilft Testosteron zu mehr Durchsetzungsvermögen, weniger Schmerzen und weniger Angst. Wenig Angst zu haben, kann aber auch kritisch sein. Mann verhält sich weniger vorsichtig, lebt riskanter, und das in vielerlei Hinsicht. Moped- und Autoraserei sowie Sport bedingen bei Männern eine gehäufte Verletzungsanfälligkeit. Ein oft erhöhtes Aggressionspotenzial führt zu Konflikten und manchen narzisstischen Eskapaden. Auch der Missbrauch von Suchtmitteln ist ein typisch männliches Problem. Das Immunsystem des Mannes ist schwächer als das von Frauen. Frauen kümmern sich zudem wesentlich besser um ihre eigene Gesundheit. Sie beschäftigen sich mit gesundheitlicher Vorsorge, für sich und die Kinder. Das sieht bei den meisten Männern definitiv anders aus.

Was Männern auf keinen Fall schaden würde, ist ein Mehr an Achtsamkeit. Mehr Kontrolle über Aggression und Narzissmen, mehr Aufmerksamkeit der eigenen Gesundheit gegenüber und mehr Toleranz gegenüber der Ängstlichkeit und Besorgtheit von Frauen. Deren Sensibilität und Verantwortung dem Leben gegenüber sollte dem Mann stets Vorbild sein. Die höhere Lebenserwartung der Frauen zeigt, dass sie vieles besser machen. Das heißt, dass unter den Schmerzpatienten zwar mehr Frauen als Männer sind, Männer aber deutlich kürzer leben als Frauen.

Schmerzen im Alter

Laut Österreichischer Schmerzgesellschaft (ÖSG) sind Senioren die am häufigsten von Schmerzen betroffene Bevölkerungsgruppe. Bis zu achtzig Prozent der über Sechzigjährigen leiden an chronischen Schmerzen. Das sind epidemische Ausmaße!

Die Ursachen für Schmerzen im Alter sind vielfältig. Sehr häufig handelt es sich um Erkrankungen des Bewegungsapparats, um neuropathische Schmerzen oder um Schmerzen, die mit einem

Tumorleiden in Zusammenhang stehen. Vor allem rheumatische Schmerzbilder und Gelenkschmerzen bereiten Probleme. Weitere Beschwerdebilder, die Schmerzen mit sich bringen, sind Arterielle Verschlusskrankheit, Angina Pectoris, Osteoporose und Parkinson. Mehrfacherkrankungen führen häufig zu allgemeiner Immobilität und verstärken die Schmerzsituation. Eine gute Nachricht gibt es auch: Die Häufigkeit von Kopfschmerzen nimmt im Alter deutlich ab.

Sich verständlich machen
Schmerztherapie bei Senioren bereitet aus verschiedenen Gründen Probleme. Um Schmerzen angemessen behandeln zu können, müssen diese von den Ärzten erkannt bzw. von den Betroffenen geäußert werden. Alte Menschen können sich aber fallweise nicht mehr verständlich machen, denn die kognitiven Fähigkeiten nehmen ab. Mimik, Sprache und Körpersprache sind reduziert.[33] Das kann es für Ärzte schwierig machen, Schmerzen richtig einzuschätzen. Manche Menschen wollen ihren Schmerz auch nicht zeigen, weil sie vor dem Arzt nicht jammern wollen. Deshalb kommt der Zusammenarbeit mit Angehörigen und Pflegepersonal bei der Schmerzbeurteilung von betagten Menschen große Bedeutung zu. In Heimen leiden viele Bewohner an Demenz und anderen neuropsychiatrischen Krankheitsbildern. Diese erschweren die Schmerzerfassung und Therapie zusätzlich.

Schmerzwahrnehmung im Alter
Entgegen früheren Annahmen geht man heute davon aus, dass sich die Schmerzschwelle im fortgeschrittenen Alter nicht ändert und Senioren Schmerzen nicht weniger spüren als Jüngere. Alte Menschen erleben Schmerzen aber anders als Junge, denn sie halten sie besser aus. Sie haben im Lauf ihres oft jahrelangen Leidenswegs bestimmte Strategien im Umgang damit entwickelt. Manche sehen ihre Schmerzen auch als gottgewollt an, als ihr Schicksal, das sie zu erdulden haben.

Therapie oft schwierig

Alte Menschen sind schmerzmedizinisch nicht optimal versorgt, viele erhalten keine adäquate Schmerztherapie. Bei Heimbewohnern oder dementen Menschen ist die Chance, eine passende Schmerztherapie zu erhalten, noch geringer als bei Senioren, die daheim betreut werden.

Die Medikation bei betagten Menschen gestaltet sich oft schwierig, weil diese häufig unter mehreren chronischen Erkrankungen gleichzeitig leiden. Die Angst vor Nebenwirkungen und Abhängigkeit ist mitunter groß. Manche verweigern Opioid-Analgetika aus Angst vor einer Suchtentstehung. Diese Ängste oder auch einfach nur die fehlende Fingerfertigkeit, um eine Medikamentenpackung zu öffnen, führen häufig zum vorzeitigen Abbruch oder nicht konsequenter Durchführung einer Schmerztherapie.

Eine adäquate Therapie sollte aus einem Bündel an Maßnahmen bestehen. Psychosoziale Maßnahmen, Medikamente, Physiotherapie, fallweise auch operative Eingriffe. Auch Naturheilverfahren und Techniken zur Schmerzbewältigung können helfen. Es geht nicht darum, den Schmerz stets völlig zu beseitigen, sondern ihn auf ein für den Patienten individuell erträgliches Maß zu reduzieren.

Frühzeitig zum Arzt

Alte Menschen haben auch deshalb Schmerzen, weil sie in jüngeren Jahren zu wenig gegen ihre Schmerzen getan haben. Wer in jungen Jahren nur am Schreibtisch sitzt und chronische Schmerzen bekommt, der wird auch später starke Schmerzen haben. Eine unterlassene Vorsorge rächt sich im Alter. Generell gilt: Wer an Schmerzen leidet, sollte sich möglichst frühzeitig darum kümmern und zum Arzt gehen. Schon nach wenigen Wochen können Schmerzen nämlich chronisch, also dauerhaft werden. Je länger man zuwartet, umso schwieriger wird die Behandlung, und die Chancen, jemals wieder gänzlich schmerzfrei zu werden, sinken.[34]

Der Körper wird brüchiger[35]

Eines der großen Probleme des Alterns ist die zunehmende Osteoporose. Jeder fünfte Mann und jede dritte Frau entwickelt im Alter eine Knochenschwäche. Die Knochenmasse nimmt langsam ab, das Risiko von Brüchen und Knochenschmerzen steigt. Die Knochendichte nimmt bereits ab Mitte 30 ab, nur Sport und viel Bewegung können diesen natürlichen Vorgang hinauszögern. Es gibt vorsorgliche Osteoporose-Tests, die jedoch häufig zu spät oder überhaupt nicht durchgeführt werden. Oft werden die Ergebnisse auch falsch interpretiert. So zum Beispiel kann die Knochendichte mit 50 Jahren noch ausgezeichnet sein, mit 60 aber schon ganz anders aussehen. Der Patient fühlt sich jedoch von seinem Ergebnis der Knochendichte mit 50 in vermeintlicher Sicherheit. Regelmäßige Kontrollen, vor allem bei Risikofaktoren, sind notwendig. Die Ergebnisse sollten von einem erfahrenen Arzt in Zusammenhang mit Anamnese, Röntgen und Labor diskutiert werden.

Doch nicht nur die Osteoporose setzt uns mit zunehmendem Alter zu. Es kommt auch vermehrt zu Stürzen und die Verletzungsgefahr steigt exponentiell an. Auch die Komplikationen im Rahmen der danach folgenden Remobilisation sind nicht zu unterschätzen.

Weitere Altersprobleme: Degenerative Veränderungen reduzieren die Gleitfähigkeit der Gelenke, Arthrosen vermindern oft rasant unsere Leistungsfähigkeit. Entzündungen entstehen aus vielen Gründen, zum Beispiel als Folge von Fehlernährung, Kumulation von »Zellschrott« und zu hohen Insulinspitzen. Die Muskulatur verliert an Kraft und Ausdauer, das Nervensystem an Feinkoordination und Gleichgewicht.

All das sind Dinge, die jeder, der älter wird, gar nicht gerne hören und schon gar nicht fühlen möchte.[36] Aber es ist eben die Realität, dass unser Leben einen weiten Bogen spannt, der auch einmal zum Ende kommt. So wie das Kind alles lernen und verstehen möchte, so müssen wir auch im Alter lernen und verstehen – und zwar, dass jetzt Veränderungen nötig sind, die wir uns in jüngeren Jahren nicht hätten träumen lassen. Man muss einsehen, dass es jetzt gilt, mit bescheidenen körperlichen Ansprüchen auszukommen.

Teure Therapien

Das höhere Alter ist medizinisch und schmerztechnisch aufwendig und die Therapie dementsprechend teuer. Wir wissen, dass die letzten drei Lebensjahre für die Krankenversicherungen die mit Abstand teuersten Jahre sind.[37, 38]

Hier muss man genauer hinsehen und sich fragen, ob all die aufwendigen medizinischen Maßnahmen auch wirklich nötig sind. Diese können im Prinzip zwar viel bewirken, aber es muss uns klar sein, dass mit zunehmendem Alter auch die Risiken und Komplikationen immens ansteigen. Man muss sich bei schmerzmedizinischen Problemen immer die Frage stellen: Entsteht der Schmerz aus Überforderung des alternden Organismus mitsamt seiner eingeschränkten Leistungsfähigkeit? Wäre hier spezielle Unterstützung – räumlich, technisch, organisatorisch oder wohnlich – nicht sinnvoller, als teure medizinische Maßnahmen durchzuführen? In vielen Fällen geht ab einem gewissen Zeitpunkt die Pflege vor Therapie und Operation.

Natürlich muss im Einzelfall abgewogen werden, wie die individuelle Vorgehensweise abzustimmen ist, und es sollten auch die Wünsche der Patienten und Familien Berücksichtigung finden. Eingehende Analysen und ein ausgedehntes Gespräch mit dem Patienten und eventuell auch Angehörigen sind meist zielführender als überstürzte Interventionen (zum Beispiel riskante medizinische Verfahren mit nur kurzfristigen Erfolgsaussichten).

Wenn man als Arzt einem Patienten die ehrliche Meinung sagt, dass seine körperliche Belastbarkeit, zum Beispiel bei vorhandener Skoliose und Osteoporose, nicht mehr besser werden wird, ist das natürlich wenig erbaulich. Viele Patienten denken dann insgeheim, so einen Doktor brauche ich wirklich nicht. Der kann mir in dieser Situation ja gar nicht helfen, und sie gehen zu einem Arzt, der bedenkenlos operative Eingriffe durchführt.

So kommt es dazu, dass auch im höheren Alter oft große Eingriffe vollführt werden, weil der Patient noch auf Heilung hofft, wo diese aber vielleicht nicht mehr möglich ist. Und dann folgt meist die Enttäuschung, weil auch solche Eingriffe eben keine Wunder vollbringen können.

Das Alter fordert von uns Loslassen und Dankbarkeit, Zufriedenheit mit dem, was erreicht wurde. Mit dem Schicksal versöhnt sein, nicht mehr hadern, die körperlichen Verschlechterungen gelassen hinnehmen, ohne sofort aufzugeben und sich fallen zu lassen, und das Annehmen von Hilfe, alles das gehört zur großen Kunst des gesunden, friedvollen Alterns.

Es ist natürlich legitim, den Patienten die medizinischen Methoden und Möglichkeiten unserer Zeit anzubieten. Eine ausführliche Besprechung von Nutzen und Risiken sollte jedoch in jedem Fall stattfinden.

Versorgung und Pflege

Schmerztherapie kann gute Ergebnisse auch im hohen Alter bringen, wenn das Umfeld passt. Dieses umfasst die Notwendigkeit des barrierefreien Wohnens und der grundlegenden medizinischen und pflegerischen Versorgung. All das stellt hohe Anforderungen an unser Sozialsystem, und hier gibt es viel Nachhohlbedarf. Das Zusammenschalten der einzelnen Systeme (Spital, Hausarzt, Facharzt, Therapeuten, Pflege, Heimbetreuung, Familie, andere soziale Maßnahmen) würde eine effizientere Betreuung als bisher ermöglichen und wahrscheinlich auch Kosten reduzieren. Gute Betreuung führt zu weniger Schmerzen und weniger Stürzen und zu einem Rückgang von Hüft- und Wirbelsäulenfrakturen etc.

Die Betreuung alter Menschen kann man nicht mit einer Art Emergency-Room-Mentalität praktizieren (nur das Notdürftigste behandeln, ohne weitere Strategie oder Abstimmung). Ein alter Mensch ohne Pflege und Hilfe ist stets überfordert – Schmerzen und Verletzungen sind die Folge. Diese Komplikationen werden dann medizinisch behandelt und der Patient wird wieder zurück in seine aussichtslose Ausgangssituation entlassen. So landen viele ältere Patienten wie bei einer Art Pingpong-Spiel immer wieder beim Arzt oder im Spital, eine Spirale nach unten ohne Ende. Unser besonderes Augenmerk sollte daher auch auf der ausreichenden Versorgung, Pflege und Hege von älteren Mitmenschen liegen.

Bei Befundbesprechungen mit älteren Patienten, die unter Arthrose und Osteoporose leiden, gibt es immer wieder Aha-Erlebnisse und manchmal auch einen leichten Schock, wenn der Arzt das Thema Pflegegeld oder Pflegestufe zur Diskussion bringt. Die Patienten erfahren dann ihre Überforderung und Schmerzzustände erstmals in dieser sozialen Betrachtung (zum Beispiel, wenn die Patientin allein zu Hause ihren bettlägerigen Mann pflegen will und sie selbst ein Pflegefall ist). Später, nach Erhalt des Pflegegelds (je nach Einstufung der Behörde gibt es unterschiedliche Pflegestufen je nach Ausmaß der Invalidisierung), sind sie aber sehr zufrieden, nun mehr Geld für eine Reinigungskraft oder für Hilfen beim Einkauf etc. zur Verfügung zu haben.

Auch das gemeinsame Gespräch zwischen Patienten, Arzt und der Familie ist in vielen Fällen hilfreich. Den Angehörigen wird vom Patienten oft lange Zeit etwas vorgespielt, sie wissen mitunter nichts von dessen Leiden. Wenn dann die Realität Einzug hält und die Familie gemeinsam die Sache in die Hand nimmt, kann viel Positives passieren.

Schlimm ist es für Außenstehende, wenn man merkt, dass an dem schwachen, alten Menschen kein Interesse besteht, eventuell nur das Erbe zählt. Das ist dann sehr enttäuschend.

Dem Ende entgegen

Zuletzt ist der Tod die wahre Erlösung aus ungangbaren Situationen. Wenn viele Wirbel eingebrochen sind, der Wirbelkanal eingeengt ist, viele Gelenke den Geist aufgegeben haben und auch Operationen nicht mehr möglich sind, dann ist meist der Punkt erreicht, an dem auch die beste Schmerztherapie scheitert.

Dr. Martin Pinsger: »Nach 35 Jahren Medizin am Patienten bin ich schon oft in diese Situation gekommen. Zum Schluss sollten alle Entscheidungen vom Patienten gemeinsam mit der Familie getragen werden. Etwa ob trotz hohen Risikos noch weitere Operationen durchgeführt werden oder ob der Patient zu Hause oder im Heim gepflegt werden soll oder eine 24-Stunden-Betreuung zum

Einsatz kommen muss. Der Arzt begleitet den Patienten dabei, seine Bedeutung ist jedoch nicht im Vordergrund zu sehen.

Für Menschen mit Vertrauen in die Schöpfung und dem Wissen um eine moderne Schmerztherapie ist diese Phase des Begleitens nicht so schwierig. Die Anwesenheit von Familienangehörigen, eine solide Pflege und alle notwendigen Medikamente zur Linderung von Schmerz sowie Begünstigung von Entspannung und Schlaf helfen meist ausreichend.

Der Wunsch zu sterben und nach Sterbehilfe[39] kommt immer dann, wenn diese Voraussetzungen – auf Hilfe vertrauen zu können – fehlen; wenn Menschen im Leid ohne Ansprache bleiben, wenn kein sicheres Netzwerk da ist, sondern die Angst vorherrscht, Schmerz, Verzweiflung und Einsamkeit erleiden zu müssen.«

Schmerzen machen Angst

Große Schmerzen können Angst und Panik auslösen.[40] Das Gefühl, existenziell bedroht zu sein, kennen viele Patienten, wenn der Schmerz eskaliert. Studien des Max-Planck-Instituts München konnten zeigen, dass bei starken Schmerzen nur zehn Minuten nötig sind, um alle Alarmsysteme des Körpers hochzufahren und so auch unsere Emotionalität zu überschwemmen. Was dann passiert, ist von Mensch zu Mensch sehr unterschiedlich und hängt von vielen Parametern ab, wie etwa von positiven und negativen Vorerfahrungen und von vorhandenen Ressourcen und Netzwerken.

Dr. Martin Pinsger beschreibt, wie er an sich selbst eine Schmerzeskalation erlebt hat:
Ich möchte an dieser Stelle eine persönliche Erfahrung schildern. Ich kann mich noch an meinen ersten »Hexenschuss« vor vielen Jahren erinnern. Zum damaligen Zeitpunkt war ich bereits über vierzig Jahre alt, Orthopäde und Schmerztherapeut. Ich kann mich auch heute noch an viele Details zu diesem Vorfall erinnern. Er hat sich

zutiefst in mein Bewusstsein und auch in mein Unterbewusstsein eingeprägt.

Es war beim Tennisspiel. Ich hole zum Aufschlag aus, ein Stich im Kreuz, so schmerzhaft, dass ich umfalle, ungebremst, ohne mich irgendwie schützen zu können. Am Boden angekommen, bin ich völlig bewegungsunfähig. So, jetzt ist alles aus, ich kann mich keinen Millimeter mehr rühren. Dann Panik. Wie wird das weitergehen? Ich kann mich überhaupt nicht konzentrieren, keinen geordneten Gedanken fassen. So einen Schmerz kann man sich einfach nicht vorstellen, Schweißausbruch, Angst, Orientierungslosigkeit. Ich denke in diesen Sekunden völlig negativ, da ist kein Funke Hoffnung, mich jemals wieder rühren zu können.

Am Tennisplatz kann mir niemand helfen, denn ich lasse mich nicht angreifen. Jeder minimale Ruck geht wie eine Schmerzexplosion durch den Körper. Es dauert nicht lange und mein Gehirn generiert Zukunftsvisionen der Invalidität, des Verlustes an Arbeitskraft und damit erste existenzielle Sorgen. Wie soll ich die nächste Woche in meiner Praxis gestalten, wenn ich nicht einmal stehen kann? Mühsam versuche ich nach vielleicht zehn unendlichen Minuten mich aufzurichten.

Ich überlege, was würde ich meinen Patienten in so einer Situation sagen? Ruhe bewahren, würde ich sagen, und sofort Medikamente nehmen gegen den Schmerz und die Entzündung. Und ab in die Magnetresonanz.

Und das mache ich auch. Ich habe gleich am nächsten Tag einen MRT-Termin, und das ist gut so. Ich möchte unbedingt wissen, welcher Schaden eingetreten ist und wie sich die Situation weiter entwickeln könnte.[41]

In dieser Situation zwei bis vier Wochen zu warten, das wäre für mich wahnsinniger Stress, ich will es sofort wissen. Ich kann in der Nacht nicht schlafen, finde keine entspannende Lage. Vor allem der Lagewechsel macht massiv Schmerzen. Trotzdem versuche ich die ganze Zeit, immer wieder vom Liegen ins Stehen zu kommen und umgekehrt. Die Bauchdecke spanne ich dann immer maximal an und halte die Luft an, um Stabilität zu gewinnen. Sitzen wird ausgelassen und Heben und Tragen geht überhaupt nicht. Ich habe das Gefühl, durchgeschnitten zu sein.[42]

Am nächsten Morgen dann ab ins MRT. Nur unter großen Schmerzen kann ich mich halbwegs bewegen, aber das Gefühl, existenziell massiv geschwächt zu sein, bleibt. Das MRT der Lendenwirbelsäule (LWS) ist schnell gemacht und der Radiologe schaut mich nach der Untersuchung ganz entspannt an und sagt: »Nur ein Bandscheibenfaserring eingerissen und Protrusion (Vorwölbung, Anm.). Die Nerven sind frei und unberührt.«

Ich bin echt erleichtert und augenblicklich verbessert sich meine Stimmung. Auch der Schmerz schwindet um mindestens dreißig Prozent. Die Prognose meiner Erkrankung war nun klar und gesichert und ich hatte einen Radiologen meines Vertrauens persönlich gegenüber. Es war also nicht nur der Befund, sondern auch der Mensch dahinter, der authentisch und zuversichtlich reagiert hat.

Es war wohl die Angst vor weiterem Schaden, die mich so erschüttert hatte. Ich bin dem Radiologen sehr dankbar, es war eine große Erleichterung zu wissen, was wirklich ist. Fakt ist: Für mich persönlich war das Nachweisen einer organischen Komponente von großer Bedeutung. Ich konnte danach wesentlich besser mit dem Problem umgehen.

Nur fünf Tage später war ich wieder völlig schmerzfrei und guter Dinge. Ich habe den Schmerz überwunden, weil ich Glück gehabt hatte. Es war ein harmloser Befund, keine Lähmungen oder Wurzelirritationen – ich war überglücklich, wieder im Leben zu stehen.

Was ich daraus gelernt habe:

• Starker Schmerz ändert das Leben radikal und stellt den Tagesablauf auf den Kopf.
• Da Tennis nicht lebensnotwendig ist, habe ich diesen Sport aufgegeben. Bis heute habe ich keinen Tennisschläger mehr in die Hand genommen.[43]
• Schmerz prägt sich tief in unser Gehirn ein und führt zu Vermeidung. Wir vermeiden aber nicht wegen der Schmerzen, wir vermeiden aus Angst vor dem Schmerz.

Ich weiß, dass viele andere Patienten weniger Glück haben und oft lange Zeit benötigen, um nach einem Bandscheibenvorfall oder anderen Vorfällen wieder auf die Beine zu kommen. Für viele ist es eine Zeit voller Leid, Angst, Depressivität und mit großen persönlichen und wirtschaftlichen Sorgen.

Rituale geben Sicherheit

Viele chronische Patienten entwickeln im Lauf der Jahre ihre eigenen Rituale und Gewohnheiten, die ihnen helfen, besser mit den Schmerzen zurechtzukommen und diese zu mindern. Die Rituale dienen auch der persönlichen Stabilität und sind ein Anker in mental stürmischen Zeiten.

Katharina Sigl, Leiterin der Selbsthilfegruppe Ehlers-Danlos-Syndrom[44, 45, 46] in Linz, präsentiert im Folgenden Tools und Techniken, um mit der Angst vor der Erkrankung und den Schmerzen besser umzugehen:
Routinen lassen sich als Seil zur Sicherung verwenden. Mein Tag besteht aus mindestens zehn fixen Ritualen, die zu Routinen geworden sind. Wer mit einer chronischen Erkrankung lebt, trägt in sich ein ständiges Gefühl der Unsicherheit und Angst. Diese Hilflosigkeit hat mich dazu angetrieben, mir einen Plan zuzulegen, wie ich dem entgegenwirken kann. Ich hatte stets das Bild eines »unsicheren Balanceakts« im Kopf und das Gefühl, als würde ich an einem steilen Hang entlanggehen. Ohne Schutz und ohne Sicherung. Also brauchte ich ein »Seil«. Das würde mich zwar nicht davor schützen zu stolpern, aber vor dem Fall bewahren. Routinen verleihen uns diese Sicherheit, weil sie das Einzige sind, auf das wir uns verlassen können und dessen Beständigkeit wir selbst in der Hand haben.

Drei meiner wichtigsten Routinen möchte ich Ihnen hier gerne erläutern:

Body-Scan

Ich forme gedanklich einen kleinen Lichtball. Diesen lasse ich dann behutsam meinen ganzen Körper entlanggleiten. Immer dann, wenn ich an eine Stelle komme, die schmerzt oder sich nicht gut anfühlt, färbe ich den Lichtball rötlich ein und behalte ihn ganz kurz an dieser Stelle, um sie gedanklich zu markieren (ich nehme die Farbe Rot, weil mir Wärme guttut. Wenn jemandem Kälte guttut, wäre wohl Eisblau besser oder eine Farbe, die er als lindernd empfindet).

Durch die bildliche Abgrenzung meiner Schmerzpunkte fällt es mir leichter, während des Tages automatisch auf meine Schwachstellen achtzugeben. Ich denke darüber nach, was sie brauchen und wie ich sie bestmöglich versorgen kann. Ich möchte so meinem Unterbewusstsein zeigen, auf welche Schwachstelle wir heute besonders achten müssen. Danach muss ich mich nicht mehr mit den Schmerzen befassen und fokussiere mich daher nicht auf sie. Mein Unterbewusstsein weiß dann, worauf es achten muss, also beispielsweise auf eine falsche Haltung, ungünstige Bewegungen, flache Atmung etc.

Ich mache diese Übung gleich nach dem Aufwachen im Bett. Erst dann stehe ich auf und habe damit bereits einen wichtigen Punkt des Tages erledigt. Auf meinen Körper zu hören und seine Bedürfnisse in der Ruhe wahrzunehmen, ist nicht nur wichtig, sondern unabdingbar. Man lernt seinen Körper durch diese Übung besser kennen und kann bewusst den Tag an das Machbare anpassen.

Some lines a day

Ich führe ein Fünf-Jahres-Tagebuch. Jeder Tag bietet Platz für ein paar Zeilen – some lines a day. Das Schöne an dieser Art, ein Tagebuch zu führen, ist, dass man einen limitierten Platz hat, also gut filtern muss, und man im nächsten Jahr liest, wie es einem ein Jahr zuvor gegangen ist. Oft erkennt man erst rückblickend, wie viele Meilensteine man bereits geschafft hat und wie sehr man doch an seiner Persönlichkeit und seinen Stärken und Schwächen arbeiten konnte.

Ich schreibe nieder, wie ich mich fühle und was mich gerade am meisten beschäftigt. Ich setze mir Ziele für den Tag und am Ende eines jeden Eintrags setze ich ein Zeichen der Dankbarkeit. Ein Blümchen oder ein Herz, denn Dankbarkeit, ganz gleich wie es uns geht, hat einen großen Einfluss darauf, wie sehr wir im Guten oder Schlechten verankert sind. Das steuert wiederum, wie wir über uns und unsere Situation denken.

Der Zweck, all das niederzuschreiben, liegt auch darin, sich zwar von Gedanken befreien zu können, sie aber dennoch nicht einfach beiseitezuschieben. Das Tagebuch soll allerdings nicht dazu dienen, sich darauf zu fokussieren, ob und wie schlecht es einem geht, denn das wäre kontraproduktiv. Also schreibe ich nicht über die Schmerzen, sondern über die positiven Dinge und die wichtigsten Bedürfnisse dieses Tages.

Three letters a day

Aus dem Geschriebenen kristallisieren sich dann meine »Drei Wörter des Tages« heraus. Diese begleiten mich den ganzen Tag.

Ein Beispiel: Ich stehe auf und merke, dass sich Ärger von gestern in mir manifestiert hat und ich auch mit mir selbst sehr kritisch bin. Hinzu kommt, dass ich mich unzufrieden fühle und starke Schmerzen habe.

Meine drei Worte lauten daher:

Nachsicht – mit anderen und mir selbst.

Dankbarkeit – um mich daran zu erinnern, dass es stets etwas gibt, wofür ich dankbar sein kann.

Achtsamkeit – um meine Gefühle und Gedanken wahrzunehmen und ihnen zu geben, was sie brauchen.

Als Erinnerungsstütze schreibe ich mir die drei Anfangsbuchstaben NDA auf die Hand, dazu noch ein oder zwei Gänseblümchen. Warum die Blümchen? Während des Tages neigen wir dazu, unsere Grenzen zu überschreiten. Die Blümchen dienen zur Erinnerung an unsere Grenzen. Jedes Mal, wenn der Blick auf meine Hand fällt, werde ich daran erinnert, meine Grenzen zu prüfen.

Ein Blümchen bedeutet: Meine heutige Kraft reicht nur für mich selbst und ich muss besonders auf meine Grenzen achtgeben. Zwei Blümchen besagen: Ich habe genug Kraft, um für andere da zu sein und zu geben.

Gedanken-Scan
Bewegung ist nicht nur für unseren Körper unabdingbar, sondern auch für unseren Geist. Ich widme täglich vierzig Minuten meiner Gedankenpflege, basierend auf den drei Wörtern bzw. Buchstaben des Tages. Hierzu habe ich mir auf YouTube meine persönliche Bibliothek erstellt, unterteilt in unterschiedliche Kategorien. So habe ich unzählige Mentoren stets in meiner Tasche, ob Podcast, Motivationsvideo oder Musik. Ich höre sie auf dem Weg zur Arbeit, den ich täglich zu Fuß zurücklege. Meine wichtigsten Kategorien sind:

- Motivation: Wenn ich Kraft habe, aber nicht motiviert bin, diese einzusetzen.
- Difficult Times: Wenn ich starke Schmerzen habe und mein Lächeln verloren habe.
- My Music: Je nach Gemütslage unterstreiche ich meine Stimmung mit dem, was mir guttut.
- Podcasts: Wenn ich etwas aus den Lebensgeschichten anderer Leute lernen möchte.
- Hörbücher: Wenn ich nach Entspannung suche und eine Ablenkung von den Schmerzen oder innerem Unwohlsein finden will.
- Coaching: Wenn ich schwierigen Entscheidungen gegenüberstehe, oder mich Situationen herausfordern, die mir noch mehr Kraft abverlangen.
- Achtsamkeit: Wenn ich den Anschluss zu mir selbst verloren habe.

Wir können unseren Körper nicht immer kontrollieren. Aber wir haben stets die Kontrolle über unsere Gedanken. Die Gedanken zu steuern, bedarf regelmäßiger Übung. Aber es kommt der Tag, an dem Rituale zu Routinen werden und uns vor dem Fall in die tiefe Verzweiflung bewahren.

Rettungsanker Schlaf

Der Mensch verbringt rund ein Drittel seines Lebens im Bett, die meiste Zeit davon schläft er. Ausreichender und regelmäßiger Schlaf ist keine Vergeudung von Lebenszeit, sondern Voraussetzung für dauerhafte Gesundheit.[47] Im Schlaf erfolgt die Regeneration des gesamten Organismus. Das Gehirn verarbeitet, ordnet und speichert all die Eindrücke, Reize und Informationen, die den ganzen Tag über auf uns einprasseln. Auch Emotionen werden reflektiert, verarbeitet und dadurch in einem gewissen Maß gedrosselt.

Für viele Schmerzpatienten sehr wichtig: Auch die Bandscheiben und die Muskulatur regenerieren sich in dieser Zeit. Die Bandscheiben – elastische Druckpolster, die der Beweglichkeit der Wirbelsäule dienen – erholen sich in liegender Position von den Belastungen des Tages und nehmen verstärkt Flüssigkeit auf.

Generell ist Schlaf für Schmerzpatienten von größter Wichtigkeit, denn Schmerzminderung tritt oft erst dann ein, wenn ein regelmäßiger und regenerativer Schlaf möglich ist.

Nächtliche Auszeit

Zur Ruhe kommen und Frieden finden ist für alle Menschen und insbesondere für Schmerzpatienten von größter Bedeutung. Wer Schmerzen leidet, kann nie loslassen, sowohl Körper als auch Geist sind angespannt und gestresst. Daher ist gerade die Möglichkeit des Abschaltens im Schlaf lebenswichtig, um völliger Erschöpfung zu entgehen.[48]

Schlaf bedeutet immer auch eine Unterbrechung unseres bewussten Lebens, eine Auszeit von uns selbst und unseren täglichen Gedanken und Handlungen. Auch die Schmerzen nehmen ein Ende, sobald wir unser Bewusstsein verlieren – im Schlaf können wir uns nicht bewusst spüren und Schmerz empfinden.

Ein guter Schlaf ist meist ein positives Zeichen. Bei Schmerzpatienten ist er ein Zeichen für eine gut gelungene Schmerztherapie. Für schmerzfreie Menschen bedeutet ein guter Schlaf, dass sie sich in einem gut regenerierten Gesundheitszustand befinden und für

Schmerz wenig anfällig sind. Umgekehrt ist ungenügender, schlechter Schlaf meist ein Zeichen einer missglückten Schmerztherapie bzw. für schlechte Regeneration. Menschen mit schlechtem Schlaf sind oder bleiben anfällig für chronische Muskelverspannungen, zudem ist ihr Immunsystem anfällig für Entzündungen und die Verarbeitung von Schmerz gelingt kaum.

Besonders für chronische Schmerzpatienten gilt ein erholsamer Schlaf als Rettungsanker und Zufluchtsort von den Leiden des Tages, weil es oft die einzige Zeit ist, in der sie ihre Schmerzen nicht bewusst erleben. Zu wissen, dass es einen Zustand gibt – den Schlaf –, der sie wenigstens für ein paar Stunden aus der Negativspirale von Schmerz, Pein und Erschöpfung erlösen wird, ist für Schmerzpatienten von großer und unverzichtbarer Bedeutung.

Flucht in den Schlaf oft nicht möglich

Ganz anders stellt sich die Situation für jene dar, die selbst nachts nicht vor dem Schmerz fliehen können, weil sie wenig oder schlecht schlafen. Der Schlaf stellt bei den allermeisten chronischen Schmerzpatienten eine Herausforderung dar, da sie in der Nacht kaum oder nicht liegen können.

Wenn ein Schmerzpatient abends zu Bett gehen will, hat er oft folgendes Problem: Er kann sich nicht relaxed hinlegen, denn sein Körper findet keine entspannende Position, er kann sich nicht fallen lassen. Gehirn und Rückenmark sind nicht mehr in der Lage, lockerzulassen und daher bleiben die Muskeln hart, ganz gleich, wie er sich dreht und wendet, irgendwo tut es weh. Er kann sich nicht ins Bett kuscheln im glücklichen Bewusstsein, gleich tief und selig zu schlummern.

Zu wissen, dass einen selbst zur Nachtzeit der Schmerz nicht oder nur schlecht schlafen lässt, ist zermürbend und erschöpfend. Schon eine einzige Nacht ohne Schlaf senkt die Schmerzschwelle. Ohne ausreichenden Schlaf ist man deutlich schmerzempfindlicher als nach einer Nacht, in der man für wenigstens sechs bis acht Stunden voll und ganz in den Schlaf versinken und sich erholen konnte.[49]

Schmerzpatienten können oft nicht einschlafen oder wachen viel zu früh wieder auf und können nicht durchschlafen. Oft leiden sie an stundenlangen Wachphasen, in denen sie sich von einer Seite zur anderen wälzen und überhaupt nicht mehr einschlafen können. Oft ist es in solchen Situationen besser, aufzustehen und sich eine Zeit lang zu beschäftigen, um sich von den Schmerzen abzulenken. Schläft man wieder ein, gelingt es dann auch morgens beim endgültigen Aufwachen vielen nicht, sich zu rekeln und oder sich zufrieden nochmals in den Halbschlaf zu begeben, denn der Körper meldet sich schon wieder schmerzhaft zu Wort. Die Beschwerden sind wieder da, sie lassen sich in der Welt des Traums natürlich nicht abschütteln.

Chronische Schmerzpatienten leiden vor allem morgens an starken Schmerzen. Direkt nach dem Aufwachen werden chronische Schmerzen ohne Kontrolle hochgefahren. An diesem Punkt empfiehlt es sich, mit Meditation oder Gymnastik bewusst gegenzusteuern.

Viele Ursachen von Schlafstörungen[50]

Oft liegen zusätzlich zur Schmerzerkrankung weitere Schlafhindernisse vor. Eigentlich sollten bei jeder Therapie von Schlafstörungen eine genaue Diagnostik und Anamnese erfolgen. Zur Evaluation von Schlafstörungen dient heute auch das Schlaflabor. Es gibt eine Reihe von Erkrankungen, die organisch bedingt Schlafstörungen bewirken. Man denke nur an das Schlafapnoe-Syndrom. Hier verlegt der Zungengrund die Atemwege und führt dadurch zu einer Unterversorgung des Gehirns mit Sauerstoff – chronische Erschöpfung und sekundär auch Schmerzen sind möglich. Viele Menschen leiden auch unter chronischem Reflux. In der Nacht steigen im Liegen Magensäure und Mageninhalt in die Speiseröhre und in den Kehlbereich auf. Halsschmerzen, Anfälligkeit für Infektionskrankheiten und Reizhusten sind die Folgen. In solchen Fällen kann ein Diätplan Wunder wirken (z. B. Weglassen von Süßigkeiten und Kaffee, Ausfallenlassen des Abendessens, abends kein Alkohol).

Schlaftabletten sind problematisch

Was kann man tun, um trotz Schmerzen schlafen zu können? Viele Patienten greifen auf Schlaftabletten zurück.[51] Das ist in mehrfacher Hinsicht ungünstig. Schlaftabletten können süchtig machen, und vor allem lassen sie keinen natürlichen Schlaf zu. Sie betäuben das Gehirn in gewissem Sinn und zerstören die Schlafarchitektur. Dadurch kann das Gehirn die üblichen Aktivitäten in der Nacht nur reduziert realisieren. So ist etwa auch der Immunaufbau limitiert. Dennoch machen viele Betroffene bei Bedarf von einer Schlaftablette Gebrauch, um sich nicht länger quälen zu lassen. Ganz nach dem Motto: Besser ein »künstlicher« Schlaf als gar keiner. Ab und zu ist eine Schlaftablette zwar nicht schädlich, sie befreit in verzweifelten Situationen wenigstens ein paar Stunden vom Schmerz, eine Dauerlösung kann der Griff zur Tablette aber nicht sein.

Antidepressiva und Antiepileptika

Sollte trotz aller Möglichkeiten der »Schlafhygiene« keine Verbesserung der Schlafqualität zu verzeichnen sein, so ist die gezielte Gabe von Antidepressiva und Antiepileptika den diversen chemischen Schlafmitteln vorzuziehen.

Bei den Antidepressiva unterscheidet man solche, die primär aktivierend wirken und morgens verabreicht werden, von jenen Präparaten, die schlaffördernd wirken und abends eingenommen werden.

Antiepileptika wie Gabapentin und Pregabalin fördern nicht nur den Schlaf, sondern sind auch Schmerz-distanzierend und in ihrem Wirkmuster den Cannabinoiden recht ähnlich. So ist es bei Schmerzpatienten oft besser, duale Antidepressiva morgens (und eventuell mittags) zur Aktivierung zu verabreichen und abends die Hauptdosis der Antiepileptika. So kann oft wieder ein guter Schlafrhythmus entwickelt werden.

Cannabinoide als Schlafhilfe[52, 53]

Cannabinoide können nicht nur Schmerzen reduzieren, sondern sie entspannen auch und verbessern den Schlaf. Dies trifft sowohl auf THC als auch CBD zu. Dabei führt CBD zu einer Angsthemmung, Schmerzreduktion, Entzündungshemmung und Regeneration. THC hat zusätzlich eine stark muskelentspannende Wirkung und distanziert vom Schmerz. Auch das Zeiterleben unter THC ist deutlich verändert. Die vielleicht doch auftretenden nächtlichen Wachphasen werden nicht als unerträglich lang, sondern als kurzweilig und wenig belastend erlebt. Durch die Einnahme von Cannabinoiden können Schlafmittel reduziert oder abgesetzt werden (niedrig dosierte Benzodiazepine müssen aber nicht zwingend abgesetzt werden).

Vor allem Schmerzpatienten, die bereits in einer Körperstarre, dem sogenannten Freezing, gefangen sind, kann die muskelentspannende Wirkung der Cannabinoide merklich helfen. Viel an Verspannung schwindet und durch das Loslassen der verkrampften Muskulatur macht sich bei manchen chronischen Patienten ein wohliges Gefühl breit, das sie seit Jahren nicht mehr erleben durften. Die Erleichterung ist groß, wenn der Schmerz erlischt und die Patienten die ersten Nächte wieder durchgeschlafen haben.

Auch morgens beim Aufwachen zeigen Cannabinoide oft einen positiven Effekt, nämlich einen gewissen »Überhang« mit der Folge, dass man noch liegen bleiben möchte. Der Körper ist noch entspannt, die Schmerzen sind noch nicht da. Der Start in den Morgen gelingt dadurch besser, man ist erholter und vitaler. Das Gefühl der ständigen Übermüdung nimmt ab, es weicht einer Ruhe und Gelassenheit, die einem schon lang fremd war.

Vor allem neuropathische Schmerzen stören den Nachtschlaf. Hier wirkt häufig eine Kombination von Cannabinoiden mit Antiepileptika-Präparaten sehr gut. Dadurch werden die Schmerzaktivitäten auf der Schmerzautobahn Richtung zentrales Nervensystem verzögert und gedämpft. Die Schmerzen sind dann zwar noch da, aber sie belasten weniger und Schlaf wird wieder möglich.

Kapitel 3

Verloren im Ärztedschungel

Die folgenden Patientengeschichten zeigen auf, was viele chronische Schmerzleidende aus eigenem Erleben kennen. Es dauert oft viele Jahre, bis sie irgendeine Diagnose oder die korrekte Diagnose für ihre Krankheit bekommen, welche die Schmerzen verursacht oder verstärkt. Ebenso oft dauert es wiederum etliche Jahre, bis sie eine adäquate Therapie bekommen, falls sie überhaupt jemals eine solche erhalten.

Sie pilgern von einem Arzt zum anderen, von einem Therapeuten zum nächsten, probieren dieses und jenes aus. All das kostet enorm viel Zeit, Kraft, Nerven und Geld. Auf ihrem Weg erhalten nur die wenigsten Unterstützung. Viele müssen sich sogar die Vermutung anhören, dass sie möglicherweise Simulanten seien und ihre Beschwerden nicht so groß sein könnten, wie sie behaupten. Nicht angehört oder gar nicht ernst genommen zu werden, ist der Tropfen, der für manche das Leidensfass zum Überlaufen bringt.

Das unfreiwillige Doctor-Shopping, also das Pendeln von Arzt zu Arzt auf der Suche nach wirklicher Hilfe, kennen wohl die meisten chronischen Schmerzpatienten. Besonders ausgeprägt gestaltet sich die Suche für jene Menschen, die an einer seltenen Krankheit leiden, wie die folgenden Beispiele veranschaulichen.

Nicht ernst genommen zu werden, schmerzt doppelt – *Stefanie Lindner*

Stefanie Lindner (Name geändert) musste schon als Mädchen erfahren, dass das Leben nicht nur angenehme Seiten hat. Schon als Sechsjährige wurde sie von ständigen Blasenentzündungen geplagt. Ihre Mutter gab ihr ein Pulver, das ihr dann immer eine Zeit lang half. So lebte sie mit einer chronischen Reizblase[54, 55], und erst im Alter von zwanzig Jahren ging sie zum ersten Mal zu einem Urologen. »Der hat mich untersucht, das tat höllisch weh, und dann hat er mir die gleichen Pulver verschrieben, die ich ohnehin schon seit vielen Jahren nahm«, erinnert sich Frau Lindner.

Schmerzhaftes Blasensyndrom von klein auf

Viele Jahre lang bereitete die Blase gravierende Probleme. Starke Schmerzen und ständiger Harndrang, Tag und Nacht. Schließlich, viele Jahre später, bekam Frau Lindner die Diagnose Interstitielle Zystitis (schmerzhaftes Blasensyndrom). »Es gab Zeiten, da hätte ich mir am liebsten die Blase rausschneiden lassen«, sagt sie. Doch sie hat zum Glück ein wirksames Mittel gefunden: Botox. Das Nervengift wird ihr seither alle vier Monate in die Nähe der Harnröhre gespritzt. Das schaltet die Schmerzen »zu 95 Prozent« aus und beruhigt die Blase. Gemeinsam mit dem regelmäßigen Trinken von Blasentee hat Stefanie Lindner zumindest für dieses Problem eine Lösung gefunden.

Spritzen gegen Migräne

Die Blase sollte nicht die einzige körperliche Schwachstelle bleiben. In der Pubertät litt Stefanie Lindner an vielen und sehr großen Fieberblasen, einmal zählte sie sechzig große Blasen über den ganzen Körper verteilt. Immerhin, ein Arzt verschrieb ihr die richtigen Tabletten und das Problem war gelöst.

Ganz anders verhielt es sich mit ihren Migräneanfällen. Diese ließen sich nicht mit Medikamenten bekämpfen und begleiteten sie viele Jahre ihres Lebens. Erst als die heute 61-Jährige vor sieben Jahren das Rauchen einstellte, wurden die Migräneattacken weniger und milder. »Bis dahin war so eine Attacke immer wie ein Weltuntergang. Schüttelfrost, Schweißausbrüche, Übelkeit und heftigste Schmerzen. Bei solchen Anfällen half dann nur noch eine Spritze vom Arzt«, erzählt sie.

Knochenjob brachte neue Schmerzen

Heute ist Stefanie Lindner pensioniert, doch viele Jahre hat sie körperlich schwer gearbeitet. Akkord in der Metallindustrie, ein Knochenjob. Lange Zeit ging das gut, aber die Schmerzen wurden mehr, der Bewegungsapparat litt unter der schweren Arbeit. Heftige Gelenk-, Rücken- und Muskelschmerzen dominierten ihre Tage. Die Mobilität nahm immer mehr ab. Jahrelang ließen sich die Schmerzen mittels Infusionen bändigen, doch die Situation verschlimmerte sich. Die Schmerzen blieben nicht auf Teilbereiche des Körpers beschränkt, sondern der gesamte Körper begann zu schmerzen. Jede Berührung wurde zum Problem. »Wenn ich mich irgendwo nur ganz leicht anstieß, war das nicht mehr auszuhalten. Andere spüren das nicht einmal«, erinnert sich Frau Lindner.

Versuchskaninchen im Ärztelabyrinth

Auf der Suche nach Hilfe und Erlösung von den Schmerzen landete Stefanie Lindner in zahlreichen Arztpraxen und Krankenhaus-Abteilungen. »Bei jedem Besuch im Krankenhaus traf ich auf einen anderen Arzt, der mich und meine Probleme nicht kannte. So musste ich immer wieder meine Geschichte erzählen und jeder Arzt hatte eine andere Meinung und gab mir ein anderes Medikament. Das war wirklich frustrierend. Ich bin mir vorgekommen wie ein Versuchskaninchen.«

Viele Jahre hinweg »tourte« sie durch Arztpraxen. »Ich bin zu hundert Ärzten gelaufen, meist Privatärzten, weil Kassenärzte nicht einmal die Zeit haben, dir zuzuhören. Man kann sich vorstellen, wie viel Geld man dafür bezahlt. Wenn mir jemand wirklich geholfen hätte, wäre das Geld ja gut angelegt gewesen, aber nicht einmal die Privatärzte haben mir geglaubt. Sie fanden nichts, was meine Schmerzen zeigen oder begründen würde, und so haben sie mir auch nicht geglaubt«, schildert Frau Lindner ihre Odyssee.

»Es hat einfach keinen wirklich interessiert, wie es mir ging und was wirklich los war. Einige meinten, ich solle zum Psychologen gehen. Ich war aber in keiner Weise psychisch krank! Die haben geglaubt, mir sei langweilig und deshalb würde ich mir Spritzen geben lassen und all das. Schließlich hat es mir gereicht und ich habe Ärzte gemieden. Ich gab auf, dass mir jemand helfen will oder kann. Wenn man nicht ernst genommen wird, hat alles keinen Sinn.«

Einige Jahre später, die Medizin kannte mittlerweile Krankheiten wie Fibromyalgie besser, wurde bei Frau Lindner im AKH Wien aufgrund der unerklärlichen Schmerzen eben diese Diagnose – Fibromyalgie – gestellt. Danach wurde ihr Dr. Martin Pinsger empfohlen, wo sie sich erstmals ernst genommen fühlte und noch in Behandlung befindet.

Fibromyalgie – Auslöser unbekannt

2007 war die Zeit, in der die Schmerzen in voller Wucht in das Leben von Stefanie Lindner platzten. Gelenke und Muskeln bereiteten ihr plötzlich wesentlich mehr Schmerzen als zuvor. Was war geschehen, was konnte zu dieser Veränderung geführt haben? »Die Ärzte wussten es nicht. Sie waren ratlos, niemand fand eine Erklärung. Aus meiner Sicht sind in diesem Jahr zwei Dinge passiert, die dafür verantwortlich sein könnten. Im Juni hatte ich einen Zeckenbiss. Es wurde Borreliose festgestellt und ich bekam Medikamente dagegen. Im November wurde ich gegen Grippe geimpft. Diese Impfung hat mir sozusagen das Genick gebrochen. Ich hatte vier Wochen lang extrem starke Kopf- und Nackenschmerzen. Danach haben meine Gelenk- und Muskelschmerzen so richtig heftig begonnen, sie sind seither Teil meines Lebens. Ich bin mir ziemlich sicher, dass die Grippeimpfung die Ursache war oder dass sie die Probleme zumindest verstärkt hat.«

Was hilft?

Durch die Fibromyalgie sind selbst alltägliche Dinge wie Stiegensteigen eine unüberwindbare Hürde. »Ein paar Stufen hochsteigen und mir ist, als würden die Oberschenkel explodieren. Das Gleiche gilt für das Radfahren. Mehr als ein paar Meter sind nicht möglich. Auch bringe ich die Arme kaum mehr in die Höhe, die Schmerzen sind dabei höllisch«, sagt Stefanie Lindner.

Gegen die Schmerzen nimmt sie ein Medikament namens Xefo-Lornoxicam. Es hilft ihr, den Tag erträglicher zu erleben. Einmal im Monat bekommt sie Spritzen in Schultern, Hüfte und Rücken. »Nach den Spritzen kann ich mich wenigstens für eine Woche fast schmerzfrei bewegen.«

Stefanie Lindner lebt ein ruhiges, regelmäßiges Leben. »Ich würde schon gern noch öfters einige Sachen unternehmen und mehr am Leben teilnehmen, aber ich kann einfach nicht mehr, dafür fehlt die Kraft und alles tut zu weh. Es ist alles sehr mühsam und die Schmerzen erschöpfen mich. Vermutlich war es nicht klug, in jüngeren Jahren 12-Stunden-Akkorde zu arbeiten, das war nicht gesund, da habe ich mir einiges zerstört. Immerhin habe ich meinen Hund, der hält mich auf Trab, wir gehen jeden Tag drei Stunden spazieren, das ist ein gutes Training. Bei flachen Wegen geht das gut, nur Steigungen sind nicht möglich, da haben meine Oberschenkel etwas dagegen.«

Schmerzhaftes Blasensyndrom, Migräne, Fibromyalgie. Die Geschichte von Stefanie Lindner zeigt, dass oft nicht eine einzige Erkrankung Schmerzen verursacht, sondern gleich mehrere Erkrankungen für verschiedene Schmerzen sorgen und sich diese dadurch verstärken.

Dass das Blasenschmerzsyndrom und die Fibromyalgie gemeinsam auftreten, ist übrigens keine Seltenheit. Meist scheint sich Fibromyalgie als Ganzkörperschmerz aus anderen, lokal begrenzten Schmerzerkrankungen heraus zu entwickeln und eine Art Endstadium eines zuerst lokalen Schmerzgeschehens darzustellen. Diese Entwicklung kennen auch viele Patienten mit Schmerzen am Bewegungsapparat. Nach Jahren oder gar Jahrzehnten eines chronischen Wirbelsäulenproblems stellt sich schließlich ein Erschöpfungszustand mit Ganzkörperschmerzen ein, der oft als Fibromyalgie diagnostiziert wird.

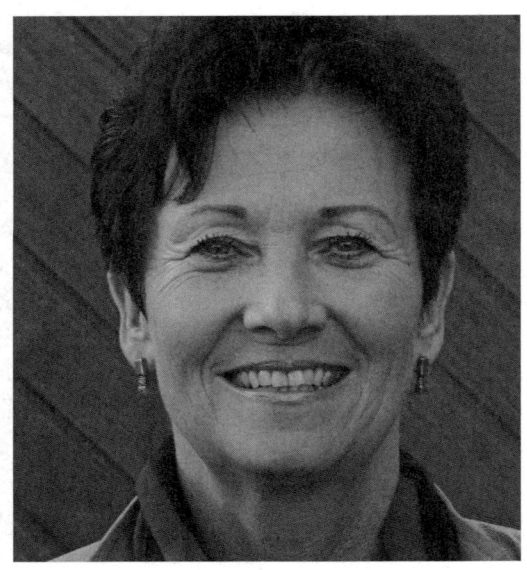

Neue Blase, neues Leben – *Christa Rammerstorfer*

Das schmerzhafte Blasensyndrom – Fachausdruck Interstitielle Zystitis, kurz IC[56, 57] – ist für sich allein eine Krankheit, die das Leben auf den Kopf stellen kann, dazu bedarf es keiner Fibromyalgie. Christa Rammerstorfer, Leiterin der Selbsthilfegruppe IC-Austria, kann davon ein Lied singen. Zwanzig Jahre litt sie an starken Unterleibsschmerzen und extremem Harndrang. Aufgrund der Erkrankung und deren Folgen blieben ihr Kinder versagt und sie musste sich auch mit ihrer Frühpensionierung abfinden.

Sieben Jahre blieb sie mit ihrem Leiden allein, niemand konnte ihr sagen, was ihr fehlte. Als »nervöse Blase« wurden ihre Probleme mehr als einmal abgetan. Als sie nach einer Odyssee von Arzt zu Arzt endlich die Diagnose Interstitielle Zystitis bekam, hatte die Krankheit zwar einen Namen, doch der Leidensweg war noch lange nicht beendet – die chronische Entzündung der Blasenmuskulatur war nicht mehr zu stoppen.

35 Operationen musste die Linzerin über sich ergehen lassen, beispielsweise wurde aufgrund der Beschwerden vor der endgültigen Diagnose IC der Uterus entfernt und nach vielen Jahren auch noch die rechte Niere. Schließlich musste die Harnblase entfernt und durch eine neue Blase, gefertigt aus eigenem Darmgewebe, ersetzt werden. Ein Glücksgriff, wie sich herausstellen sollte, denn diese Operation gelang hervorragend und löste viele Probleme. »Nach so vielen Jahren konnte ich endlich wieder ein normales Leben führen. Die Schmerzen waren wundersamerweise weg und ich musste nicht mehr 50 bis 60 Mal Tag und Nacht auf die Toilette«, erzählt Christa Rammerstorfer.

Mangelhafte Schmerztherapie

Seit zwanzig Jahren unterstützt sie im Rahmen einer Selbsthilfegruppe andere Betroffene, meist sind es Frauen, die an Interstitieller Zystitis erkrankt sind. Christa Rammerstorfer kennt deren Probleme und versucht mit eigenen Erfahrungswerten sowie mit Erkenntnissen aus den Selbsthilfekontakten zu helfen, wo sie kann.

Eines der häufigsten Probleme ist die mangelhafte Schmerztherapie. »Leider werden Patienten oft nicht ausreichend gegen ihre massiven stechenden und brennenden Schmerzen behandelt. Das IC-Schmerzbild wird anfänglich nicht wirklich wahr- und ernst genommen. Die Betroffenen werden des Öfteren als wehleidige und komplizierte Patienten abgekanzelt. Die Ärzte verschreiben nach dem Erkennen der Krankheit nicht selten ganz simple Schmerzmittel wie beispielsweise Novalgin und Mexalen. Dabei kommt es zu wenig oder zu keinerlei Schmerzlinderung, weil es sich ja um neuropathische Schmerzen handelt. Bei vielen Patienten chronifizieren daher die Schmerzen. Aus Betroffensicht müsste in vielen Fällen rascher mit Opioiden, Morphinen und/oder Cannabinoiden behandelt werden. An Cannabinoide kommt man als Patient meist schwierig heran, kaum ein Arzt verschreibt sie und auch die Kassen wollen die Kosten oft nicht übernehmen. Morphine und Opiate bekommt man zwar im fortgeschrittenen Krankheitsverlauf verordnet, aber meist zu spärlich dosiert«, sagt Frau Rammerstorfer.

Absolut wichtig für einen IC-Patienten sei das Fachgespräch mit einem Schmerzarzt, der ausreichend über multimodale Schmerztherapie aufklärt und die Medikation richtig einstellt. »In diesem Bereich gibt es seitens IC-Patienten ein hohes Informationsdefizit, vor allem herrscht immer noch eine große Angst in Hinsicht auf eine vermeintlich lebenslange Abhängigkeit. Auch Botox kann gegen den Harndrangschmerz helfen, bei rund 60 Prozent der Patienten in der Selbsthilfegruppe wirkt eine jeweilige Einspritzung für ein paar Monate, manchmal hält sie auch ein bis zwei Jahre an. Dann ist aber meist eine Wiederholung der Behandlung notwendig«, sagt Frau Rammerstorfer.

Therapiebegleiter wie Medikamente, Blaseninstillationen, Ernährungsumstellung, Physiotherapie sowie Muskelentspannung durch Qigong, Yoga und autogenes Training können die Erkrankung im besten Fall zum Stillstand bringen. Vereinzelt hilft nur noch eine Operation.

»Dafür sollte man sich einen erstklassigen Operateur suchen. Für mich war eine neue Blase das Beste, was mir passieren konnte, und ich kenne einige andere Patientinnen, die auch diese Art der Operation vom chronischen Blasenschmerz befreit hat. Ärzte stellen die Blasenentfernung als letzte Möglichkeit leider manchmal etwas zu negativ dar und warnen davor intensiv. Es kann natürlich vorkommen, dass diese OP im einzelnen Fall nicht ganz nach Wunsch ausgeht. Selten, aber doch bleibt ein Phantomschmerz bestehen, und manchmal sind Betroffene auch nach einer Operation noch anfällig für Blaseninfekte«, sagt die Linzerin.

Selbsthilfe-Maßnahmen

Man sollte sich nicht auf Medikamente allein verlassen, sondern selbst aktiv werden. Bei vielen Betroffenen kann eine bewusste, gesunde Ernährung den Krankheitszustand positiv beeinflussen. Der Grund dafür ist einleuchtend: der scharfe Harn läuft über die entzündete Schleimhaut der Blase. Er ist voller Säuren, und so fühlt sich das dann auch an. Ausscheidungsprodukte im Harn, besonders Kalium, verursachen vermehrt Harndrang und Schmerzen. Hilfreich ist es daher, auf den pH-Wert im Körper zu achten und Konservierungs- und Farbstoffe sowie Geschmacksverstärker zu meiden. Leichte Kost und mehrere kleine Mahlzeiten am Tag sind besser als wenige große. Langsam und bewusst zu essen, entspannt und hilft. Säurebildende Lebensmittel (Fleisch, Süßigkeiten, Cola, Kaffee, Wein etc.) sollten unbedingt zugunsten basischer Lebensmittel reduziert werden. Zudem soll man stark kaliumreiche Lebensmittel weglassen.

Auch Wärme hilft. Eine Wärmeflasche beruhigt und tut gut, ebenso wie ein warmes Bad und Thermalwasser. Generell sollte man Stress möglichst vermeiden, sich einen entspannten Lebensstil aneignen und viel Ruhe gönnen. Mit Spaziergängen und Yoga kommt man meist besser mit der Erkrankung zurecht, als hektisch zu versuchen, Alltag und Job in Perfektion zu bewältigen.

Verständnis? Fehlanzeige

Oft ist ein »Weiter so!« im Beruf gar nicht durchführbar. Die chronischen Schmerzen machen einen Fulltime-Job bei vielen unmöglich. »Man muss ständig zur Toilette, es brennt massiv im ganzen Unterleib, bis hinunter in die Fußsohlen und Zehenspitzen. Jede Bewegung wird zur Qual. Wie kann man so Leistung bringen?«, fragt Frau Rammerstorfer. »Viele Patientinnen bekommen Probleme mit dem Arbeitgeber, weil man als Arbeitskraft nicht mehr vollständig funktioniert. Ständig muss man zum Arzt oder ins Krankenhaus und auch oft in den Krankenstand. Nur die wenigsten Arbeitgeber haben Verständnis für chronisch Kranke.«

An Sensibilität für die Erkrankung mangle es auch immer noch einigen Ärzten, insbesondere bei Behörden, Krankenkassen und Ämtern. Ein Antrag zur Invaliditätseinstufung oder Berufsunfähigkeit erweise sich für chronisch kranke IC-Patienten als Spießrutenlauf, weiß Christa Rammerstorfer. »Es gibt ständigen Erklärungsbedarf. Beurteiler wissen oft nichts über die Interstitielle Zystitis und verwechseln sie mit einer gewöhnlichen Blasenentzündung, einem Harnwegsinfekt oder einer Reizblase. All diese genannten Erkrankungen sind besonders unangenehm, aber eine Kleinigkeit im Gegensatz zur Interstitiellen Zystitis.«

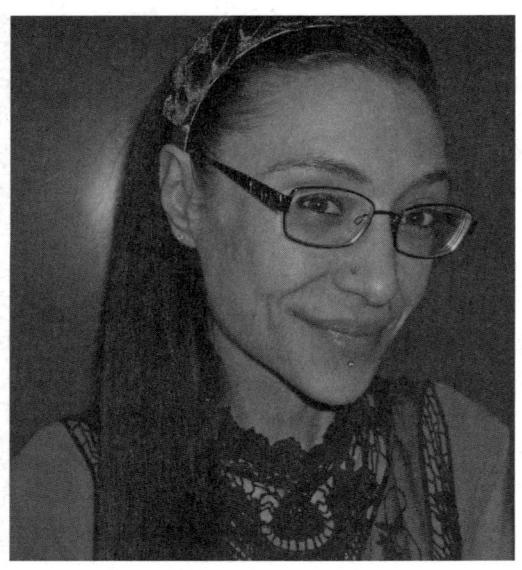

Wenn die Haut brennt[58, 59] – *Clarissa Cymbal*

Clarissa Cymbal ist 34 Jahre jung, bettlägerig und pflegebedürftig. Ihre Füße, Beine und Hände schmerzen immerzu. Diese Schmerzen sind stark bis unerträglich. Die Füße werden so heiß, dass sich Brandblasen auf Zehen, Fußsohlen und Fersen bilden. Jeden Tag aufs Neue beginnt die Haut »in Flammen zu stehen«. Sie fühlt sich, als müsse sie verbrennen. Tag für Tag, Nacht für Nacht.

Bis ins Jahr 2010 verlief Clarissas Leben ohne größere Probleme. Nichts deutete auf ihr momentanes Schicksal hin. Dann geschah etwas, das man eben Schicksal, enormes Pech oder eine unglückliche Verkettung von ungünstigen Umständen nennen könnte. Es war der Abend des 18. September 2010, Clarissa befand sich zu Fuß auf dem Heimweg. Sie stürzte unglücklich und schlug mit dem Gesicht frontal auf den Betonboden auf. Dabei brach sie sich die oberen Vorderzähne teilweise aus.

Sie wurde in ein Wiener Krankenhaus gebracht, um durch Röntgenaufnahmen eine mögliche Beschädigung der Knochen ausschließen zu können. Im Krankenhaus verkühlte sie sich und zog sich eine Bronchitis zu, weswegen die dringend nötige Zahnoperation vorerst nicht möglich war. »Stattdessen bekam ich hoch dosierte Antibiotikagaben, Josalid und Dalacin. Am 7. Oktober konnte die Zahn-OP schließlich im Dämmerschlaf durchgeführt werden. Auch während der Operation wurden mir Antibiotika intravenös verabreicht und danach noch für einige Tage oral gegeben. Am Abend der Operation begannen zum ersten Mal in meinem Leben die Füße zu brennen«, erzählt Clarissa. Zu dieser Zeit tauchten jene Symptome auf, die sie seit zehn Jahren quälen: starke Rötung, Hitze, Schwellung und vor allem unerträglich heftige, brennende Schmerzen mit Juckreiz in den Füßen und Unterschenkeln.

Im Dezember 2010 wurde die Diagnose leukozytoklastische Vaskulitis gestellt. Nach einer einjährigen Behandlung mit Cortison war die Vaskulitis ausgeheilt. Den Ärzten war es ein Rätsel, weshalb die furchtbar starken Schmerzen, die Ödeme, die Hitze, die Rötung und der Juckreiz weiterhin bestanden.

Clarissas weiter bestehende Erkrankung, die sekundäre (erworbene) Erythromelalgie, konnte erst wesentlich später diagnostiziert werden. Wie diese entstanden war, konnte nicht mit absoluter Sicherheit festgestellt werden. »Leukozytoklastische Vaskulitis ist eine Autoimmunerkrankung der kleinen Gefäße, durch die mit viel Pech eine sekundäre Erythromelalgie ausgelöst werden kann«, sagt Clarissa.

Wurden die leukozyklastische Vaskulitis und die darauffolgende Erythromelalgie durch die massive Verabreichung von Antibiotika ausgelöst? Eine Frage, deren Antwort nur vermutet werden kann.

Ärztemarathon – die Suche nach der Nadel im Heuhaufen

Ein Ärztemarathon begann. »Ich suchte etliche Ärzte auf, aber keiner konnte mir sagen, was ich habe. Ohne eine Diagnose musste man vorerst Vermutungen anstellen, womit man mir helfen könnte. Viele Untersuchungen und Tests erfolgten, ohne die erhoffte Antwort zu liefern. Jedes negative Ergebnis war eine Enttäuschung, denn ich wollte einfach nur noch wissen, was mit mir los ist und wie man dagegen vorgehen kann.«

In einem Wiener Krankenhaus bekam sie schließlich und endlich doch noch eine Diagnose, die auf den Namen Erythromelalgie lautete. Aber auch die Diagnose half ihr kaum weiter. Denn man wusste noch wenig über diese Erkrankung und konnte die Schmerzen nicht wirklich lindern. Alle verabreichten Medikamente erwiesen sich als nicht oder unzureichend hilfreich. Im Gegenteil. Die Nebenwirkungen waren immens, während die Schmerzen davon unbeeindruckt blieben.

»Die Medikamente wurden im Lauf der Zeit immer stärker und reichten von Opiaten über eine Lidocain-Infusion bis hin zu Ketamintabletten. Zwar war ich nie eine Gegnerin der Schulmedizin, Medikamente nahm ich aber nur, wenn es unbedingt nötig war. In dieser Situation wurde ich aber zu einem frei- und bereitwilligen Versuchskaninchen. Manche der getesteten Medikamente wirkten bestenfalls wie ein Tropfen auf den heißen Stein. Da man irgendwann nicht mehr weiterwusste, riet man mir, einfach alles zu versuchen, was vielleicht irgendwie helfen könnte.«

Clarissa probierte zudem alternativmedizinische Methoden aus. Ihre Ersparnisse flossen in viele derartige Behandlungen. Verschiedene homöopathische Mittel, Ernährungsumstellungen, Biofeedback, Magnetresonanztherapie, TCM, Akupunktur, Kräuter, Moxa, Schröpfen, Hypnotherapie, Nahrungsergänzungsmittel, Darmbakterien und vieles mehr. Leider alles ohne Erfolg.

»Selbst nach feststehender Diagnose meinten manche Ärzte, meine Beschwerden seien psychosomatisch. Viele Mediziner fühlen sich nämlich persönlich angegriffen, wenn ihre Maßnahmen versagen. Die Schuld am Therapieversagen wird dann beim Patienten gesucht. Man wird als Patient sehr schnell fallen gelassen, wenn die Standard-Therapien nicht wirken«, sagt Clarissa.

Schmerzhafte Hitze

Kaum ein Mensch kann sich die Beschwerden der Erkrankten vorstellen. Clarissa Cymbal beschreibt sie folgendermaßen: »Die betroffenen Bereiche entwickeln von selbst eine enorme, extrem
schmerzhafte Hitze. Sie werden knallrot und die Venen treten stark
hervor. Die Schmerzen werden unerträglich.«

Beginnt ein Körperteil zu »hitzen«, verbreitet sich das sehr schnell
wie bei einem Flächenbrand und ist nur mit Kälte, am besten
mit kaltem Wasser, zu löschen. Wobei die überhitzten Bereiche
ab abends nicht einmal nach dieser Behandlung kühl werden. Je
heißer die Extremitäten werden, umso mehr beginnt Clarissa am
Oberkörper zu frieren.

Angefangen hat es mit den Füßen und Unterschenkeln. Dann kamen die Hände, Unterarme und Knie dazu. Mittlerweile geht es hinauf bis zur unteren Hälfte der Oberschenkel und auch die Wangen
und Ohren sind beteiligt. Die Finger und Zehen verformen sich immer mehr und sind wie die Beine durch Ödeme angeschwollen.

Durch die Erythromelalgie bekam sie im weiteren Verlauf ein
beidseitiges Karpaltunnelsyndrom, Osteoporose und eine Small-
Fiber-Neuropathie.

Clarissas Schmerzen sind brennend, pochend, pulsierend, ste-
chend, schneidend, drückend, dröhnend, unvorstellbar stark und
absolut ständig zu spüren. Es fühlt sich an, als würde man ver-
brannt oder mit kochendem Wasser verbrüht werden, ohne Möglichkeit, die Folter zu beenden. Durch die Ödembildung fühlen
sich die Zehen, Füße, Fußknöchel und Unterschenkel an, als wären sie in einem Schraubstock eingespannt und würden mit einem
Hammer zertrümmert werden. »Wenn die Verzweiflung zu groß
wird, denke ich oft, ich würde lieber ohne Beine als mit diesen höllischen Schmerzen leben«, sagt die junge Frau.

Was verbessert und verschlimmert die Symptome?

Kälte verbessert die Symptome, vor allem kaltes Wasser hilft. Auch
eine kühle Umgebungstemperatur bringt Linderung. »Seit die Hitze sich bis zu den Oberschenkeln ausgebreitet hat, muss ich die Bei-

ne mehrmals täglich kalt abduschen.« Um den Effekt zu verlängern, verwendet sie Kühlgel, und eine Klimaanlage hält die Wohnungstemperatur konstant niedrig. Selbst im Winter bleibt die Heizung zumeist kalt.

»Ich habe mir mentale Techniken angeeignet. Durch dieses jahrelange Training schaffe ich es mittlerweile, temporär den Schmerz etwas zur Seite zu schieben und zu übertönen, um überhaupt noch etwas anderes nebenher tun oder wahrnehmen zu können.«

Was die Symptome verschlimmert: Warme Räume, warmes Wetter, heiße Speisen und Getränke, Bekleidung wie Socken, lange Hosen, Kleider, Röcke, geschlossene Schuhe, lange Ärmel; das Halten eines warmen Handys; die Körperwärme anderer Menschen, schon die Anwesenheit von zwei Personen in einem Raum wirkt sich aus; direkter Körperkontakt mit Menschen und Tieren; starke Emotionen; sogar die langen Haare offen zu tragen, verschlimmert die Symptome.

Leben im Bett

Clarissa verbringt die meiste Zeit zwangsweise im Bett oder im Rollstuhl. Sie kann kaum einen Handgriff mehr selbst erledigen. Um die Mobilität nicht völlig zu verlieren, macht sie jeden Vormittag im Bett physiotherapeutische Übungen und Dehnungen. Diese Prozedur führt sie trotz Schmerzen durch, Tag für Tag.

An und für sich wäre sie in der Lage zu gehen, doch es ist einfach nicht möglich, denn wenn sie nur wenige Minuten steht, geht oder mit herabhängenden Beinen sitzt, werden die Schmerzen unerträglich und die Füße und Beine beginnen anzuschwellen und sich immer stärker zu verfärben. Auch die Hände sind schnell heiß und dann wegen der Schmerzen nicht mehr zu gebrauchen.

Nicht nur die Krankheit schmerzt, ebenso die soziale Isolation, die Hilflosigkeit, die extreme Abhängigkeit von Pflegenden. »Alles muss meine Mutter für mich tun, ohne sie könnte ich nicht zu Hause leben. Denn ich benötige Tag und Nacht Pflege, Hilfe und Betreuung. Ohne pflegende Angehörige ist das auch für viele einfach zu teuer. Meine beste Freundin Niki und meine Tante Maria stehen immer noch zu mir und sind für mich da. Ohne diese Menschen würde ich das alles nicht durchstehen. Die meisten Freunde und anderen Angehörige blieben früher oder später fern.«

Psychologisch helfen der jungen Frau ihre vorige und ebenso ihre derzeitige Therapeutin. »Es fällt mir schwer zu akzeptieren, dass sich mein persönlicher Wirkungsradius stetig verkleinert und der Körper zu einem Gefängnis wird. Der Verlust der Selbstständigkeit belastet mich stark. Die Zeit verrinnt und es kommt mir so vor, als wäre bei mir die Pausentaste gedrückt. Ich wünsche mir, die verbleibende Zeit auf dieser Erde aktiv und selbstbestimmt wirklich ausleben zu können.«

Probleme mit der Krankenkassa und der PVA

Clarissa Cymbal hat zudem finanzielle Nöte. Schwierigkeiten bei der Bewilligung und Kostenübernahme für bestimmte Medikamente oder Therapien erschweren ihr den Alltag zusätzlich. Vor allem der Kampf um das Pflegegeld ist zermürbend.

»Mein erstes Ansuchen um Pflegegeld war unglaublich kräftezehrend, ein Akt, den ich ein Jahr lang vor Gericht auskämpfen musste. Mehrere Gutachter wurden bestellt und die PVA wollte mir immer noch kein Pflegegeld zuerkennen. Irgendwann hatte der Richter genug und erkannte mir zumindest Stufe 2 zu. Für gesunde Menschen sind Verhandlungen vor Gericht schon enorm anstrengend, für chronisch kranke Schmerzpatienten jedoch noch viel mehr. Ich bin bettlägerig und es ist überaus schwierig, das Haus zu verlassen, trotzdem musste ich immer wieder vor Gericht erscheinen sowie Gutachter aufsuchen. Selbst Arztpraxen sind oft nicht behindertengerecht. Und all das unter höllischen Schmerzen.«

Clarissa Cymbal erzählt weiter: »Besonders engagierte Hilfe erhielt ich von Herrn Dr. Martin Pinsger, der ein Arzt aus Berufung ist. Er half mir bei der Bewilligung von Medikamenten. Unter anderem durch seine Expertise erhielt ich den Behindertenpass problemlos. Auch der Behindertenverband KOBV unterstützt mich, dessen Anwälte können mich jetzt vor Gericht vertreten. Das nimmt mir eine wirklich große Last ab, weshalb ich mich nun

endlich traue, um die dringend benötigte Erhöhung der Pflegegeld-
stufe anzusuchen.«

Hoffnung auf ein Wunder

Die Ausprägung der Erkrankung ist von Mensch zu Mensch sehr
unterschiedlich. Während manche extrem schwer darunter zu leiden haben, trifft es andere eher leicht. Manche können sogar pha-
senweise arbeiten gehen. Clarissa Cymbal trifft es leider schwer. Sie
ist längst zur Expertin ihrer Erkrankung geworden, ihre Mutter
und sie recherchieren und suchen nach Behandlungsmöglichkeiten, die Linderung bringen könnten. Dabei greifen sie nach jedem
Strohhalm.

»Ein betroffener Mann, der die Schmerzen nicht mehr aushielt,
ließ sich bestimmte Nerven, die in die Beine gehen, mittels Etha-
nol abtöten. Dieser Eingriff ist gefährlich und irreversibel. Aber
bei ihm hat das geklappt, er ist jetzt wieder schmerz- und symp-
tomfrei. Als ich das hörte, dachte ich, das ist wie ein absolut un-
vorstellbares Weltwunder. Das will ich auch. Leider will wegen der
hohen Risiken kaum ein Arzt diese CT-gestützte chemische Sym-
pathektomie machen. Ich habe jetzt einen Neurologen gefunden,
der sich mit Fachkollegen um Therapiemöglichkeiten bemüht«,
berichtet Clarissa.

Neben dieser Hoffnung ist es vor allem das Medikament Dronabinol[60], das ihr tatsächlich hilft. Mit der Ergänzung dieses Can-
nabinoids zur bestehenden Nacht-Medikation wurde wieder ein
Nachtschlaf möglich. Jahrelang war ein Schlaf länger als zwei Stunden hindurch nicht möglich, da nachts die Schmerzen am stärksten
sind und sie erst bei Sonnenaufgang spürbar nachlassen. Zusätzlich
helfen auch CBD-Tropfen[61], den Dauerschmerz besser zu ertragen. »Herr Dr. Pinsger ist unser Held! Er hat sich zum Beispiel bei
der Krankenkasse erfolgreich um jene Medikamente bemüht, die
schwierig zu erhalten sind, die aber wirklich wirken. Das ist eine so
unglaubliche Hilfe für uns, für die wir so dankbar sind«, sagt Mutter Amanda Cymbal, die voll und ganz hinter ihrer Tochter steht
und sich stets um Hilfen aller Art bemüht.

Kommentar von Dr. Martin Pinsger:

Es gibt zwei Formen der Erythromelalgie. Man unterscheidet zwischen der primären, genetisch[62] bedingten und der sekundären, erworbenen Form. Beide Formen treten sehr selten auf und sind daher kaum erforscht. Über die primäre Form weiß man, dass ein Natrium-Ionenkanal der Zelle defekt ist. So entsteht ein Ganzkörperoberflächenschmerz, wobei Gesicht und Extremitäten besonders betroffen sind, eine angeborene oder erworbene Neuropathie der Haut.

Im Internet finden sich circa 800 wissenschaftliche Arbeiten über das Thema. Therapie gibt es keine, nur die Symptome können in einigen Fällen ausreichend gemindert werden. Opiate, Antiepileptika und Cannabinoide können manchmal etwas hilfreich sein. Kühlung und das Hochlagern der Beine tun gut.

Immer wenn die Temperatur über 15 Grad Celsius steigt, dann beginnen anfallsartig Gesicht, Hände, Füße und Beine zu brennen und Kühlung ist angesagt. Dabei muss vorsichtig vorgegangen werden, damit die Kälte nicht zu stark wird. Betroffene merken zu starke Kälte oft nicht, was im schlechtesten Fall zu Erfrierungen führen kann. Außerdem sollte man die extrem überhitzten Stellen langsam herunterkühlen, da sonst der starke Temperaturunterschied schädigend wirkt. Die Haut ist empfindlich und verträgt nur ganz wenige Substanzen. Auch das häufige Kühlen durch Wasser greift die Haut zusätzlich stark an.

Clarissa ist 34 Jahre alt und kann ihre Wohnung nicht verlassen. Lange war ihr Leiden unklar. Sie benötigt ihre Mutter an 365 Tagen im Jahr. Mutter und Tochter sind wirklich ein tolles Gespann und das Management dieser fürchterlichen Erkrankung beansprucht all ihre Energien. Clarissa kann während der Schmerzattacken so gut wie gar nichts machen, sie wird vom Schmerz überwältigt.

Wer Erythromelalgie hat, weiß, was Schmerzen sind und kann darüber ein Lied singen. Die Erkrankung ist wirklich unglaublich. Oft werden die Rötung und die Schmerzen, die wie Attacken mehrmals täglich kommen, von Ärzten, die die Diagnose nicht kennen, als psychosomatisch abgetan.

Durch die fehlende Sonneneinstrahlung und den Mangel an Bewegung kam es bei Clarissa zu einer vorzeitigen Osteoporose. Die Krankenkasse wollte ihr jedoch keine Osteoporose-Medikamente bewilligen. Der Grund dafür: Eine Osteoporosebehandlung setzt normalerweise nicht mit 34 Jahren ein. Die einschlägigen Medikamente sind alle für eine post-menopausale Osteoporose (Knochenschwund) für Frauen im Alter von 50 plus zugelassen. Clarissa schien der Krankenkasse viel zu jung für solche Medikamente. Viel Briefwechsel mit den zuständigen Personen war notwendig, um die notwendigen Medikamente doch noch zu bekommen.

Clarissas Mutter hat die komplette, notwendige Pflege und Betreuung übernommen. Ein Fulltime-Job. Doch dieser sollte finanziell unterstützt werden. Die Clarissa zugebilligte (zu geringe) Pflegestufe entsprach nicht den finanziellen Notwendigkeiten. Alle von der Behörde zugelassenen Scores für Pflegebedürftigkeit (z. B. Barthel-Index[63]) orientieren sich an alten Menschen, die immobilisiert, inkontinent und dement sind. Clarissa ist nichts davon. Nein, sie hat eben diese außergewöhnliche, spezielle Erkrankung und da passen all diese Beurteilungen nicht. Also wurde ihr zu wenig Behinderung zugesprochen und somit nicht ausreichend Geld.

Wieder war viel Schreibarbeit nötig. Ich übergab mein Schreiben sowie die gesamte ausgedruckte Literatur im Volltext (Hunderte Seiten) an Clarissa. Um damit bei den zuständigen Stellen Überzeugungsarbeit zu leisten. Mittlerweile wurde ihr der Behindertenpass ausgestellt. Durch diesen stehen ihr nun mehr Hilfeleistungen zu. Außerdem wurde ihr damit offiziell ein Behinderungsgrad von 80 Prozent bescheinigt.

Obwohl Clarissa Cymbal nun eigentlich sehr gute Chancen haben müsste, dass ihr Antrag auf die Pflegegelderhöhung bewilligt wird, hat sich diese Hoffnung als falsch erwiesen. Der Antrag wurde abgelehnt, sie muss jetzt wieder vor Gericht um ihr Recht kämpfen.

Kapitel 4

Leben im Gleichgewicht

Homöostase – Leben im Gleichgewicht

Alle biologischen Systeme benötigen ein Gleichgewicht, um zu überleben. Dieses Gleichgewicht bedeutet, vereinfacht gesagt: nur so viel Energie abzugeben, wie vorhanden ist, um genug Energie für sein eigenes Überleben bei sich zu behalten. Dazu ein kurzer Blick in die Mythologie: Äskulap, der griechische Gott der Gesundheit und Heilkunst, hatte zwei Töchter: Hygieia und Panakeia. Für Hygieia war Gesundheit die natürliche Ordnung der Dinge. Sie lehrte die Griechen, dass sie gesund bleiben konnten, wenn sie sich in allen Dingen mäßigten und vernünftig verhielten. Die Erinnerung an sie ist im Wort »Hygiene« lebendig. Panakeia hingegen war eine heilende Gottheit, die in der Herstellung von Heilmitteln bewandert war.[64]

Bei Einzellern ist die Sache ganz einfach. Je weniger Energie die Zelle erhält, desto eher wird sich die Zelle in einen Ruhezustand versetzen. Ist wieder viel Energie vorhanden, dann wird die Zelle wachsen und sich teilen, sich vermehren. Auch für Stadien mit ganz wenig Energie gibt es Programme, die das Überleben auch in unwirtlichen Zeiten absichern helfen.

Der Mensch hat von Natur aus Programme, um schwierige Zeiten zu überbrücken. So kann unser Körper in Hungerzeiten lange ohne Nahrung auskommen. Man merkt etwa beim Fasten, dass man lange ohne große Erschöpfung durchhalten kann – 14 Tage sind kein Problem.

Bei der Homöostase geht es jedoch nicht nur um Nahrung und Energie, es geht um weit mehr. Die Balance unseres Organismus benötigt auch ausreichend Schlaf, Bewegung, wohlwollende Kommunikation, Begegnung, Lernen, Gestalten und anderes mehr.

Es handelt sich dabei um einen hochkomplexen Mechanismus, der ein feines Sensorium und ständigen Ausgleich und Anpassung benötigt. Der Mensch ist kein Einzeller, er benötigt für ein ausgeglichenes Leben eine Vielzahl von Aktivitäten und Pausenzeiten, um die Balance aufrechterhalten zu können. Krankheit ist nicht einfach ein Schaden, den es zu beheben gilt, sondern vielmehr ein ständiger Prozess, um gesund zu werden, zu bleiben bzw. um weniger krank zu sein und den jeder mitgestalten kann und muss. Nicht nur Arzt, Therapeut und Medikament sind gefordert, sondern eine Vielzahl von Eigenaktivitäten ist nötig, um den gesundheitlichen Zustand zu steuern.[65]

Wir kommen leider ohne Gebrauchsanleitung für Gesundheit und ein erfülltes Leben auf die Welt. Alle nötigen Maßnahmen und Verhaltensweisen müssen von Generation zu Generation neu entdeckt und gelernt werden. Und es benötigt Traditionsgeber – das sind all jene, die das Wissen und die Kostbarkeiten jeder Kultur von Generation zu Generation mit viel Verantwortung weitergeben.

Dr. Martin Pinsger:»Ich möchte hier ein paar Dinge nennen, die ich persönlich als hilfreich und extrem nützlich kennengelernt habe:
- Ich bin sehr glücklich, sportlich zu sein und Yoga für meine Koordination und Beweglichkeit zu praktizieren.
- Pilgern habe ich als hervorragende Möglichkeit kennengelernt, um loszulassen und Neues in mir und anderen entdecken zu können.
- Das Kennenlernen und Überschreiten von Grenzen gelingt auch beim Fasten, das ich in den letzten Jahren sehr schätzen gelernt habe.
- Auch das Tanzen und der Genuss von Musik bei Veranstaltungen und Konzerten sind besondere Traditionen, die ich glaube, hochhalten zu müssen – ebenso wie das gemeinsame Feiern.«

Gleichgewicht im Leben benötigt viele Anker, und diese Anker verlangen auch immer wieder Zeit. Jedes Lebensalter hat besondere Schwerpunkte, aber der rote Faden – Bewegung, Ernährung, Schlaf, Kommunikation, soziale Anerkennung etc. – bleibt.

Der Weg in die Erschöpfung
Der Körper strebt nach dem Gleichgewicht und er wehrt sich, dieses zu verlieren. Er besitzt eine Art »autonome Zone«, die er für sich beschützt – denn er möchte nicht, dass wir zu tief auf seine Reserven zurückgreifen. Dennoch gelingt es uns immer wieder, in diese Zone einzudringen und den Körper dadurch zu schädigen, indem wir seine letzten Reserven ausschöpfen.

Ein typisches Beispiel aus dem Arbeitsleben: Eine Gehaltserhöhung oder ein Karrieresprung wird in Aussicht gestellt für den Fall, dass wir noch dies und jenes schaffen und vielleicht noch eine weitere Aufgabe gleichzeitig schultern.

Aber was passiert häufig in solchen Fällen? Ohnmächtige Müdigkeit macht sich breit und wird mit Kaffee, Energydrinks und vielleicht Zigaretten bekämpft. Kopfschmerzen kommen zum Vorschein und benötigen mit der Zeit mehr und mehr Schmerztabletten. Oft erfolgt auch der Griff zur Flasche. Alkohol dient sehr häufig nicht nur dem Genuss, sondern wird auch als Schlaftrunk und Schmerzmittel missbraucht.

Ein Beispiel aus der Praxis: Herr S., 38 Jahre, war früher höchst aktiv, jahrelang brachte er am Morgen die Kinder in die Schule, dann arbeitete er acht Stunden am Bau, duschte und fuhr in die eigene Pizzeria, um bis Mitternacht zu arbeiten.

Das selbst gebaute Haus ist mittlerweile fertig, seine Bandscheiben sind ebenso »fertig«. Ein neuropathischer Schmerz[66] hat sich nach diversen Operationen an der Wirbelsäule etabliert. Schmerzen ohne Ende, das ist das Resultat seiner Schufterei.

Was soll er nun tun? Mit 38 Jahren gibt es keine Möglichkeit einer Pensionierung; er hat keinen sozialen Rückhalt. Es gibt keine soziale Unterstützung für im Schmerz Gestrandete. Herr S. sieht den Ausweg in der Infiltration von Facetten[67], eventuell auch in der Einnahme von THC (Cannabinoide, vorausgesetzt die Kasse würde die Kosten dafür übernehmen) oder in einer weiteren Operation (die Erfolgsaussichten sind mehr als fraglich).

Ein weiteres Problem besteht darin, dass Herr S. den psychischen und sozialen Aspekt von Schmerz nicht begreifen, nicht verstehen kann. Er denkt, er sei körperlich krank und man müsse nur in einer Operation etwas wegschneiden – und schon wäre er wieder vollständig leistungsfähig.[68] Leider unterstützt das Gesundheitssystem dieses falsche Denken. Es zahlt eine lange Serie von Operationen, doch die wahre Rettung, die in der Herstellung der Homöostase liegen würde, unterstützt sie nicht. Für den Verlust an Homöostase gibt es keine Diagnose. Dieser Verlust kann viele Gesichter haben, von Schwindel bis Migräne, von Gastritis bis Kreuzschmerzen. Die Ursache ist immer ähnlich – keine Zeit für sich zu haben, keine Achtsamkeit, viel zu viel Erschöpfung.[69]

Dr. Martin Pinsger über seine persönlichen Erfahrungen:
Alle paar Lebensjahre geht mir selbst die Homöostase verloren. Früher, im Alter zwischen 25 und 35 Jahren, konnte ich damit überhaupt nicht umgehen, ich konnte meine Erschöpfungszustände einfach nicht verstehen und annehmen. Später bemerkte ich, dass meine Erschöpfung auch anderen Angst macht und ich meine gesamte Familie damit belaste.[70] Vor allem das Verarbeiten von schweren Konflikten kostete mich zu dieser Zeit viel an Nachtschlaf.

Nach dem Tod meiner Eltern, ich war gerade einmal 40, sah ich, wie schnell das Leben vorbeigehen kann und wie kostbar Gesundheit ist – dieser Verlust brachte mich zum regelmäßigen Sport zurück und zur Kontemplation.

Zwischen 46 und 52 halfen mir Pilgerfahrten mit dem Fahrrad. Während dieser Pilgerphasen von zehn Tagen bis drei Wochen konnte ich meinen Körper in vielen Ausnahmesituationen erleben.

Mein Resümee: Schmerz kann zu Erschöpfung führen, aber Schmerz ist meist nicht das Ende, die völlige Erschöpfung ist es definitiv! Ich habe selbst nach 16 Tagen Rad fahren über fast 2000 Kilometer den Schmerz überwinden können, nicht aber die Erschöpfung.[71] Sie zwang mich aufzugeben, nicht der Schmerz.

Als ich bemerkte, dass sogar mit eisernem Willen der Ritt auf dem Rad unmöglich wurde, stieg ich ab, und schon wenig später war meine Kapitulation mein größter Erfolg. Ich hatte mir ein großes Ziel gesteckt und habe es definitiv nicht erreicht. Aber nicht das Ziel ist das Wichtigste, sondern der Weg, und diesen Weg war ich fast bis zum bitteren Ende gefahren. Jetzt durfte ich loslassen, nicht weil ich es wollte, sondern weil ich nicht mehr konnte. Es war eine Erlösung.

Mir steigen heute noch bei der Erinnerung an diese Situation Tränen in die Augen. Alle Qualen hatten mit der Kapitulation ein Ende – ich hätte mich auch früher entscheiden können abzubrechen. Warum habe ich das nicht getan, warum bin ich an diese Grenze gegangen? Ich kann es eigentlich nicht beantworten.

Ich denke, ich habe viel dabei gelernt; gelernt, dass Schmerz meist vor der völligen Erschöpfung kommt. Man sollte den Schmerz respektieren, weil er unseren Körper schützt und uns daran hindert, uns völlig zu verausgaben.

Ich habe auch gelernt: Will ich Schmerzen vermeiden, muss ich auf meine Balance achtgeben. Wenn ich es schaffe, mein Gleichgewicht zu halten, dann kann auch mein Schmerz besser werden, und umgekehrt: Meine innere Balance wird besser, wenn ich nicht über meine Schmerzen gehe.

Spiritualität und Religion

Wenn es um die Bewältigung von Leid und Schmerz geht, werden früher oder später Spiritualität und fallweise auch Religiosität für viele Betroffene ein Thema. Viele chronische Patienten stellen sich die Frage nach dem Warum. Warum hat sie dieses Schicksal ereilt? Warum findet man keinen Ausweg? Warum um Gottes willen müssen sie all die Schmerzen ertragen? Viele suchen und finden in der Spiritualität oder in einer der Religionen zwar vielleicht keine Antworten auf ihre Fragen, aber manchmal doch Kraft, Trost oder auch Anleitungen, wie man mit dem Leid umgehen kann.[72]

Herzensgebet

Bei Schmerzkongressen mit Ärzten werden zum Thema Schmerzbewältigung auch immer wieder spirituelle Methoden angeführt und erläutert. Eine dieser Methoden nennt sich »Herzensgebet« und soll von den Mönchen vom Berg Athos stammen bzw. dort weiterentwickelt worden sein.

Das Herzensgebet ist eine Form des mantrischen Betens. Man wiederholt nur ein einziges Gebetswort oder einen Satz. Dieses Herzenswort ist persönlich. Meist ist es ein Name Gottes oder der Name Jesus. Eine solche Form des Betens im Herzen kennen alle großen Religionen. Man betet dieses Wort oder den Satz im Raum des Herzens. Dadurch soll das Gebet zu einem leiblichen Beten werden, das den ganzen Menschen erfasst.

Im langsamen Atemrhythmus werden beispielsweise regelmäßig die Worte: »Herr Jesus Christus, erbarme dich unser« wiederholt. In Jesus Christus ist die ganze Schöpfung quasi personifiziert, und mit den Worten »Erbarme dich unser« wird um unser Wohlergehen gebetet bzw. gebeten.

Die Wiederholung im Atemrhythmus einer Litanei wirkt auf den Menschen, der dies verinnerlicht und pflegt, beruhigend, stressreduzierend und versöhnend. Beim wiederholten Aussprechen des Herzensgebets werden andere Gedanken unterdrückt, sodass Wut, Hass, Zorn und sonstige negative Gefühle weichen. Da dieses kurze Gebet leicht zu merken ist und auch lautlos mit einer inneren Stimme abgespult werden kann, sind kurzfristig negative Gefühle einfach zu bewältigen. Auch Schmerzen sind negativ emotional überlagert, daher kann das Gebet auch in gewissen Schmerzsituationen hilfreich sein.[73]

Mantras und Ho'oponopono

Im Buddhismus sind Schmerz und Leid ständige Begleiter für jeden Gläubigen. Es gibt keinen Gott, aber es gibt die Möglichkeit, durch Disziplin und dauerndes spirituelles Lernen das Leben und die Wiedergeburt zu überwinden und damit schlussendlich in einen Raum der völligen Schmerzfreiheit, der Ruhe und des Friedens einzutreten. Diesen Raum, wo es kein Leid mehr gibt, nennt man Nirwana.

Um diesen »göttlichen« Zustand zu erreichen, kennt der Buddhismus vielerlei Übungen. Zum Beispiel gibt es Mantras, die gesungen werden. Dazu können mit den Händen auch symbolische Gesten (Handbewegung, Handstellung), sogenannte Mudras, ergänzt werden. So ist zum Beispiel das Mantra »Sa Re Sa Sa« eine Übung, die negative Gedanken fernhalten kann und so den Körper in positive Bewegung versetzt. Durch die unterschiedlichen Frequenzen werden immer wieder andere Chakren (es gibt sieben Chakren, die Energiezentren des Körpers) in Schwingung versetzt.[74]

Interessant ist in diesem Zusammenhang auch Ho'oponopono, ein altes hawaiisches Vergebungsritual, das auch in unseren Breiten seine Anhänger hat. Der pazifische Raum kennt keine in Texten überlieferte Religiosität. Hier sind es Schamanen, die dafür sorgen, dass bei Konflikten und Zerwürfnissen in den Familien und Clans ein Ausgleich, Annäherung und Versöhnung stattfinden können. Da für jeden Leidenden die soziale Unterstützung sehr wichtig ist, sind Rituale wie dieses besonders wertvoll, um Schmerz und Leid zu lindern.

Ho'oponopono[75] bedeutet in etwa: »Immer die Kraft aufbringen, um alles wieder zurechtzurücken, in Ordnung zu bringen.« Dabei treffen sich die Konfliktparteien, werden angehört und dürfen sich aussprechen. Dann versucht die Gruppe (bei schwerwiegenden Konflikten mit Mediator) eine Lösung zu erarbeiten. Danach wird eine Einigung errungen. Alle, die an diesem Prozess beteiligt waren, haben die neue Regel zu akzeptieren, und das alte Leid darf die Zukunft nicht weiter belasten. Niemand darf sozusagen alte Sachen ausgraben und damit die Zukunft überschatten. Diese pragmatische Vorgehensweise mit dem Gesetz des Vergessens von negativen Emotionen, Schuld und Sühne gibt den Menschen des pazifischen Raums auch diese gewisse Leichtigkeit und eine unglaubliche Gegenwärtigkeit.

So schließt dieser Abschnitt mit den Worten: »Yesterday is history, tomorrow is a mystery, today is a gift of God, which is why we call it the present.« (Bil Keane)

Geborgenheit versus Traumata –
Die Vergangenheit prägt den Menschen

Wächst ein Mensch in Geborgenheit und Vertrauen auf, hat das auch Einfluss auf seine spätere Gesundheit und auf die Fähigkeit, Schmerzen gut verarbeiten zu können. Menschen mit massiven Traumata hingegen entwickeln als Erwachsene häufig schwere Schmerzsyndrome.

Die Forschungen von Naomi Eisenberger[76] und Jaak Panksepp[77] zeigen, dass die Bindung unter den Menschen von Endorphinen, Endocannabinoiden und dem Hormon Oxytocin beeinflusst wird. Der neugeborene Mensch ist am Beginn des Lebens schutzlos und anderen bedingungslos ausgeliefert. Zu diesem Zeitpunkt sind es vor allem Mutter und Vater, die Liebe und Geborgenheit schenken.

Diese Geborgenheit ist ein ganz wesentliches Thema unserer Zeit. Geborgenheit kann man nicht kaufen, Geborgenheit benötigt Vertrauen. Wer Geborgenheit nie bekommen hat, kann nur schwer Vertrauen entwickeln. Offensichtlich passiert es häufiger als gedacht, dass Kinder in Familiensystemen aufwachsen müssen, wo es ein vertrauensvolles Miteinander nicht gibt. Familien, die mit ihrer Lebenssituation überfordert sind, Eltern, die selbst traumatisiert sind oder sich in einer schweren Depression befinden. Das kleine, sich entwickelnde Kind oder der Jugendliche versucht es allen recht zu machen, aber der Erfolg dabei bleibt ihm verwehrt. Mütter, die ihren Kindern mitteilen, dass ihre Geburt ihr persönliches Leben zerstört hätte, oder Väter, die Kinder schlagen, vereiteln eine stabile Entwicklung ihrer Nachkommen.

Solide, auf Geborgenheit und Vertrauen aufgebaute Beziehungen dagegen basieren auf einem wertschätzenden Umgang, im Rahmen dessen alle notwendigen Botenstoffe ausgeschüttet werden, die uns ein positives Gefühl sowie Schmerz- und Angstfreiheit bescheren können. Gewalt, Unmenschlichkeit, Demütigung, Missbrauch oder andauernde Konflikte sind dagegen eine ernst zu nehmende Bedrohung jeder weiteren Entwicklung. Gewalt in der Familie und

Missbrauch sind Tabus, dennoch geschehen derartige Übergriffe tagtäglich.

So berichtete eine Patientin, dass sie als Kind in den Wald geflüchtet sei, um sich in der Natur, auf Bäumen, der ständigen Bedrohung der Erziehungsberechtigten zu entziehen. Der Blick in den Himmel und das Zwitschern der Vögel waren die einzig positiven Erlebnisse in diesen Tagen der Dunkelheit.

Wenn man als Arzt mit Patienten konfrontiert wird, die bereits unglaubliche Schmerzgeschichten hinter sich haben und bei denen der Schmerz nahezu den gesamten Körper befallen hat, dann stellt man häufig fest, dass sie als Kinder oder Jugendliche Schlimmes durchmachen mussten. Viele dieser Patienten berichten, nachdem sie Vertrauen gefasst haben, über gewaltige Tabubrüche in ihrer Entwicklung. Oft waren diese Menschen, bei denen später häufig Fibromyalgie diagnostiziert wird, in der Kindheit oder Jugend einer schrecklichen Gewalteskalation ausgeliefert. Auch die Angst, verstoßen zu werden, keinen Platz in der Familie zu haben und keinen eigenen Wert, führt zu einer nachhaltigen Beeinflussung der Schmerzentwicklung.

Traumatisierungen[78] müssen bei der Therapie von Schmerzpatienten unbedingt berücksichtigt werden. Der erste Schritt dabei ist Verständnis. Fühlt sich der Patient verstanden, sicher und geborgen, öffnet er sich, fasst Vertrauen und wirkt aktiv bei der Therapie mit.

Früher Stress schlägt sich auf das Immunsystem und führt zu Schmerzen[79, 80]

»Early Life Stress« – schlimme Erlebnisse in jungen Jahren oder belastende Lebensjahre in der Kindheit – ist wissenschaftlich sehr gut untersucht. Bei Betroffenen zeigt sich eine besondere Verletzlichkeit in vielen Bereichen. Schmerz ist dabei eines der wichtigsten Signale. Er schlägt dort Alarm, wo eine Depression sonst still erlitten und niemandem auffallen würde. Early Life Stress bzw. Traumata sind massiv mit Depression verbunden, weil die Vernachlässigung und die Ausgrenzung oder Abweisung eines Menschen in der Kindheit zutiefst irritiert und schmerzt.

Als Kind in einer Gruppe, in einer Familie nicht angenommen zu werden, keine Unterstützung zu finden, ist beunruhigend und verstörend. Der übererregte Sympathikus, also der stark aktivierende Part unseres autonomen Nervensystems, feuert in solchen Situationen andauernd und lässt ein entspanntes, spielerisches Aufwachsen und Lernen nicht zu. Die zusätzlich aktivierte Hypophysen-Nebennierenachse schüttet permanent hohe Dosen an Cortisol, unser natürliches Stresshormon, aus. Dies führt zu einer Unempfindlichkeit gegenüber diesem Hormon im Sinn einer Glucocorticoid-Resistenz.[81] Es entsteht so ein dauerhafter Schaden an unseren Stressrezeptoren. Stress wird in diesen Patienten zuweilen eine Überreaktion auslösen. Mit diesen biologischen Reaktionen erklärt sich das schnelle »Ausbrennen« der Patienten. Die ständige Anspannung, die ständige Alarmbereitschaft erschöpft Körper und Geist. Entspannung und Schlafrhythmen werden gestört und so sind die Betroffenen bei weiteren Stressbelastungen ungeschützt. Sie erkranken auch häufig an immunologischen Störungen, weil das Immunsystem diesen Dauerstress nicht ertragen kann. Traumatisierte Kinder zeigen im späteren Leben oft erhöhte Entzündungswerte und haben rheumatische Probleme. Diese Umwandlung von sozial erlebtem Stress und Trauma in körperlich erlebten Schmerz, schwere Depression und immunologische Erkrankungen ist wissenschaftlich gut erklärbar und durch viele Untersuchungen belegt.

In vielen Fällen greift schon die neuerliche Erwartung von Stress oder sozialer Ausgrenzung in das Immunsystem ein und bewirkt dadurch Veränderungen des Gesundheitszustands. Dieser Zusammenhang zeigt sich vor allem bei sensiblen Menschen mit einer erhöhten Verletzlichkeit.

Stress schlägt sich also im Immunsystem nieder und kann in Schmerz enden. Ähnliches passiert auch, wenn man eine Infektion oder Grippe erleidet. Auch dann führt die Störung des Immunsystems zu Symptomen wie Schmerz, Rückzug, Abgeschlagenheit, schlechten Schlaf und stark herabgesetzte Leistungsfähigkeit.

Der Einfluss des Immunsystems auf die Schmerzentstehung zeigt sich beispielsweise auch, wenn man chronische Hepatitis C mit Interferon behandelt. Diese Fälle wurden sehr gut nachuntersucht. Es zeigte sich eine gute Wirkung auf die Hepatitis, aber gleichzeitig traten oftmals chronische Schmerzen und Depressionen als Auswirkung der langfristigen Beeinflussung des Immunsystems durch das Interferon auf. Viele dieser ehemaligen Hepatitis-Patienten sind heute Schmerzpatienten mit oft deutlich depressiver Komponente.[82]

Medikamente wirken komplexer als gedacht

In diesem Zusammenhang ist es auch interessant, dass Medikamente viel komplexer wirken, als die Medizin lange Zeit dachte. Das zeigen etwa Untersuchungen zum Präparat Paracetamol. Dieses wird häufig bei Kindern mit Schmerzen und Fieber eingesetzt. Aber Paracetamol wirkt auch auf die Stimmung, es hilft dabei, soziale Ausgrenzung und Abweisung zu überwinden.[83] Es werden damit also nicht nur die Schmerzen und die Entzündung (Fieber) behandelt, sondern auch die Ausgrenzung und somit auch die Depression. Auch das scheint zu beweisen, dass für uns Menschen Schmerz, Depression und Entzündung eng beieinanderliegen und dass körperlicher und sozialer Schmerz ineinandergreifen und gemeinsam zu behandeln sind.[84]

Bei depressiven Menschen sind entzündungsfördernde Zytokine wie Interleukin 1 und 6 sowie der Tumornekrosefaktor(TNF)-alpha oft deutlich erhöht. So ist es nicht verwunderlich, wenn Medikamente, die eine Entzündung hemmen, auch einen positiven Effekt auf die Depression haben. Diese Wirkungen sind auch etwa für COX-2-Inhibitoren (Entzündungshemmer der Klasse Antirheumatika), aber auch für den TNF-alpha-Antagonisten Etanercept (Biologikum für die Rheumatherapie) belegt.

Proinflammatorische Zytokine haben auch eine negative Wirkung auf den Serotoninspiegel. Serotonin wirkt erwiesenermaßen antidepressiv, und so verwundert dieser enge Zusammenhang von negativen Emotionen und Entzündung nicht.[85]

Neue ärztliche Modelle sind gefragt

Diese Zusammenhänge sind unter Ärzten noch weitgehend unbekannt. Der eine behandelt die Entzündung, der andere die Depression und der dritte den Schmerz. Hier wäre ein Umdenken nötig. Vielleicht sollte es eine Art »Praktischen Arzt Neu« geben oder einen Generalmediziner, der die Übersicht im Auge hat, den Patienten als Ganzes betrachtet und diesem sowohl diagnostisch und therapeutisch als auch präventiv zur Seite steht. Ja, es wäre an der Zeit, sich das Modell eines Allgemeinmediziners Neu zu überlegen, vielleicht eine Art von ärztlichem Manager oder Mastermind, der gemeinsam mit dem Patienten zu dessen Wohl die Fäden in der Hand hat.

Untersuchung, Diagnostik, Therapie und Prävention auf diese Weise zusammenzuführen, sollte ein wichtiger integrierender Faktor und Bereich einer modernen interdisziplinären Medizin sein.

Dass das präventive Augenmerk schon auf eine sehr frühe Phase der kindlichen und jugendlichen Entwicklung gelegt werden sollte, ist durch die oben angeführten Fakten von ganz besonderer Bedeutung. Die Sensibilisierung der Gesellschaft in diesem Bereich hat ganz besondere Priorität.

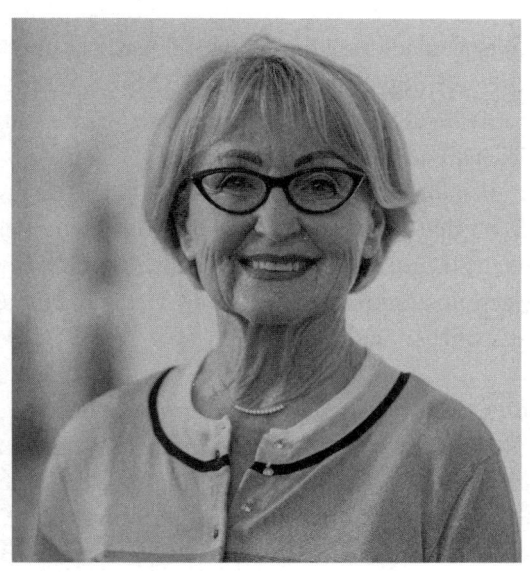

Schmerzen haben oft einen biografischen Hintergrund – *Kirsten Adler*

Kirsten Adler (76 Jahre) stammt aus der ehemaligen DDR und war als Kind von Akademikern nicht staatskonform (da kein Arbeiter- oder Bauernkind). Viel sportlicher Einsatz und Perfektionismus ermöglichten ihr ein Chemiestudium, das sie erfolgreich absolvierte. Später gelang es ihr mit ihrem Ehemann und Sohn in den Westen zu flüchten. Dadurch wurde zwar ihre eigene Familie zusammengeführt (Mutter und Schwester lebten in Düsseldorf), jedoch die Familie ihres Mannes (sie lebte in der DDR) getrennt. Jahrelange Phasen von Unsicherheit, Angst, Bedrohung, Bespitzelung sollten folgen, kurz gesagt: Stress ohne Ende.

Als leitende Mitarbeiterin in einem großen Chemiekonzern hatte sie hart zu arbeiten, spulte auch Tausende Kilometer auf der Autobahn herunter und litt unter einem Chef, der sie piesackte, heute würde man dazu Bossing sagen. Über Jahre hinweg litt sie unter massiven Verspannungen an Schultern, Nacken und im Kreuz.

Auch die Kniegelenke waren immer wieder verdickt und zeigten bei genauer Untersuchung Knochenödeme. Diffuse Schmerzen ohne richtige organische Grundlage – Fibromyalgie würde man heute sagen oder vielleicht auch »Widespread Pain«.[86]

Vor allem die langen Fahrten und stundenlangen Staus und Verzögerungen auf den Autobahnen, wie etwa im deutschen Ruhrgebiet, belasteten sie sehr, und das wirklich Schlimme war, dass keine Therapie gegen ihre Schmerzen half. Alle Medikamente und Krankengymnastik blieben wirkungslos.

Verbesserung nach vielen Behandlungsversuchen

In diesem verzweifelten, schmerzhaften und ausgebrannten Zustand kam sie zum ersten Mal zu Dr. Pinsger. Er berichtet: »Ich begleite Frau Adler jetzt über zwanzig Jahre und hätte mir diese Krankheitsentwicklung niemals vorstellen können. Zu Beginn gab es einfach nur viel Schmerz, im Nacken, an den Ellbogen, über den Beckenkämmen, entlang der Oberschenkelaußenseiten und immer wieder Knieschmerzen. Diesen Schmerzen ohne ersichtlichen Grund musste Einhalt geboten werden – aber nichts, gar nichts half. Schließlich mischte ich aus reiner Verzweiflung Nalbuphin, das ist ein synthetisches Morphin, das nicht unter die Suchtgiftregelung fällt, einem Lokalanästhetikum in kleinen Mengen bei. Und siehe da, die kleinen Morphindepots[87] an Beckenkamm, Hüften, im Nacken und an den Ellbogen brachten eine erstmalige Verbesserung der Schmerzsituation – und das nach beinahe zwei Jahrzehnten! Nach einigen Wiederholungen dieser Behandlungsmethode kam es zu einer günstigen Beeinflussung des Schmerzgeschehens und Frau Adler hatte erstmals wieder Lebensqualität.«

Später jedoch, mit zunehmendem Alter und noch stärkerer beruflicher Belastung sowie fortschreitender Schmerzerkrankung ging für Kirsten Adler die Schere aus Belastung und Belastbarkeit immer weiter auf. Die Schmerzen konnten nicht mehr besänftigt werden, Veränderungen auf der sozialen Schiene waren angesagt. Viele lange Gespräche brachten Klarheit und Einsicht. In einem einige Jahre während Prozess entschied sich die Patientin für den vorzeitigen Ruhestand im Alter von 61 Jahren. »Die Pensionierung im Jahr 2005 führte tatsächlich zu einer Schmerzreduzierung und ich fühlte mich für einige Jahre deutlich besser«, erzählt Kirsten Adler.

Schnitzler-Syndrom und ein neues Knie
Ein neues Problem stellte sich ein. Die Pensionistin wurde von starken Hautausschlägen gequält. Schließlich stellte ein Spezialist in Wien die Diagnose »Schnitzler-Syndrom«[88], eine seltene, schmerzhafte und wenig erforschte Autoimmunkrankheit mit Befall von Wirbelsäule, Gelenken und Haut. Kennzeichen sind unter anderem Knochen- und/oder Gelenkentzündungen, vergrößerte Lymphknoten und Erschöpfungszustände.

Weltweit sind 6000 seltene Krankheiten bekannt.[89] Wer kennt sie schon alle und vor allem wer hat mit diesen »Rare Diseases« Erfahrung?

»Ich musste eine Odyssee von Besuchen bei Hautärzten sowie dermatologischen Tests und Behandlungen absolvieren, die alle völlig ergebnislos blieben. Insgesamt dauerte es zehn lange Jahre, bis ich die Diagnose Schnitzler-Syndrom erhielt«, erzählt Kirsten Adler. Schließlich reiste sie nach Berlin zur Charité, wo die Diagnose bestätigt wurde. Vor allem die Hautausschläge, gepaart mit peinigendem Juckreiz, verbesserten sich auf das nun eingesetzte Biologikum sofort, allerdings zeigten die anderen körperlichen Schmerzen keine Besserung.

Dr. Martin Pinsger berichtet: »Ich punktierte bei Frau Adler immer wieder das eine Kniegelenk und konnte eine eigenwillig trübe Flüssigkeit abziehen. Ich kenne die Beschaffenheit eines normalen Gelenkergusses, er ist bernsteinfarben, zähflüssig und durchscheinend. Frau Adlers Knieergüsse dagegen waren trüb und undurchsichtig und von eigenartiger Farbe. Ich nannte es einen galaktischen Schleim, weil grünlich und ein wenig fluoreszierend. Der Schnitzler-Spezialist von der Charité war jedoch der Meinung, dass dieser Erguss unmöglich vom Schnitzler-Syndrom stammen könnte. Immer wieder schwoll das Knie massiv an und musste punktiert werden. Ich dachte an meine übrigen Rheuma-Knie-Patienten und tendierte insgeheim zur alsbaldigen Implantation einer Knie-Total-Endoprothese. Denn ein Kunstknie bringt in diesen Fällen oft eine dauerhafte Ruhe in diese Zone der Eskalation.« Es vergingen zwei Jahre, bis sich Kirsten Adler zu dieser Operation entschloss. Anfang 2020 wurde das neue Knie implantiert. »Es ist noch zu früh, um zu beurteilen, ob die Operation für mich wirklich positiv war, weitere Schmerzen sowie starke Schwellungen im Knie begleiten mich weiterhin. Nach einem langen Leben im eigenen Körper, gepaart mit einer bewussten Körperwahrnehmung, vermute ich mittlerweile stark, dass die Schmerzen im Knie entgegen allen anders lautenden Diagnosen Ausdruck des Schnitzler-Syndroms sind, das sich auch dort wieder manifestiert. Aber warten wir wenigstens ein Jahr ab«, sagt Frau Adler.

Intensive Therapie wird nicht bezahlt

In den vergangenen Jahren begann Frau Adlers Internationale Krankenversicherung die Notwendigkeit der laufenden Schmerztherapie zu hinterfragen und forderte dafür in immer kürzeren Abständen Begründungen ein. »Das hat dazu geführt, dass ich immer um die Übernahme der Behandlungskosten kämpfen muss und die Infiltrationen nur mehr selten in Anspruch nehmen kann. Um wirklich längere Zeit schmerzreduziert leben zu können, würde ich eine intensive Therapie benötigen, und diese wird nun von der Versicherung nicht mehr übernommen.«

Dr. Martin Pinsger dazu: »Wenn ich mit solchem Unverständnis konfrontiert werde, denke ich: Hoffentlich kommt bald die ICD-11 mit den Schmerzdiagnosen. Dann werden diese nicht enden wollenden Streitereien über chronische Schmerzen hoffentlich ein Ende haben. Es ist die Pflicht des Arztes, Schmerz zu lindern, und es ist dem Patienten gegenüber respektlos, wenn dieser unter massivem Leidensdruck und bei nachweislich hochkomplexen Schmerzerkrankungen um die so notwendige Therapie betteln muss und von der Versicherung im Stich gelassen wird.«

Was man aus dieser Patientengeschichte lernen kann
- Schmerzen haben oft einen biografischen Hintergrund, großer Stress über Jahre hinweg führt häufig zu Schmerzerkrankungen.
- Kirsten Adler wirkt und wirkte auch früher wie eine Fibromyalgie-Patientin auf mich. Diese noch weitgehend unerforschte Erkrankung muss man immer berücksichtigen.
- Erst die starken Hautausschläge haben das Schnitzler-Syndrom enttarnt.
- Die lokale/periphere Opioid-Analgesie ist oft in verzweifelten Fällen ein Eisbrecher und kann über Jahrzehnte fortgesetzt werden. Dabei sind sinnvolle Intervalle in Abstimmung mit dem Patienten einzuhalten.
- Die neue ICD-11 ist dringend nötig, um die Bedürfnisse chronischer Schmerzpatienten zu erfüllen.

Vom Einzeller zum empathischen Wesen

Schmerz ist nicht nur störend und bei dauerhaftem Bestand als Krankheit zu werten, akuter Schmerz hat auch eine überlebenswichtige Funktion für den Menschen, er warnt ihn vor Gefahren und ist ein Signal, dass etwas nicht in Ordnung ist.

Schmerz ist ein Signal, das nur in höheren Lebewesen bearbeitet werden kann. Einzeller etwa können keine Schmerzen empfinden, sie haben nur wenige Rezeptoren. Rezeptoren (Eiweißmoleküle in der Zellmembran) sind es, die das Außen sichtbar, fühlbar, hörbar, riech- und schmeckbar machen.

Doch eines Tages im Lauf der Evolution geschah etwas Bedeutendes: Bei einem Einzeller – wir stellen uns ein Bakterium vor, das gerade an einem Unterwasservulkan nach Schwefelpartikeln sucht – erfolgte mit der Entwicklung eines multimodalen Rezeptors, den wir hier einfach »Chili-Rezeptor«[90] nennen wollen, die große Revolution. Das Bakterium konnte nun auf die Außenwelt reagieren.

Wurde es ihm zu heiß oder wurde das Wasser zu sauer oder der Druck zu hoch, dann feuerte der »Chili-Rezeptor« und mahnte zum

Rückzug. So war es möglich, die Überlebenschance für das kleine Schwefelbakterium dramatisch zu verbessern. Zu heiß, zu sauer, zu hoher Druck – Rückzug und damit das Überleben sichern.

Dieser einschneidende Entwicklungsschritt in der Evolution liegt nun etwa 1,6 Milliarden Jahre zurück. Und trotzdem hat sich dieser geniale Schritt, dieser Schalter in unseren Zellen, bis zu uns Menschen erhalten. Auch wir spüren Hitze und Schärfe durch diese Rezeptoren und können dadurch unsere Hand reflektorisch in Millisekunden von der heißen Herdplatte wegziehen.

Rezeptoren für das Schmerzerleben nötig

Vor gut 800 Millionen Jahren hat sich eine weitere Generation von Rezeptoren entwickelt. Diese waren die Grundlage für den Zusammenschluss zu Mehrzellern, zum Beispiel von Gewebetierchen. Mithilfe dieser neuen Rezeptoren-Klasse, den sogenannten G-Protein-gekoppelten Rezeptoren[91] oder metabotropen Rezeptoren, konnte eine Kommunikation unter den Zellen bewerkstelligt werden. Diese Rezeptoren mit ihren Liganden (Botenstoffen) sind auch Grundlage unseres Nervensystems.

Warum war diese interzelluläre Kommunikation wichtig? Um ein System im Gleichgewicht, in Homöostase, zu halten, benötigt es eine ständige Reaktion auf die Welt im Außen und die Welt im Innen. Der Mensch hat Milliarden Zellen, daher gibt es ständig eine unglaublich große Anzahl an Reaktionen, die nötig sind, um das Gleichgewicht zu erhalten. So kann es beispielsweise durch Gifte von außen zu Entzündungen kommen, und doch ist es wichtig, dass die Reaktion des Körpers nicht überschießend ist, um dadurch den Gesamtorganismus nicht zu gefährden.

Bei existenzbedrohenden Ereignissen muss es ein Art Notprogramm geben, das ein Überleben möglich macht und gleichzeitig den Schrecken, die grausamen Erinnerungen an das Ereignis vergessen lässt. Andere Erlebnisse dagegen, wie der Griff auf die heiße Herdplatte, sollen möglichst ein Leben lang abrufbar bleiben, als hocheffizienter Lernprozess zur Vorbeugung gegen Verletzungen.

Zu diesen G-Protein-gekoppelten Rezeptoren gehören unter anderem die Opioid-Dopamin-Serotonin-Rezeptoren und auch die Cannabinoid-Rezeptoren. Sie alle spielen eine entscheidende Rolle, ob und wie wir Schmerz erleben. Diese neue Generation von Rezeptoren und ihre Wirkungsweise in Kombination mit einem leistungsstarken Gehirn, das zu Reflexion fähig ist, macht uns Menschen aus.

Schauen wir uns die Zeitskala der Evolution an, so sehen wir, dass es Menschen erst seit rund 300.000 Jahren gibt, ein Wimpernschlag in der Evolution. Die wichtigsten Rezeptoren sind dagegen circa 1,6 Milliarden bzw. 800 Millionen Jahre alt. Sie haben sich evolutionär entwickelt, und wir sollten vor dieser Schöpfung große Achtung zeigen. Dahinter stecken viele Millionen Jahre der Entwicklung und ein ständiger Überlebenstest durch die Umwelt.[92]

Riechen, Schmecken und Schmerz

Erstaunlich ist, dass 400 der rund 850 G-Protein-gekoppelten Rezeptoren des menschlichen Körpers für das Riechen und Schmecken ausgelegt sind.[93] Gerüche lösen Gefühle und auch Erinnerungen aus. Bei manchen Patienten können diese für negative Emotionen und sogar für Panik sorgen und erheblich auf das Schmerzgeschehen Einfluss nehmen.[94]

Der Zusammenhang von Riechen, Schmecken und Gefühlen zeigt sich in vielen Lebenslagen. Zwei Beispiele: Viele Menschen essen gern Süßes, um sich zu belohnen oder zu trösten. Oder: Auch Kindernarkosen werden mit einer Zuckerlösung eingeleitet. Der kurze Zuckerschock wirkt auf das Kind beruhigend und schmerzhemmend.

Wenn jemand sagt: »Ich kann dich gut riechen« oder »Das schmeckt mir jetzt gar nicht«, dann hat das mit unserer stark auf Riechen und Schmecken aufgebauten Vergangenheit zu tun – und diese sollte uns wichtig sein. Viele Entwicklungen unserer Zeit sind aus dem Lot gekommen und haben die natürlichen Korrektive verloren. Wir spüren, dass da etwas »zum Himmel stinkt«, dass an dieser Entwicklung etwas »faul« ist. Und dieses Gefühl von Geruch und Geschmack gibt uns oft recht. Vieles können wir nicht begründen oder ableiten. Aber so funktioniert eben der Mensch, der Höhepunkt der Schöpfung. Zwei Drittel des Gehirns funktionieren analog, sagt der Forscher Jaak Panksepp, und da muss man ihm wohl beipflichten. Viele Millionen Jahre haben Rezeptoren all die Lebewesen dieses Planeten zu Meistern des Gestaltens und Überlebens gemacht. Der Mensch ist sich der Macht und auch der Ohnmacht dieses endogenen Apparats inklusive des Nervensystems jedoch kaum bewusst. Er handelt und lebt ohne Berücksichtigung seines Inneren.

Die äußere Entwicklung änderte sich in den vergangenen Jahrzehnten immer schneller, und die Veränderungen nehmen weiter rasant an Fahrt auf. Hunderte Millionen Jahre alte interne Regelkreise können da oft nicht mithalten oder scheinen überflüssig zu werden. Ein Beispiel: Riechen steuert auch unsere Kommunikation ganz stark – diese Funktion geht bei der digitalen Kommunikation völlig verloren. 50 Prozent unserer Rezeptoren werden durch die Digitalisierung plötzlich nicht mehr gebraucht – ein starker Eingriff in die natürliche menschliche Veranlagung.

Empathisches Wesen Mensch

Wenn man die Entwicklungen in der Evolution genauer betrachtet, fällt auf, dass es durchaus Lebewesen gibt, die kein Schmerzsystem besitzen. Zu diesen Arten gehören zum Beispiel Insekten (Ausnahme: Fruchtfliege)[95], Oktopusse und Tiefseekraken. Diese Arten besitzen auch kein Gehirn und können daher nur Instinkten folgen.

Funktionierende Schmerzsysteme dürften nicht nur eine bessere Möglichkeit zur Ausbildung eines Gehirns geschaffen haben, sondern auch eine fortschrittliche Sozialisation bewirken. Es wird angenommen, dass Schmerz viel mit Lernprozessen zu tun hat. Schmerz lehrt uns gewisse Dinge zu forcieren, andere Dinge zu unterlassen oder gar zu vergessen.[96]

Im Gegensatz zu Insekten kann der Mensch fühlen, leiden, mitleiden und mitfühlen. Er kann aber nicht nur Schmerz fühlen und empathisch miterleben, sondern er kann auch Schmerz lernen und durch neue Erfahrungen verlernen. Freude und Leid stehen im menschlichen Leben unmittelbar nebeneinander, und das wird sich auch niemals ändern.

Um als Individuum stabil zu bleiben, ist ständige Bewegung (körperlich, geistig, sozial) von großer Bedeutung – unsere Gedanken und Gefühle befinden sich in einer ständigen Labilität, in einer Schwingung zwischen Leid und Schmerz, aber auch zwischen Glück und Freude.[97] Dieses Pendel kann und darf nicht zum Stillstand kommen, denn es ist diese Lebendigkeit, die uns Menschen ausmacht. Wir benötigen diese Hochschaubahn der Gefühle, anderenfalls hätten wir keinen Bezug zum Leben. Wir sind keine Würmer oder Insekten, wir spüren uns und wir spüren die anderen – diese Spannung macht unser Menschenleben aus. Der Mensch bleibt immer Subjekt, weil er eben fühlt, wie er fühlt, und das ist auch Grundlage für die Würde eines Menschen.

So wie wir es schwer aushalten, wenn wir ständig starke Schmerzen leiden, so ist es für uns auch schwer zu ertragen, wenn andere Menschen leiden. Noch schlimmer wird es, wenn wir die Leidenden kennen, gute Beziehungen zu ihnen haben oder sie gar lieben – dann bricht einem das Herz, wenn wir nicht helfen können, nichts zur Linderung beitragen können.

Wirkung der Rezeptoren tritt auch im Außen in Erscheinung
Funktionieren diese endogenen Systeme mit ihren Rezeptoren, so entsteht Lebendigkeit. Diese Systeme wirken jedoch über unseren eigenen Körper hinaus. Gut zu beobachten ist dieses Phänomen bei Kleinkindern. Sie sind von ihren Müttern und Bezugspersonen noch völlig abhängig. Kommt so ein dreijähriger Zwerg zum Beispiel beim Skifahren zu Sturz und die Mutter fährt weiter, so bricht der Kleine alsbald in lautes Geschrei aus und verfällt in Panik.[98]

Die Trennung von Mutter und Kind ist ein klassisches Problem der Endorphine und des Hormons Oxytocin. Nähe gibt uns Ruhe, Kraft, Sicherheit. Während die mütterliche Nähe mehr die Aktivität des endorphinen Systems verkörpert, so verkörpern Väter eher die beruhigende Wirkung der Cannabinoide. So durchdringen die Rezeptorsysteme nicht nur unseren eigenen Körper, sondern sie spiegeln sich auch in unseren Beziehungen, ja in unseren Sozialsystemen wider. Das Schmerzerleben ist nicht nur auf unseren Körper beschränkt. Wir erleben durch unsere Anspannung, Verspannung und Verarbeitung Schmerz auch im Rahmen von Ausgrenzung und Entwertung oder bei Verlust von Freundschaften und Beziehungen. Auch die Zerstörung unserer Umwelt können wir als eine Art Schmerz erleben, wenn wir dahingehend sensibilisiert sind.

Gesundheit ist nicht gleichzusetzen mit Schmerzfreiheit, ein besserer Begriff ist Wohlbefinden. Schmerz kann auch beim gesunden Menschen, der sich wohlfühlt, ab und zu vorkommen, aber niemals als Dauerzustand. Wohlbefinden stellt sich ein, wenn man das Auf und Ab des Befindens immer wieder gut ausgleichen kann, wenn man sozusagen die Spur halten kann, auch wenn man öfter von der Ideallinie abkommt, ohne aber gleich im Straßengraben zu landen.

Es benötigt ein gut abgestimmtes Rezeptorsystem, um stabil durchs Leben zu kommen. Um dieses zu erlangen, gilt es immer wieder eine Balance, ein Gleichgewicht (Homöostase) im Leben anzustreben. Man sollte sich ausreichend Zeit nehmen, auf sich und auch auf die anderen zu hören, und sich klarmachen, wie es einem geht und wie den anderen. Dabei ist ein Zuviel an Sensibilität genauso gefährlich wie ein Zuwenig. (»An den Kindern deines Volkes sollst du dich nicht rächen und ihnen nichts nachtragen. Du sollst deinen Nächsten lieben wie dich selbst.« Tora/Lev. 19,18)[99]

Leid und Schmerz entziehen sich der Objektivierung und trotzdem müssen sie gesehen, gehört und behandelt werden. Dabei ist es wichtig, den Schmerz als Signal und Störung zu sehen und erst die Chronifizierung oder spätere Schmerzkrankheit als Pathologie. Dabei sollte man sich nicht nur auf das Defizit fokussieren, sondern auch darauf, ob Möglichkeiten bestehen, das verfahrene Wohlfühlsystem wieder in Schwung zu bringen.[100]

Wieder in Resonanz kommen zwischen innen und außen, wieder in einen Flow kommen, sich herantasten in Richtung Wohlgefühl, das sind die wichtigsten Aufgaben einer modernen Schmerztherapie im Hinblick auf das Wohl des Patienten.

Zweiter Teil –
Selbsthilfe und Therapie

Kapitel 5

Sich selbst helfen, arbeiten am Lebensstil

Wunderwaffe Bewegung

Eines der wichtigsten Erfordernisse unseres Lebens ist körperliche Bewegung. Schmerztherapie ohne eine spezielle Therapie des Bewegungsapparats ist nicht sinnvoll.[101] Ideal für jeden Menschen und erst recht für jeden Schmerzpatienten sind drei bis sechs Stunden Ausdauersport pro Woche. Der Zeitgeist jedoch rationalisiert Bewegung, er verbannt die Notwendigkeit, von A nach B zu gehen, mit jedem Jahr mehr. Diese Entwicklung hat schwerwiegende Folgen, denn unser Körper ist auf Bewegung ausgelegt. Sechzig Prozent der Körpermasse bestehen aus Muskulatur, und diese hat viele Aufgaben.[102] Sie bewegt unsere Sehnen, Faszien und Gelenke und hat einen direkten positiven Einfluss auf unsere Emotionen. So ist bekannt, dass das Hochgefühl beim Ausdauersport unter anderem Ausdruck einer besonders starken Ausschüttung von Endorphinen und Endocannabinoiden ist, was wiederum das Schmerzlevel senkt und im Grunde die beste Schmerztherapie ist.[103]

Früh übt sich

Auch das Lebensalter und der vorherige Trainingszustand sind von großer Bedeutung. Zwischen 30 und 40 Jahren fällt es in der Regel noch leicht, ein Aufbautraining zu absolvieren. Diese Fähigkeit ändert sich mit jedem Lebensjahrzehnt dramatisch. Zwischen 40 und 50 Jahren muss man als Patient viele Monate und manchmal sogar Jahre in Kauf nehmen, um sich einen stabilen Trainingszustand zu erarbeiten.

Zwischen 50 und 60 Jahren tritt zudem ein Kippeffekt ein. Ein 50-jähriger Patient hat nach einem Bandscheibenvorfall noch gute Chancen, mit Sport und Therapie wieder an den Arbeitsplatz zurückzukehren. Ab Mitte 50 ändert sich dies maßgeblich, die Chancen auf Regeneration sinken, da der Bewegungsapparat auf die heutige Lebenserwartung in der westlichen Welt nicht ausgelegt ist. Es ist daher ratsam, rechtzeitig vorzubauen, das heißt sich frühzeitig um seinen Bewegungsapparat zu kümmern und diesen in Schuss zu halten. Ohne eine starke Muskulatur lässt auch das Bewegungs- und Kontrollvermögen nach.[104]

Wer mit 50 Jahren nicht fit ist, sollte sich beeilen – die Chancen, wieder auf Vordermann zu kommen, nehmen mit jedem Jahr ab und man läuft dann sozusagen in die körperliche Degeneration hinein: die Knorpelbeläge nehmen an Dicke ab, die Stoßdämpfer werden zunehmend verbraucht. Auch die Knochendichte nimmt ab, und so sind bei Belastung Aktivierungen der Gelenke und der Bandscheibensegmente leicht möglich, was wiederum zu Schmerzen führen kann.

Vielfältige Wirkungen

Gesunde Bewegung schafft nicht nur gute Laune, sie führt auch zu mehr Beweglichkeit und Leistungsfähigkeit im Alter. Bewegung macht zudem geschickter und senkt die Verletzungsrate. Die Koordination, die man in der Leichtathletik, bei der Gymnastik, Yoga oder Tai-Chi erwirbt, funktioniert als Sturzprophylaxe für das Alter.

Ein häufiges Problem in der Praxis ist, dass der Schmerzpatient sofort die Erfolge der Bewegung und des Sports spüren möchte, aber das funktioniert definitiv nicht. Denn zuerst muss »unter Schmerzen« in Bewegung investiert werden, bis irgendwann später die gewünschten Effekte eintreten. Der Effekt besteht nicht darin, dass die Schmerzen auf einen Schlag verschwinden, sondern dass trotz größerer Belastung weniger Schmerzen auftreten. Da es in der Regel nicht zu sofortiger Schmerzfreiheit kommt, benötigt der Patient Ermutigung, Zielsetzungen, Begleitung und unermüdliche Motivation.

Ein weiterer Effekt von Bewegung: Aktive Muskulatur sendet Myokine (abgeleitet von den griechischen Wörtern für »Muskel« und »Bewegung«) aus. Das sind Proteohormone (Hormone, die biochemisch zu den Proteinen gehören) des Muskels, die unter anderem Entzündungen auslösen. Diesen Vorgang merkt man auch beim intensiven Sport, wenn sich ein Muskelkater zeigt. Schmerzpatienten sind davon natürlich wenig begeistert: Noch mehr Schmerzen!»Da höre ich am besten gleich wieder auf zu trainieren«, wird sich so mancher denken. Doch das ist falsch gedacht. Beim regelmäßigen sanften Training lösen die sanften Entzündungsreize eine Abhärtung des Organismus gegen Entzündungen aus. Dadurch wird der Organismus robuster. Daher ist vor allem bei Fibromyalgie-Patienten ein ganz sanfter und langsamer Einstieg so wertvoll. Ein schneller Bewegungseinstieg dagegen löst viele Entzündungsreize und damit viele Schmerzen aus – wodurch ein Abbruch des körperlichen Trainings droht.

Übrigens: Die beim Sport durch die Muskulatur ausgeschütteten Hormone sind nicht nur für die Muskeln und den Bewegungsapparat interessant. Sie haben auch eine großartige Wirkung gegen Angst, Depressionen und auch gegen Neurodegeneration, also Demenz und andere Erkrankungen des zentralen Nervensystems.[105]

Wichtiger Mosaikstein der Heilung

Das Problem des sportlich untrainierten Schmerzpatienten ist ein mehrfaches: Die Muskulatur schrumpft, es kommt zu Verkürzungen bzw. Schrumpfungen in den Gelenkkapseln und Faszien. Diese Zustände zu überwinden, ist zu Beginn schwierig, und das nötige Dehnen der Faszien, das Stretchen und das Aushalten der dabei auftretenden Schmerzen ist nicht nur anstrengend, es benötigt auch professionelle Anleitung, Begleitung und zuvor eventuell auch Abklärung.[106]

Bei Schmerzerkrankungen regelmäßig Bewegung zu machen, ist bei den meisten Patienten ein wichtiger Mosaikstein der Heilung. Manche Patienten jedoch reduzieren ihre Bewegung immer mehr bis hin zur völligen Bewegungsunfähigkeit. Häufig zeigt sich das zum Beispiel bei neuropathischen Schmerzen nach einer Plexusläsion. Dieses Freezen (Erstarren) der Patienten ist oft dramatisch. Ganze Körperabschnitte steifen ein, und nach wenigen Jahren ist ein »erstarrter« Patient dann an die Wohnung gebunden, er sitzt fest und kann oder traut sich nicht mehr fortbewegen. Isolation und das Vermeiden aller sozialen Tätigkeiten tragen das Übrige dazu bei, um in dieser scheinbar aussichtslosen Situation zu verharren. Vermeidung führt langfristig zur Belastungsunfähigkeit.

Dieser Abschnitt des Buchs ist besonders wichtig, da der Bewegungsmangel den Menschen neurobiologisch und vor allem epigenetisch prägt. Das heißt, der Patient fühlt sich in seiner Bewegungslosigkeit nicht wohl, gleichzeitig unterlässt es sein Körper, viele Proteine zu produzieren, die seine Knochen, Muskeln aber auch das Nervensystem dringend benötigen.[107]

Zuletzt sei noch erwähnt, dass Bewegungsarmut auch Diabetes und Gefäßerkrankungen vorantreibt und damit indirekt über den Stoffwechsel die Gefäße, Nerven und das Gehirn angreift. Denn hohe Insulinspitzen verursachen Entzündungen. So landet der Bewegungsarme erneut in einer Entgleisung des Zuckerstoffwechsels. Nur der Muskel ist in der Lage, Zucker ohne Insulin in die Zelle zu schleusen. Regelmäßige Bewegung schützt also auch vor Diabetes und Gefäßerkrankungen.[108]

Aller Anfang ist schwer
Sobald ein Patient regelmäßig körperlich zu trainieren und sich abzuplagen beginnt, unterstützt dieser Faktor Bewegung die Schmerztherapie großartig.[109] Für die Patienten ist der Anfang eines Trainings zwar ein wirklich anstrengendes Unterfangen, und für jene, die bei null beginnen, kann es sich sogar wie »die Hölle« anfühlen. Doch die Überwindung dieser anfänglichen Schwierigkeiten lohnt sich!

Auch wenn regelmäßige Bewegungseinheiten für Schmerzpatienten sehr wichtig sind, ist die Umsetzung oft mehr als schwierig. Hier einige Tipps, wie man diese Probleme überwinden kann:
• Erleichternd wirkt, wenn man Bewegungsabläufe und Sportarten findet (Tanzen, gemeinsames Radfahren etc.), die auch emotional oder sozial wirksam sind. Das hilft, bei der Sache dranzubleiben.
• Die Befunde vieler Schmerzpatienten zeigen, dass es keinerlei

Gründe gibt, um von Bewegung Abstand nehmen zu müssen. Ihnen kann der Arzt auf humorige Art sagen: »Ihre Befunde zeigen, dass Ihr Körper noch ganz okay ist, allein die Feinabstimmung fehlt. Sie haben gutes Material, aber es ist schleißig gepflegt.« Die Patienten sind dann stolz auf ihre Körper und entschließen sich oft, diese besser zu pflegen, also zu bewegen.

• Es gibt auch Berufsgruppen, wo der Körper einigermaßen intensiv gefordert ist, aber eben einseitig. Hier ist es besonders herausfordernd, Bewegungstechniken zu finden, die passen. Ein Beispiel: Einen Kellner, der täglich viele Kilometer zu Fuß zurücklegt, zum Marathon zu bringen, ist kontraproduktiv, besser ist es, wenn er Fahrrad fährt oder schwimmt.

Schmerzendes Sitzen[110]

Wenn man zu lange sitzt, bekommt man Rückenschmerzen. Das ist ein Phänomen, das wohl jeder kennt und wofür es viele Gründe gibt. So muss die Bandscheibe als nicht durchblutetes Gewebe durchsaftet werden und das benötigt abwechslungsreiche Bewegung – die im heutigen Alltag oft fehlt.

Es ist essenziell, bei einer sitzenden Tätigkeit im Beruf eine Ausgleichsbewegung zu suchen, ob man das will oder nicht. Man muss Bewegung in den Alltag integrieren, egal ob man Schmerzen hat oder nicht.

Man kann auch Schmerzmittel nehmen, nämlich dann, wenn die Bewegung allein nicht mehr ausreicht, um die Kreuzschmerzen zu lindern. Aber das ändert nichts an der Notwendigkeit, Bewegung immer und immer wieder in sein Leben zu bringen, um nicht Schaden zu nehmen.

Bewegung sollte man täglich einplanen. Sie ist wie ein roter Faden, eine lebensnotwendige Aorta im oft chaotischen Leben und sollte bereits von Jugend an ritualisiert werden. Aus unserer Evolution heraus gibt es nämlich keinen Zustand des ständigen Sitzens – dieser ist komplett unphysiologisch. Wir haben in diesem Fall den Impuls für Bewegung selbst zu setzen und Verantwortung für uns zu übernehmen.

Wer früher in der Wildnis, im Urwald lebte und nicht schnell weglaufen oder angreifen konnte, war verloren. Fressen oder gefressen werden. Sich schlecht bewegen zu können, ist somit ein evolutionäres No-Go. Eine hochzivilisierte Gesellschaft tickt anders. Viele Erdenbürger in unseren Städten bewegen sich gehend kaum 800 Meter täglich und sind oft nur zwei Minuten am Tag im Freien. Das ist für unsere Bandscheiben definitiv zu wenig. Damit sind Schmerz, Muskelschwäche und Verletzungsgefahr vorprogrammiert.

Eine integrative Schmerztherapie muss daher auch die Bewegung im Visier haben und kann sich nicht auf die Gabe von Medikamenten zur Regulierung von Schmerz oder Entzündung reduzieren. Verlässt man sich auf Medikamente allein, so fällt man aus der Selbstwirksamkeit. Man kann sich alsbald ohne Medikamente nicht mehr stabilisieren, ja man muss die Dosierung laufend erhöhen und kommt trotzdem nicht an das gewünschte Ziel.

Private Einblicke

Dr. Martin Pinsger, der selbst jahrelang Schmerzpatient war, berichtet über sein eigenes Bewegungsprogramm:

Ich selbst habe eine gewisse Zeit gebraucht, um alle diese Zusammenhänge zu akzeptieren. Wer Schmerzen hat, bewegt sich eben nicht gern. Ich habe aber gelernt, meine körperlichen Aktivitäten zu ritualisieren und zu terminisieren.

Ich frage mich schon lange nicht mehr: Wie geht es mir heute? Soll ich Bewegung machen? Nein, ich mache sie einfach. Und wenn ich danach nach Hause komme, nach der Anstrengung, dann fühle ich mich befreit und erlöst. Ich glaube, ich wäre zutiefst von mir enttäuscht, wenn ich den Sport wegen einer Ausrede ausfallen ließe.

Ich bewege mich fünf Mal pro Woche intensiv. Dabei ist es mein Ziel, viereinhalb Stunden pro Woche zu überschreiten. Sollte ich einen Bewegungsurlaub oder längere Wanderungen oder Radfahrten vor mir haben, so versuche ich den Trainingsplan dementsprechend anzupassen und auszudehnen. Um meinen Bewegungsapparat mit 60+ noch in Schuss zu halten, mache ich ein regelmäßiges Coaching beim Physiotherapeuten oder Sportwissenschaftler. Dazu kommen alle 14 Tage Yoga oder Tai-Chi, damit ich mich um meine Faszien, Myogelosen (Muskelverhärtungen) und diversen Verspannungen und Blockierungen kümmern kann. Weiterhin gibt es gelegentliche gemeinsame Radfahrten, Wanderungen oder einen Halbmarathon, um mit Freunden ein Mehr an Motivation zu erlangen – man will ja in der Gruppe mithalten können. Wer möchte schon Letzter werden? Wenn einen der Ehrgeiz packt, das hilft. Mir wird immer mehr bewusst, wie sehr Bewegung einen Menschen prägt und sie einen ein Leben lang begleiten kann. Ein Beispiel: 1984 bis 1988 waren meine Turnusausbildungsjahre in Linz. Immer wenn ich Zeit hatte, joggte ich morgens vor Dienstbeginn an der Donaulände gegenüber dem Pöstlingberg von der Nibelungenbrücke bis zum Hafen und retour. Und jedes Mal, nachdem ich dem Sonnenaufgang entgegengelaufen und am Brucknerhaus vorbei zurückgeeilt war, legte ich eine kurze Pause ein, um Übungen zu praktizieren, die ich im Buch »DKB« (Dehnen – Kräftigen – Bewegen)« von Eduard Lanz und Helmut Aigelsreiter[111] gelesen hatte.

Immer wenn ich in Linz bin, führen mich die Laufschuhe an die Donaulände, am liebsten morgens, bevor die Stadt erwacht. Es ist für mich ein großartiges Gefühl, an der Donau entlangzulaufen und in alten Erinnerungen zu versinken. Dabei denke ich dann, wie leicht mir das Laufen vor 35 Jahren gefallen ist. Aber ich darf nicht unzufrieden sein, für die zehn Kilometer lange Strecke reicht die Kondition auch heute noch. Zum Glück machte ich aus dem Laufen eine Gewohnheit. Es ist ein Ritual, das durch immer wiederkehrendes Tun entsteht. Rituale helfen uns, ein Leben lang Stabilität zu haben und sich Leistungsfähigkeit bis ins hohe Alter zu erhalten.

Bewegung ein Leben lang – persönliche Eindrücke
Es ist Jänner 2020 und ich bin zur Barbara-Karlich-Show im ORF eingeladen. Eine Sendung soll aufgezeichnet werden, in der sieben Ärzte und ihre persönlichen Besonderheiten vorgestellt werden. Ich wurde aufgrund des Buchs von Dr. Thomas Hartl und mir eingeladen, es trägt den Titel »Dem Schmerz entkommen. So hilft Ihnen die Cannabis-Therapie«.

Ich denke anfangs: »Was kann das schon werden?« Aber die geladenen Medizinerkollegen sind allesamt interessant, und ganz besonders quirlig wirkt eine sportliche, kaum 30-jährige Neurochirurgin aus Graz. Sie erzählt mit vollem Elan, dass viele ihrer Operationen gar nicht nötig wären, würden die Patienten nur fleißig turnen. So starke Worte aus dem Mund einer Chirurgin, das klingt wie Weihnachtsglocken in meinen Ohren. Dann rollt sie vor der Kamera eine Yogamatte aus und zeigt Übungen ihres Vaters Helmut Aigelsreiter, einer österreichischen Trainerlegende und Buchautor (siehe oben). Für mich ist es ein echtes Déjà-vu.

Dr. Alena Aigelsreiter dürfte eine mutige junge Ärztin sein, die sich ihre starke, kreative Persönlichkeit erhalten konnte. Solche Ärztinnen und Ärzte, die sowohl chirurgisch arbeiten wie auch umsichtig und integrativ denken, sind ein großes Geschenk für unsere Patienten.

Für mich war die Situation in doppelter Hinsicht berührend. Erstens habe ich selbst zwei Medizinerinnen als Töchter und zweitens hat mich Helmut Aigelsreiters Buch »DKB« von Anbeginn meiner Ausbildung begleitet. Es hat auch den österreichischen Skisport revolutioniert. (Der Autor absolvierte noch im hohen Alter eine Stunde täglich seine Übungen. Er starb im November 2020 mit knapp 91 Jahren.)

Mit Ernährung Schmerzen reduzieren

Ernährungstherapie nimmt im Rahmen von Schmerzerkrankungen bislang einen nur untergeordneten Rang ein. Immerhin findet sie in der Rheumatologie Beachtung, und auch im Rahmen von Migräne- und Fibromyalgie-Therapien wird die Ernährung immer häufiger in das Behandlungskonzept miteinbezogen. Es gibt eine Vielzahl von Studien, die den Einfluss von Ernährung auf das Schmerzgeschehen belegen – eine ganzheitliche Schmerztherapie sollte das Thema daher nicht außer Acht lassen.

Entzündungen führen zu Schmerzen

Rheuma, Arthritis, Psoriasis, Multiple Sklerose, Gicht, Fibromyalgie, Migräne und Osteoporose – bei all diesen schmerzhaften Erkrankungen spielen Entzündungsprozesse im Körper eine bedeutende Rolle. Neben der medizinischen Therapie kann jeder Mensch durch seine Ernährung auf mögliche Entzündungsreaktionen einwirken. Sie kann den Krankheitsverlauf verlangsamen und Schmerzen lindern, kurz gesagt, die Lebensqualität verbessern. »Bei Entzündungen entstehen krank machende freie Radikale. Mittels richtiger Ernährung lassen sich Schäden vermindern, da die dabei aufgenommenen Antioxidantien den freien Radikalen entgegenwirken. Der Zusammenhang zwischen Ernährung und Schmerzen lässt sich vereinfacht so darstellen: Die Ernährung kann Entzündungen fördern oder dämpfen. Bestimmte Inhaltsstoffe in Lebensmitteln haben das Potenzial, Entzündungen zu hemmen, andere feuern sie an. Entzündungen wiederum sind mit Schmerzen verbunden. Man kann also mit dem, was man täglich zu sich nimmt, seine entzündungsbedingten Schmerzen beeinflussen«, erklärt Mag. Birgit Barilits, Diätologin und Ernährungsberaterin in Wien.

Blick auf die Waage

Ein erhöhtes Körpergewicht hat einen negativen Effekt auf Schmerzen. Zum einen werden dadurch die Gelenke und Knochen unnötig hoch belastet, zum anderen setzt Fettgewebe entzündungsfördernde Substanzen frei. Es empfiehlt sich daher, Übergewicht zu vermeiden. Übergewicht bedeutet ein Zuviel an Körperfett, und besonders problematisch ist das viszerale Fett (Bauchfett), da es entzündungsfördernde Hormone produziert. Der Grund dafür ist, dass Fettzellen wachsen können und dabei auch mit Sauerstoff über feine Blutgefäße versorgt werden. Irgendwann reicht diese Versorgung nicht mehr aus, die Fettzellen leiden unter Sauerstoffmangel und sterben teilweise ab. Immunzellen wandern zum Ort des Geschehens und schütten dort Entzündungsfaktoren aus – eine sogenannte stille Entzündung entsteht. Dieser Vorgang kann auch bei vermeintlich schlanken oder normalgewichtigen Personen ablaufen, sie haben aufgrund geringer Muskelmasse und schlechter Ernährung mehr viszerales Fett als nötig. Es ist also für jedermann wichtig, darauf zu achten, möglichst wenig Bauchfett zu haben.

Pflanzenbasierte Ernährung

Wer an entzündungsbedingten Schmerzen leidet, sollte sich pflanzenbetont ernähren. Auch die sogenannte Mittelmeerdiät wird häufig empfohlen. Die mediterrane Kost zeichnet sich durch einen hohen Anteil an Gemüse und Obst, hochwertige pflanzliche Fette (vor allem kalt gepresstes Olivenöl), Nüsse, viel Fisch und wenig Fleisch aus. Inhaltsstoffe wie Polyphenole aus Olivenöl, mehrfach ungesättigte Fettsäuren aus Fisch, Nüssen und Samen, schützende pflanzliche Flavonoide und wichtige Antioxidantien wie die Vitamine C und E fördern die Gesundheit. Die in Gemüse und Obst enthaltenen Vitalstoffe, wie etwa Antioxidantien, stärken das Immunsystem und schützen vor den Auswirkungen entzündlicher Prozesse.

Gemüse, Obst und Hülsenfrüchte enthalten zudem Ballaststoffe, die wiederum den Darm und seine Bakterien positiv beeinflussen und auf diese Weise entzündungshemmende Wirkung haben.[112] Idealerweise ist Obst und Gemüse frisch, biologisch, regional und saisonal.

Folgende Lebensmittel sollte man möglichst häufig essen: Bio-Gemüse und Bio-Obst, Kohlsprossen, Kohl und Kraut, Karfiol, Brokkoli, Zwiebel, Knoblauch, Fisolen, Erbsen, Spinat, Karotten, Kartoffel, Avocado, Paprika, Tomaten, Beeren aller Art, Gewürze wie Kurkuma und Ingwer. Alle diese Naturprodukte sind voller Mikronährstoffe, basenreich und entzündungshemmend. Auch Chilischoten können Schmerzen lindern, denn sie enthalten Capsaicin in hoher Konzentration – ein Alkaloid, das wie ein Betäubungsmittel wirkt.

Vitamine und Spurenelemente

Bei chronischen Schmerzen ist es bedeutsam, über die Ernährung genügend Vitamine und Spurenelemente zuzuführen, um Entzündungen entgegenzuwirken. Wichtig sind vor allem ausreichend Magnesium und die Vitamine C, D und E. Wer möchte, kann sich ein Blutbild bei einem Arzt mit Ausbildung in Orthomolekular-Medizin machen lassen, das alle Entzündungsparameter und auch den Stand an Vitaminen & Co. zeigt sowie auch das Verhältnis der Fettsäuren in der Zelle bestimmt (gewünscht ist eine gute Balance von Omega 3 zu Omega 6). Das dafür beste Verfahren scheint jenes von Omegametrix® zu sein, es besitzt die breiteste Datenbasis.

Die Einnahme von Nahrungsergänzungsmitteln wie Omega-3-Fettsäuren, Vitamin- und Mineralstoffpräparaten kann die entzündungshemmenden Prozesse unterstützen, die Basis ist aber immer die Umstellung der Ernährung.

Fleisch, Milch, Zucker

Fleisch: Vor allem Schweinefleisch, insbesondere, wenn es aus Massentierhaltung stammt, hat wegen des hohen Gehalts an Arachidonsäure stark entzündungsförderndes Potenzial. Man sollte es ebenso meiden wie Wurst und andere verarbeitete Fleischprodukte. Mageres Geflügelfleisch und Fisch enthalten weniger Arachidonsäure. Fleisch aus Massentierhaltung sollte man nicht nur aus ethischen, sondern auch aus gesundheitlichen Gründen nicht essen.

Bei entzündlich-rheumatischen Erkrankungen hat sich eine fleischarme, am besten sogar weitgehend vegetarische oder vegane Ernährung bewährt, inklusive Omega-3-Fettsäure-reichem Fisch (Makrele, Hering, Wildlachs).

Milchprodukte: Hier gilt es auf den Fettgehalt zu achten. Vor allem bei Rheumaerkrankungen sollte man fettarme Produkte konsumieren. Wer Kuhmilch trinken möchte, sollte Bio-Heumilch vorziehen.

Zucker: Ein hoher Zuckerkonsum kann die Ausschüttung von Entzündungsfaktoren hochregulieren und produziert freie Radikale. In Summe feuert dies die Entzündung und somit die Schmerzen an. Ausschlaggebend dafür ist auch der Umstand, dass sich ein Zuviel an Zucker in einem erhöhten Körperfettanteil niederschlägt, was neue Entzündungen fördert. Zucker sollte daher möglichst niedrig dosiert werden.

Unter Zucker fallen Süßigkeiten aller Art, Limonaden, aber auch Weißbrot, Nudeln und andere kohlenhydratreiche Beilagen, die im Übermaß konsumiert werden. Von Sirup sollte man gänzlich die Finger lassen, Weißbrot, weiße Nudeln etc. nur selten essen und durch nährstoffdichte, ballaststoffreiche Beilagen in angemessenen Mengen ersetzen.

Unverträglichkeiten beachten: Wer auf bestimmte Nahrungsmittel oder deren Bestandteile allergisch oder unverträglich reagiert, sollte dies abklären lassen und eine entsprechende Ernährungstherapie einleiten, da ein irritierter Darm Entzündungsreaktionen hervorrufen kann.

Generell sollte man möglichst auf Fast Food und Fertiggerichte aller Art, Frittiertes, rotes Fleisch und alle hoch verarbeiteten Produkte, die viel Fett und/oder raffinierten Zucker enthalten, verzichten.

Ölwechsel

Fett ist nicht gleich Fett. Es ist nicht egal, welche Fette und Öle man zu sich nimmt. Mehrfach ungesättigte Öle werden im Körper zum Teil in Entzündungshormone umgewandelt. Aus Omega-3-Fettsäuren wird entzündungshemmendes Prostaglandin 3, aus Omega-6-Fettsäuren entzündungsförderndes Prostaglandin 2. Während Omega-3-Fettsäuren Entzündungen und Schmerz hemmen, werden diese durch billige, industriell hergestellte Speiseöle angeheizt.

Wichtig ist es, die Aufnahme von Omega-3- und Omega-6-Fettsäuren in Balance zu bringen, das Mengenverhältnis zählt. Da Omega-6-Fettsäuren in der heute gängigen Ernährung weit verbreitet sind (enthalten in Fertigprodukten, Margarinen und daraus hergestellten Produkten, in Maiskeim- und Sonnenblumenöl sowie Ölen, die nicht deklariert sind – auf der Flasche steht bloß »pflanzliche Öle«), sollte man Omega-3-Fettsäuren gezielt zuführen (enthalten in hochwertigem, kalt gepresstem Olivenöl, Leinsamenöl, Hanföl, Walnussöl, Chiaöl und fettem Seefisch).

Fasten wirkt

Fasten besitzt entzündungshemmende Wirkung und kann bei Schmerzpatienten in unterschiedlichen Formen angewendet werden. Es gibt eine Vielzahl an sehr unterschiedlichen Möglichkeiten zu fasten. Am besten lässt man sich von einer Expertin oder einem Experten beraten, welche Form individuell passt.
Vor allem bei rheumatischen Erkrankungen erweist sich Fasten als sehr hilfreich. Dadurch verringern sich die Entzündungsmarker. Wenn man nach dem Fasten die Ernährung langfristig verbessert, hält dieser Effekt an. Fasten hat auch einen zellreinigenden Effekt.

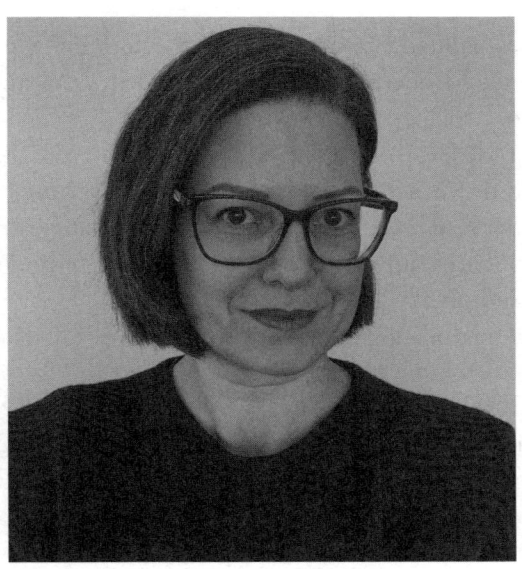

Mag. Birgit Barilits, Diätologin und Ernährungsberaterin in Wien, über die Chancen und Erfordernisse einer Lebensstiländerung:
Unser Körper erträgt es meist viele Jahre lang, dass wir ihn schlecht behandeln. Er kompensiert all die schlechte Ernährung, den Stress und die Bewegungsarmut sehr geduldig. Doch irgendwann merken wir, dass er nicht mehr rundläuft und auch Schmerzen auftreten. Wenn wir zu diesem Zeitpunkt immer noch nicht gegensteuern und uns neu ausrichten, beginnen sich die Beschwerden zu verstärken und chronisch zu werden.

Es ist wichtig zu verstehen, dass man tatsächlich selbst etwas tun und für sein Wohlergehen arbeiten muss, dass man etwas ändern muss, wenn sich etwas ändern soll.

Es genügt nicht, ein wenig an der Ernährungsschraube zu drehen oder kurzfristig mal »ein bisschen gesund« zu essen. Entscheidend ist, ob man in seiner Gesamtheit etwas an seinem Leben ändert, ob man die Ernährung dauerhaft verbessert, Übergewicht abbaut, Sport betreibt und Stress in allen Lebenslagen reduziert. Ist man dazu bereit, dann ändert sich tatsächlich etwas: das Wohlbefinden steigt und die Schmerzen sinken oder werden als weniger störend empfunden. Allerdings dauert dieser Prozess eine Weile. Bis sich die positiven Wirkungen der Ernährungsumstellung zeigen können, habe viele schon wieder aufgegeben. Das Wichtigste ist daher: dranbleiben! Schritt für Schritt auf allen Ebenen sein Leben optimieren – und nie damit aufhören!

Schmerzlinderung auf diesem natürlichen Weg funktioniert nicht wie eine Tablette, die man einwirft und sofort die Wirkung spürt. Will man Erfolg haben, muss man sich das Gesamtbild seines Lebens ansehen, an allen Schrauben drehen und nicht aufgeben, bis es einem besser geht – und dann weitermachen.[113]

Heilfasten[114, 115, 116, 117]

Viele werden sich fragen:»Warum soll Fasten gegen Schmerzen helfen?« Wo ist da der Zusammenhang, wie kann man sich das vorstellen? Wo soll darin ein Vorteil liegen?

Fasten ist eine uralte Tradition und in fast allen Kulturen anzutreffen. In der christlichen Tradition gibt es Berichte von Hildegard von Bingen[118] (geboren 1198) über die Gestaltung von Fastenkuren, die bis heute überliefert werden.

Fasten ist ein Vorgang, der eine gewisse Schulung und Erfahrung benötigt. Nicht jeder ist dazu geeignet. Spezielle Patientengruppen benötigen durchaus einen unterschiedlichen Zugang und diverse Methoden. Auch das Alter, der Gesundheitszustand (Tumorerkrankungen, Diabetes) sind zu berücksichtigen. Am besten versucht man das erste Heilfasten in einer Gruppe unter Anleitung und medizinischer Betreuung.

Die positiven Erfahrungen der Tradition des Fastens werden mittlerweile durch die moderne Wissenschaft untermauert. Das Prinzip dabei ist die Autophagie (Zellreinigung bzw. -reparatur, Entschlackung). Der japanische Zellbiologe Yoshinori Ohsumi[119] erhielt

2016 für seine seit 1984 laufende Forschung zu diesem Thema den Nobelpreis für Medizin. Seine Arbeit hat gezeigt, dass »Zellmüll« entsteht, wenn Zellen längere Zeit leben und sie ständig und ausreichend gefüttert werden. Damit meint man beschädigte Zellbestandteile und fehlgefaltete Proteine. Dieser Müll häuft sich an und dadurch werden wichtige Funktionen der Zelle beeinträchtigt oder gar blockiert.

Wird nun längere Zeit (mindestens 16 Stunden) keine Nahrung (vor allem Kohlehydrate) zugeführt, dann muss sich der Körper entscheiden, was nun den Zellkraftwerken als Energieträger angeliefert wird. Damit setzt ein Notprogramm ein, das man Autophagie nennt. Die Körperzellen beginnen den »Zellschrott« aufzusammeln und in dehnbare Zellorganellen, eine Art Säckchen (Vakuole genannt), zu verpacken. Dann werden der Vakuole Säure und Enzyme beigefügt und so kann all der Müll in seine Bausteine zerlegt werden. Ähnlich wie bei Legosteinen, werden alle zerlegten Teile wieder neuen Projekten zugeordnet oder einfach der Energiebereitstellung zugeführt. Nach wenigen Tagen sind alle Zellen unseres Körpers vom Müll befreit.

Entschlacken ist für Menschen ab vierzig Jahren eine wichtige und effiziente Unterstützung ihrer Gesundheit. Auch der Alterungsprozess wird durch Fasten gebremst. Ein zusätzlicher Effekt ist eine Gewichtsabnahme von circa zwei Kilogramm Fett pro Woche, der Bauch wird flacher. Muskulatur wird bei diesen Fastenkuren nicht abgebaut. Der Darm und das Herz werden entlastet. Man spürt die Entlastung des Organismus sehr schnell. Vielen tut das wirklich gut, und einmal erlebt, wollen sie das Fasten regelmäßig wiederholen.

Geführtes Heilfasten wird durch Vorträge, Meditationen und viel Bewegung ergänzt. In der Gruppe werden die ersten Tage (die Tage der sogenannten Fastenkrise) schnell überwunden. Dabei geht es uns wie den Tieren in freier Wildbahn, etwa im Winter bei Schnee und Eis. Da gibt es auch nicht viel zu essen und trotzdem überleben sie.

Jedes Kilo Fett hat rund 10.000 Kilokalorien. Damit kann man fast eine Woche auskommen. Die Wochen nach dem Fasten sind unglaublich: die Stimmung hellt sich auf, der Schmerz wird weniger und neue Energie stellt sich ein.

Hemmung von Entzündungen

Nun zur schmerzlindernden Wirkung des Fastens. Diese stellt sich durch eine Hemmung der Entzündungen[120] ein. Schon nach drei bis vier Tagen bemerkt man die entzündungshemmende Wirkung des Fastens. Die Finger, die Wirbelsäule, die Muskeln, die immer verspannt und schmerzhaft waren, werden mobil und frei von Schmerz.[121] Die meisten Schmerzpatienten, vor allem auch chronische, profitieren vom Fasten merklich. Die Besserung hält zwei bis drei Monate an und führt in vielen Fällen dazu, dass man weniger Medikamente braucht. Heilfasten ist also ein Hit für Patienten mit chronischen Entzündungen.

Fasten ist ein tolles, reichhaltiges Ritual, das eine Verjüngung und eine Energetisierung eines ermüdeten Körpers mit sich bringt. Ein bis zwei Wochen im Jahr zu fasten, bedeutet auch einen wunderbaren Rückzug von der Hektik des Alltags.

Das Schmerzkompetenzzentrum Bad Vöslau veranstaltet in Zusammenarbeit mit dem Verein Schmerzverband und der örtlichen Pfarre zwei Mal jährlich Fastenwochen (vor Weihnachten und in der Karwoche). Dr. Martin Pinsger dazu: »Vielen chronischen Schmerzpatienten versuchte ich in den letzten Jahren das Fasten schmackhaft zu machen. Die meisten haben davon wirklich bemerkenswert profitiert. Ich selbst kehre in der Karwoche meist im Stift Schlägl in Aigen-Schlägl ein, um dort eine Fastenwoche miterleben zu können.«

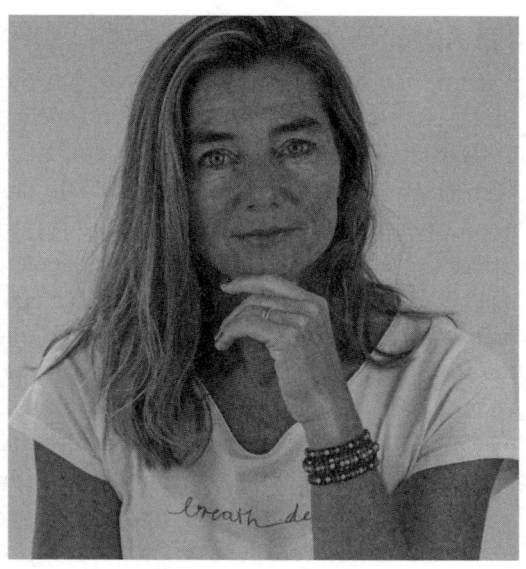

Gewitter im Kopf – *Caro Frauendorfer*

Dreißig Jahre Migräne. Seit Jugend an Gewitter im Kopf. Wer so lange Zeit an chronischen Schmerzen leidet, dem gesteht die Schulmedizin kaum noch Heilungschancen zu, und auch selbst wagt man nicht mehr auf Besserung zu hoffen. So erging es auch Caroline Frauendorfer. Drei Jahrzehnte voller Schmerzattacken hatte die Wiener Apothekerin hinter sich, als das »Wunder« dennoch geschah. Ein Wunder namens Schmerzfreiheit.

Wir haben Mag. pharm. Caroline Frauendorfer zu ihrem Heilungsweg befragt und stellen wenig erstaunt fest, dass dieser eben kein Ergebnis eines »Wunders« ist und auch kein Zustand, der ihr zufällig oder wie eine Art Gottesgeschenk widerfuhr. Vielmehr hat sie selbst aktiv ihr Verhalten und ihre Lebensweise geändert und sich eine lange verloren gegangene Lebensqualität zurückerobert.

Hier die Zusammenfassung ihres Wegs in ihren eigenen Worten:

Augen zu und durch

Als die Kopfschmerzen begannen, war ich erst 18 Jahre. Die erste Attacke hatte ich während einer Türkeireise, mit Zelt und Rucksack. Ob das Gewicht des Rucksacks Auslöser war, weiß ich nicht. Als junger Mensch denkt man keine Sekunde daran, dass Schmerzen das ganze Leben prägen könnten. Man nimmt eine Tablette und ignoriert das Ganze. Verdrängung ist angesagt, man hat schließlich das Leben vor sich. Und so habe auch ich agiert. Lästige Kopfschmerzen ignorieren, solange es geht. Augen zu und durch.

Nach außen hin funktionierte ich gut, ich gab mir keine Blöße, studierte, bekam meine ersten zwei Kinder und eröffnete meine eigene Apotheke. Eine starke Frau. Um all das zu schaffen, machte ich die verschiedensten Therapien, die brachten dann für zwei oder drei Wochen Erleichterung, bis mich die nächste Migräne-Attacke befiel. Ich machte einfach immer weiter, schaute nicht auf mich und funktionierte.

Ich konnte mir ein Leben ohne Schmerzen schon seit Langem nicht mehr vorstellen, sie waren längst Teil meiner Identität. Die Migräne war absurd arg, kaum zu ertragen. Immer wieder hörte ich auch, dass das nicht mehr heilbar sei.

Fast dreißig Jahre habe ich viel zu viele Medikamente genommen, regelmäßig und ohne Unterbrechungen. Ärzte haben mir Antidepressiva und Betablocker verordnet, ich habe sie widerwillig genommen, um nichts unversucht zu lassen. Sie bewirkten nur, dass ich mich antriebslos und müde fühlte. Später bekam ich zwei Autoimmunerkrankungen und meine Wirbelsäule machte auch schlapp. Zwei Bandscheibenvorfälle und ständige Verspannungsschmerzen im Nacken waren die Folge. Mir ging es schlechter und schlechter, ich erhielt mehrere Diagnosen und verlor den Mut. Ich dachte nicht mehr daran, dass es mit mir jemals wieder bergauf gehen könnte.

Wendepunkt zum Besseren

Doch irgendwann trat eine Wende zum Besseren ein – ich selbst läutete sie ein. Ohne es mir bewusst zu machen, begann ich mein Leben zu ändern und mich in Richtung Gesundheit zu bewegen.

Ich hatte keinen Plan. Erst im Nachhinein, als ich die Ausbildung zur Resilienztrainerin gemacht habe, erkannte ich, dass ich spontan die richtigen Dinge unternommen hatte. Es war wohl ein ganzes Bündel an Maßnahmen, die mich in die richtige Spur gebracht haben. Ich habe eine Menge Bücher gelesen, über Schmerzen, das Immunsystem, chronische Entzündungen, Ernährung. Dadurch wurde ich motiviert, auch selbst einiges zu versuchen. TCM[122] und Mesotherapie[123] waren ebenfalls wichtige Bausteine, sie haben erste Veränderungen in Bezug zur persönlichen Wahrnehmung bewirkt.

Radikale Umstellung der Ernährung

Dann habe ich meine Ernährung umgestellt und mittels Probiotika meinen Darm saniert. Ich nahm auch L-Glutamin-Kapseln zu mir. Danach fand ich ein Produkt mit natürlichen Mikronährstoffen und Pflanzenstoffen, das ich täglich einnehme. Manchmal nehme ich noch zusätzlich Fischölkapseln ein, wenn ich verspannt bin. Durch diese Maßnahmen ging es mir um einiges besser, die Migräneattacken kamen seltener und weniger heftig.

Da meine Zellen durch den schmerzbedingten körperlichen und psychischen Stress ausgelaugt waren, war mein Ziel, sie mit Aminosäuren und anderen Mikronährstoffen wieder aufzufüllen. Der Bedarf an Mikronährstoffen ist bei chronischen Schmerzpatienten meist sehr hoch, der tatsächliche Vorrat gering.

Und weil Migräne auch etwas mit chronischen Entzündungen zu tun hat, wollte ich etwas gegen Entzündungen tun. Konkret hieß das: weniger Kohlenhydrate, vor allem Zucker raus. Ich verzichtete auch auf Gluten, also auf Getreide und die vielen Produkte, in denen Weizen enthalten ist. Nach zwei Monaten waren die nächtlichen Kopfschmerzen so gut wie weg. Auch Kuhmilch wurde gestrichen, stattdessen gab es Mandelmilch und Ziegenkäse. Guarana hat den Kaffee ersetzt. Seitdem esse ich sehr viel Gemüse, koche selbst und verzichte auf Fast Food, und ich trinke gern und viel Thymiantee. Auch Mädesüß verwende ich als Tinktur regelmäßig, es gilt als entzündungshemmend und schmerzlindernd. Dreimal pro Woche gibt es Omega-3-reichen Bio-Lachs.

Jeden Morgen trinke ich drei Gläser Wasser. Dann dehne ich die Muskeln und mache mein Morgenprogramm mit Rückenyoga, Meditation und Dankbarkeit. Auch laufen und durch die Natur spazieren gehören längst zu meinen Lieblingsbeschäftigungen. All das wird mir helfen, gesund 120 Jahre alt zu werden.

Nachhaltige Besserung

Bei einem Spaziergang in der Natur hatte ich eine Art spirituelles Erlebnis, zumindest war es ein Schlüsselmoment in meinem Leben. Mir fuhr es sehr bewusst ein, welch schlechtes Leben ich seit meiner Jugend lebte. Ich erkannte, dass ich das nicht länger zulassen dürfe. Ich hatte erstmals richtiges Mitgefühl mit mir. Ich erkannte auch, dass ich in ständiger Angst vor dem Schmerz lebte und dass damit nun Schluss sein musste. Und ich erkannte einen Sinn hinter dem ganzen Elend. Ich könnte es hinter mir lassen und dann anderen Mut machen und helfen, das auch zu schaffen. Und als ich diesen Sinn erkannte, waren die Schmerzen völlig weg.

Sie waren weg und blieben auch weg. Es war kaum zu glauben, und manche glaubten es auch nicht. Auch der Arzt sagte: »Die kommen wieder.« Doch die Schmerzen blieben weg, bis auf wenige Ausnahmen, wenn ich nicht gut auf mich und meine Leistungsfähigkeit aufpasste. Auch meine Schultermuskeln waren plötzlich weich, zuvor waren sie hart wie Stein.

Die Sinnfindung war der Auslöser für diese letzte Veränderung hin zur völligen Schmerzfreiheit. Der Schmerz konnte erst gehen, nachdem ich das alte Leiden durch die neue Idee, das neue Ziel, nämlich anderen zu helfen, ersetzt hatte. Begeisterung ist so wichtig, und die Idee des Helfens begeistert mich sehr. Seither motiviere ich andere Menschen, die nötigen Schritte zu setzen, um ihre Schmerzen oder andere chronische Leiden loszuwerden und unerwünschte Alltagsgewohnheiten nachhaltig zu ändern.

Angst vor Schmerzen habe ich nicht mehr. Ich weiß heute, dass sie verschwinden werden, wenn sie sich wieder einmal zeigen. Dieses Vertrauen ist enorm wichtig. Das hatte ich all die Jahre leider nicht.

Mir wurde immer gesagt, dass Migräne nicht heilbar sei. Heute weiß ich, dass es zwar keine hundertprozentige Heilung gibt, aber dass man selbst enorm viel tun kann, damit die Schmerzattacken nicht mehr oder kaum mehr auftauchen. Mir ist klar geworden, dass »sich gesund fühlen« ein aktiver Prozess ist, den man selbst steuert.[124]

Man muss das Vertrauen haben, dass alles gut wird, und entsprechend handeln. Freilich weiß ich, dass ich verwundbar bin. Meine Ressourcen sind nicht unbegrenzt und ein achtsamer Umgang mit mir selbst ist und bleibt immer wichtig. Selbst wenn ich im Moment schmerzfrei bin. Ich sehe es als Geschenk, dass mein Körper mir immer Signale schickt, die sagen: Pass auf dich auf! Take care!

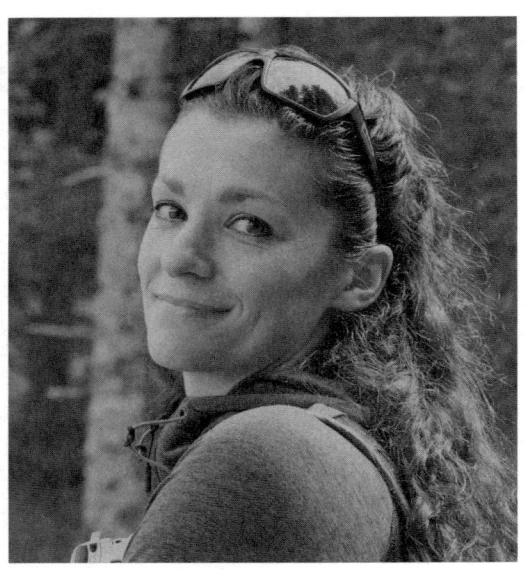

Selbst ist die Frau – *Katharina Sigl*

Zwanzig Jahre lang wusste Katharina Sigl (39) nicht, was mit ihr los war. Warum all die Schmerzen? Warum taten der Bauch, die Gelenke, die Muskeln und im Grund der ganze Körper so weh? Warum die ständigen Ohnmachtsanfälle, die Sehstörungen, Erschöpfung und Verzweiflung? Als sie nach einem Ärztemarathon schließlich die Diagnose Ehlers-Danlos-Syndrom (EDS)[125, 126, 127] erhielt, war sie erleichtert und glücklich, dass ihr Leiden endlich einen Namen hatte. Damit hatte sie es schwarz auf weiß, dass sie sich ihre Leiden nicht bloß einbildete und ihre Probleme nicht psychisch bedingt waren, und vor allem, dass sie keine Simulantin war.

Doch in die Freude mischte sich rasch Frust, denn auf die Frage nach einer Therapie sagte man ihr, dass es eine solche in Wahrheit nicht gebe und eine Heilung unmöglich sei. Folglich könne man nur an den Symptomen arbeiten. Doch Katharina Sigl ist ein positiver Mensch, sie lässt sich nicht leicht deprimieren. Sie unternahm alles, um sich ihre Lebensqualität und Leistungskraft so gut es geht zu bewahren. Mehr noch: Sie gründete eine Selbsthilfegruppe und schreibt einen Blog über ihre seltene, seltsame Erkrankung.

Hier folgt ihre Geschichte, die zeigt, mit welchen Problemen EDS-Patienten zu kämpfen haben und wie man sie bewältigen kann.

Schon früh bemerkte Katharina Sigl, dass mit ihrem Körper etwas nicht stimmte. Beim Sport war sie trotz Training immer schwächer als andere, ihr Kreislauf war nicht stabil, und ständig hatte sie Schmerzen im Bauch. Auch die Geburt ihres Sohnes war anders, als Geburten normalerweise ablaufen, sie dauerte bloß 40 Minuten. Damals, mit 18 Jahren, dachte sie sich nichts dabei. Dass ihr extrem elastisches Bindegewebe der Grund für diese Expressgeburt war, konnte sie nicht ahnen. Noch weniger, dass dies Ausdruck einer Erkrankung war, deren Namen sie erst viele Jahre später erfahren sollte.

Simulantin mit eingebildeter Krankheit?
Mit den Jahren wurden ihre Kreislaufschwäche und die ständigen Schmerzen im Bauch, in den Gelenken und Muskeln immer schlimmer. Sie hatte immer häufiger Ohnmachtsanfälle, und keiner wusste, warum. »Doppelt schlimm war, dass mich keiner ernst genommen hat. Ich war noch sehr jung, bin von Natur ein positiver und fröhlicher Mensch und sehe gesund aus. Was sollte ich schon haben?«

Da die Erkrankung für Ärzte und die Menschen in ihrem sozialen Umfeld nicht greifbar und erklärbar war, wurde die Linzerin mit der Vermutung konfrontiert, dass ihre Erkrankung psychisch oder psychosomatisch sei. »Ich wusste aber, dass das nicht stimmte. Heute weiß ich auch, dass jede und jeder Betroffene solche Anschuldigungen zu hören bekommt. Doch diese sind in keinem Fall wahr. Die Ursache ist stets körperlich. Die Psyche kommt erst später ins Spiel, und zwar als Folge von Schmerzen, Erschöpfung und mangelnder Unterstützung seitens anderer. Ängste und Depressionen sind ein mögliches Resultat, also die Wirkung, aber sie sind nicht die Krankheitsursache.«

»Für uns Patienten ist es das Schlimmste, wenn man uns nicht ernst nimmt, wenn man uns nicht glaubt, dass es uns dramatisch schlecht geht, oder wenn man uns als Simulanten hinstellt. Viele Menschen tun das, sei es privat, im Job und sogar manche Ärzte. Wir erwarten kein Mitleid, aber wir wollen zumindest ernst genommen werden, das ist das Wichtigste, was man von Ärzten, Freunden, von der Familie und Arbeitskollegen erwartet«, sagt Sigl.

Das Leben wird unberechenbar

All die gesundheitlichen Beschwerden bei EDS werden noch dadurch gesteigert, dass sie völlig unkontrollierbar und plötzlich auftreten. »In diesem Augenblick geht es dir noch gut und im nächsten windest du dich plötzlich vor Schmerzen, ohne zu wissen, warum und weshalb. Dieses völlige Fehlen an Vorhersehbarkeit macht hilflos und führt dazu, dass man immer mehr in soziale Isolation gerät, weil man keine Termine, Treffen und gemeinsamen Aktivitäten einhalten kann. Man weiß einfach nie, wie es einem in einer Stunde oder am Abend gehen wird. Mit diesem Damoklesschwert über dem Kopf ziehen sich viele Betroffene zurück: Freunde verschwinden, Beziehungen gehen zu Bruch, Jobs gehen verloren«, erklärt Katharina Sigl.

Diagnose nach zwanzig Jahren

Nach zwanzig Jahren des ergebnislosen Umherirrens von einer Arztpraxis zur nächsten – rund 80 Praxen müssen es gewesen sein – kam man im Endoskopie-Zentrum des Ordensklinikums Barmherzige Schwestern in Linz der Sache auf die Spur und erinnerte sich an eine seltene Krankheit namens Ehlers-Danlos-Syndrom (EDS). In der Folge ließ sich Katharina Sigl am Genetischen Institut der Medizin-Uni Wien untersuchen. Nach weiteren eineinhalb Jahren Wartezeit stand endlich die Diagnose fest: EDS, hypermobiler Typ. Eine angeborene Erkrankung des Bindegewebes.

»Zwanzig Jahre habe ich darauf warten müssen. Erst dann bekamen die Krankheit und all ihre Probleme einen Namen. Endlich wurde mir durch die Diagnose auch schriftlich bestätigt, dass ich nicht verrückt bin und mir all die Schmerzen und Beschwerden bloß einbilde«, erzählt Sigl.

Therapie? Selbst ist die Frau!

In die »Freude der Diagnose« mischte sich eine erschütternde Nachricht. Auf ihre Frage, was man nun machen könne, damit sie wieder gesund werde, bekam Frau Sigl die Antwort: »Im Grunde nichts.« Denn man kennt bei EDS keinen Weg zur Heilung, und medizinisch beschränkt man sich auf die Linderung der Symptome.

Je nach Patienten kommt es zu einer Überwachung des kardiovaskulären Systems, zu Physiotherapie oder der Verordnung von orthopädischen Hilfsmitteln. Auch Verhaltenstherapie und eine psychologische Betreuung können hilfreich sein. Übliche Schmerzmittel helfen in der Regel nicht oder nur wenig.

»Die Medizin ist mit Diagnose und Therapie in vielen Fällen überfordert, und kaum ein Arzt weiß damit etwas anzufangen. Viele glauben, EDS sei nur dehnbare Haut, und sie kennen die gravierenden Folgen der Erkrankung nicht. Als Patient ist man in der Zwickmühle. Einerseits will man nicht ständig klagen und jammern, denn das will niemand hören, andererseits bekommt man nur dann Hilfe, wenn man die Initiative ergreift«, sagt Sigl.

Sich selbst helfen

Weil es nur begrenzte Therapiemöglichkeiten gibt, ist es für Betroffene umso wichtiger, sich so gut wie möglich selbst zu helfen. Hier einige Tipps von Katharina Sigl:

- Das eigene Leben so gut es geht selbst in die Hand nehmen, um den Alltag besser und erträglicher zu gestalten.
- Jeder muss selbst herausfinden, was hilft und was nicht. Integrieren Sie das, was Ihnen guttut, regelmäßig in Ihr Leben.
- Oft ist schon viel gewonnen, wenn man weglässt, was einem nicht guttut.
- Selbstdisziplin ist sehr wichtig. Eisern einhalten, was man als gut für sich erkannt hat.

- Tagesroutine: Bestimmte Abläufe und wiederkehrende Handlungen im Alltag geben Sicherheit und helfen gegen Ängste und Schmerzen.
- Beispiele: Atemübungen gleich nach dem Aufstehen; in sich gehen und überlegen, wie viel der Körper heute zustande bringt; leichte Übungen um 10 Uhr; meditieren um 12 Uhr; leichte Bewegung um 17 Uhr; alle zwei Stunden kleine Mahlzeiten etc.
- Immer wieder Pausen einlegen, sich nicht überfordern.
- Osteopathie (manuelle Therapie) zeigt bei manchen Patienten gute Wirkung.
- Bewegung im warmen Wasser tut gut.
- Positive Einstellung: An der geistigen Haltung arbeiten, dankbar sein für das, was gut ist im Leben, sich immer wieder aufs Neue auf das Positive fokussieren.
- Bewegung tut gut, falls diese möglich ist. Sport und Muskelaufbau dagegen sind nur für wenige möglich. Jeder muss für sich selbst herausfinden, was möglich und was kontraproduktiv ist. Muskelaufbau mit Gewichten funktioniert meist nicht und kann bei falscher Anwendung die Situation sogar verschlechtern. Besser ist es, eine gewisse muskuläre Grundstabilität durch individuell angepasste Übungen aufrechtzuerhalten.

»Es hat so viele Jahre gedauert, bis ich einen Weg gefunden habe, um mit all den Schwierigkeiten zurechtzukommen. Heute bin ich meine eigene ›Ärztin‹. Endlich habe ich die Krankheit besser unter Kontrolle und nicht mehr so sehr die Krankheit mich. Man weiß zwar nicht, wie man die Krankheit EDS besiegen kann, aber jeder kann für sich herausfinden, was wichtig ist, damit es einem besser geht. Das gelingt am besten, wenn man die Krankheit als solche akzeptiert, sich aber nicht geschlagen gibt und dort sein Leben verbessert, wo man darauf Einfluss hat«, rät Katharina Sigl.

Sie selbst dachte eine Zeit lang, dass Glück und Zufriedenheit nicht für sie bestimmt wären. »Doch mit der Verantwortung für das eigene Leben haben sich Wege und Möglichkeiten eröffnet, die ich nie für möglich gehalten habe. Und heute sehe ich, dass diese zwanzig Jahre hilfloses Leiden eine Art Schule waren, durch die ich musste. Nun kann ich mich voll und ganz auf die Hoffnung und Zuversicht konzentrieren und nicht nur auf die Vermeidung von Schmerzen.«

Um auch anderen helfen zu können, hat Katharina Sigl eine EDS-Selbsthilfegruppe gegründet, in der sie ihr umfangreiches Wissen an Betroffene und Angehörige weitergibt.»Menschen zu helfen, hilft auch mir. Bevor ich diesen Schritt machen konnte, musste ich lernen, mir selbst zu helfen. Da ich nun so weit bin, kann ich diese Hilfe auch an andere Menschen weitergeben.«

Kontakt: *www.daisy-day.com*

Das Ehlers-Danlos-Syndrom

Das Ehlers-Danlos-Syndrom (EDS) ist eine schwer greifbare Krankheit. Kaum jemand kennt das Wesen dieser Erkrankung und ihre schweren Folgen, denn sie tritt selten auf und man sieht sie den Betroffenen äußerlich meist nicht an. Ein Charakteristikum kann das ungewöhnlich elastische Bindegewebe sein. Die Haut lässt sich bei vielen Betroffenen durch diese gesteigerte Elastizität unnatürlich leicht anheben. Der Name dieser angeborenen Bindegewebsstörung leitet sich von zwei Hautärzten aus Frankreich und Dänemark ab, Henri-Alexandre Danlos und Edvard Ehlers.

Da bei EDS das Bindegewebe im Körper viel zu weich ist, kann es die Organe und Gelenke nicht richtig stützen. Die Überelastizität beeinflusst Muskeln, Bänder, Gelenke, Sehnen, Gefäße und innere Organe. Rund sechzig Symptome sind bekannt, die das Leben zum Alptraum machen können. So etwa: chronische Schmerzen aller Art, Überdehnbarkeit der Gelenke, hohe Verletzbarkeit der Haut, häufige Luxationen und anderen Verletzungen, Sehstörungen, Übelkeit, Bauchkrämpfe, Erschöpfung, Kreislaufbeschwerden bis hin zur Ohnmacht.

Kommentar von Dr. Martin Pinsger:

EDS-Patienten gibt es nicht so selten, wie man denkt. Etwa jeder 10.000. Einwohner in Österreich leidet darunter, aber die Erkrankung bleibt oft unerkannt oder es erfolgt eine völlige Fehlinterpretation. Die Ursache von EDS ist eine erhöhte Elastizität des Bindegewebes, dadurch halten die Knochen und Gelenke nicht so gut zusammen, es kommt zu einer ständigen Mikrotraumatisierung. In vielen Fällen führen schon alltägliche Belastungen zu regelmäßigen Verstauchungen der Gelenke und zu Luxationen.

Die Betroffenen sind sehr häufig in Unfallambulanzen zu finden, mit Problemen wie Zerrungen, luxierten Fingern, Kniescheiben oder Schultern. Trotz der häufigen Ambulanzbesuche fällt es meist jahrelang nicht auf, was wirklich dahintersteckt. Die Patienten werden als ungeschickt angesehen und in gewisser Weise auch als seltsame Typen oder Verlierer.

Die Betroffenen selbst können ihre Beschwerden ebenfalls nicht richtig interpretieren und versuchen diese mit den Möglichkeiten der Schulmedizin zu heilen. Man probiert einiges, aber nichts klappt. Mit der Zeit stellt sich Verzweiflung ein. Ständig muss man Verletzungen und Luxationen hinnehmen, die fälschlich als Unvermögen des Patienten gelten, in Wahrheit aber Ausdruck der Bindegewebsschwäche sind. Dann erfolgen Behandlungsversuche mit Heilgymnastik, die jedoch scheitern. Denn Muskeln aufzubauen und das Bindegewebe zu stärken, das ist bei diesen Patienten nicht möglich.

Auch Spritzen in schmerzhafte Gelenke bleiben ohne Erfolg, ebenso wie Arthroskopien. Werden Operationen durchgeführt, hinterlassen sie aufgrund der Bindegewebsschwäche breite, nicht heilen wollende, auseinanderlaufende Narben. So verwundert es nicht, dass Patienten wie Katharina Sigl ein Martyrium hinter sich bringen, bis endlich die richtige Diagnose gestellt wird.

Klinisch ist bei EDS zwar die Hypermobilität auffällig (unnatürliche Beweglichkeit der Gelenke und Bänder, zum Beispiel kann der Daumen an den Unterarm angelegt werden, Hautfalten können von der Faszie abgehoben werden, Ellbogengelenke sind weit überstreckbar), dennoch gibt es bei der Diagnose beträchtliche Probleme: nicht alle Patienten zeigen die gleichen genetischen Veränderungen. So verwundert es nicht, wenn diese Patienten auch fälschlich als Fibromyalgie-Patienten geführt werden.

Kapitel 6

Vielfältige Therapiemöglichkeiten

Medikamentöse Therapie

Der erste Impuls bei Schmerzen ist der Griff nach einer Schmerztablette. Bei akuten Schmerzen wie Kopf- oder Zahnschmerzen, bei Erkältungssymptomen und bei rheumatischen entzündlichen Schmerzen werden in der Regel frei verkäufliche Medikamente wie etwa Ibuprofen, Paracetamol, Acetylsalicylsäure oder Diclofenac eingenommen. Diese Medikamente zählen zu den NSAR (nicht steroidale Antirheumatika), sie können wegen ihres entzündungshemmenden Effekts kurzfristig durchaus hilfreich sein. Sie sind jedoch keinesfalls harmlos und können gesundheitsschädliche Nebenwirkungen mit sich bringen. Niemals taugen sie zum Dauergebrauch.[128]

Bei Rückenschmerzen oder Spannungskopfschmerz sind die genannten Medikamente oft völlig nutzlos. Die häufigsten Schmerzen im Rücken werden durch Muskelverspannungen und nicht durch Entzündungen hervorgerufen, daher haben solche Medikamente hier auch keine schmerzreduzierende Wirkung.

Noch problematischer ist der Einsatz von NSAR bei chronischen Schmerzen. Es ist natürlich verständlich, wenn man als Patient alles versucht, um den Schmerz wegzudrücken, und daher oft auch diese Präparate schluckt. Doch wie chronische Patienten nach einer Weile selbst erkennen müssen, nutzen die Medikamente in diesem Spektrum kaum oder gar nicht. Die Wirkung bleibt aus, die möglichen Nebenwirkungen allerdings sind dennoch vorhanden.

Für chronische Schmerzpatienten und Patienten mit starken oder gar sehr starken Schmerzen ist der Griff zu »normalen« Schmerzmitteln also meist sinnlos. Sie brauchen einen kundigen Arzt, der ihnen zu einem potenteren Mittel verhilft und sie genau anleitet, wie man diese einnimmt. Diese Mittel sind in der Regel Opiate, aber auch Cannabinoide. Auch Antiepileptika und Antidepressiva können je nach Krankheitsbild von entscheidender Hilfe sein. Im Folgenden gehen wir näher auf Opiate und Cannabinoide ein.

Opiate gegen starke Schmerzen[129]

Man schrieb das Jahr 1998, als in Österreich, wie auch in vielen anderen Ländern, die Suchtmittelgesetze[130] neu adaptiert wurden. Damals wurden Opiate und auch Cannabinoide zur medizinischen Nutzung auch für »benignen Schmerz«, also für Schmerz ohne Krebsleiden, freigegeben. Der Arzt konnte ab diesem Zeitpunkt entscheiden, ob ein Patient derart verzweifelt war und so schlimm zu leiden hatte, dass die zuvor »verbotenen Drogen« zum Einsatz gebracht werden durften. An diesen Zeitpunkt können sich viele Patienten erinnern, die durch die Lockerung oder Verbesserung der Gesetzgebung in den Genuss dieser Therapien kamen. Die vormals restriktive Gesetzgebung hatte natürlich Gründe und die Stigmatisierung gewisser Substanzen wie Opiate und Cannabinoide ist bis zu einem gewissen Ausmaß auch heute noch spürbar.

Viele Patienten fragen: »Herr Doktor, werde ich auf das Medikament süchtig?« Hier ist Ehrlichkeit und auch Erfahrung notwendig. Opiate haben eine wesentlich größere Kraft, Menschen in ihre Abhängigkeit zu treiben. Dabei sind verschiedene Faktoren von Bedeutung. Setzt der Patient die Opiate nur bei ganz starken Schmerzen gelegentlich ein, so entsteht keine stärkere Abhängigkeit oder Sucht. Wird das Medikament ständig und in immer höheren Dosen eingesetzt und speziell intravenös verabreicht, dann besteht eine größere Gefahr. Es sind gut zehn Prozent der Bevölkerung, die in dieser Konstellation nicht so leicht von der Droge wegkommen.

Dieses Phänomen sehen wir vor allem in den USA, wo viele Menschen Opiate[131, 132, 133] konsumieren und diese Medikamente nicht – anders als in Österreich – einer genauen Kontrolle und Ausgabe unterliegen. Dort verzeichnet man jährlich rund 45.000 Todesfälle aufgrund von Medikamentenmissbrauch mit Opioiden.

Vor allem das Medikament Oxycodon kam dabei in Verruf. Ein massenhafter Opioidmissbrauch wie in den USA ist in Österreich ausgeschlossen, denn hier sind Suchtgiftrezepte nötig und die Abgabe ist genauestens reglementiert.

Opiate allein sind zu wenig

Opiate wurden ebenso wie Cannabinoide in fast allen Hochkulturen medizinisch eingesetzt, ihre »Evidenz« reicht also Tausende Jahre zurück. Neurobiologisch gesehen, sind die Opioide Transmittersubstanzen, die zur intrazellulären Kommunikation dienen. Sie verbinden Zellen mit wichtigen Informationen und sie verbinden unser Gehirn mit unserem Körper und unserer Umwelt. So erlebt ein Kleinkind bei Verlassenwerden durch seine Mutter einen Schwund an Endorphinen, es fällt in Angst und Schrecken, gerät in Panik. Für das Kleinkind ist die Mutter Symbol für Lebenserhalt, Stabilität, Ernährung, Zuwendung und Liebe, ein Verlust der Mutter wäre fatal.

Verlust, Trennung und Schmerz hängen eng zusammen, sie sind mit einem Rückgang unserer körpereigenen Endorphin(Opioid)-Produktion verbunden. So erklärt sich die enorme Wirkung der Opioide nicht nur auf Schmerzen, sondern auch auf Angst, Depression und Verlust. Wer Opiate nimmt, kann also solche Gefühle reduzieren und die eigene Schmerzabwehr steigern. Aber das funktioniert nur kurzfristig, denn unsere Lebensumstände (Sport, Tanzen, Musik machen[134] etc. – alles, was Endorphine hervorbringt) müssen adaptiert werden, um die körpereigene Opioidproduktion wieder anzukurbeln. So wirken körperliche Aktivität, gute Kommunikation, schöne Musik oder angenehme Berührung positiv auf dieses endogene Schmerzsystem.

Nimmt man ausschließlich ein Medikament ein und bleibt selbst in der Reserve oder verhält sich passiv, so entsteht schnell ein Missverhältnis zwischen der zugeführten Droge (dem Medikament) und den körpereigenen schmerzhemmenden Systemen.

Die Kommunikation zwischen Patienten und Arzt und die Einstellung zu Medikamenten und zur Eigenaktivität und Selbstwirksamkeit ist von besonderer Bedeutung. Kann der Arzt zum Patienten keine stabile Beziehung aufbauen und kann er sich nicht sicher sein, dass ein Mindestmaß an Eigenverantwortung vorherrscht, so bleiben Opiate eher im Köcher und werden nur in Ausnahmesituation verabreicht, um den Patienten vor möglichem Schaden zu bewahren.

Anwendung von Opiaten

Auch die Art der Verabreichung der Opioide ist für den Behandlungserfolg entscheidend. Der Einsatz sollte auf starke und stärkste Schmerzen reduziert bleiben. Schmerzpatienten erhalten Opioide als Tropfen, Tabletten, Kapseln oder Pflaster. Für spezielle Anwendungen gibt es auch Sprays und Lutscher (Lollis). Krebskranke (Tumorschmerzen) und Soldaten an der Front bekommen einen Lutscher – im Irakkrieg wurden Fentanyllutscher eingesetzt, die hatten die Soldaten im Kampfanzug dabei.

Eine weitere Applikation ist die lokale Gabe mit Spritzen. So hat sich die Injektion von geringen Mengen von Opioiden in den Epiduralraum (Region direkt um den Duralsack, dort verlaufen Rückenmark und Nervenwurzeln) oder an entzündlich schmerzhafte Stellen (zum Beispiel entzündlich schmerzhafte Arthrosen) als recht erfolgversprechend erwiesen. Vorteil dabei ist eine explizit gute Wirksamkeit bei geringen Opiatmengen und eine oft anhaltende Wirkung.

Auch eine intravenöse Gabe ist möglich. Sie ist vor allem in Spitälern im Rahmen von Operationen notwendig und sinnvoll. Abseits davon ist die intravenöse Gabe bezüglich Sucht und Abhängigkeit besonders gefährlich. So versuchen Drogensüchtige immer die Pulver oder Pflaster aufzulösen und dann intravenös zu injizieren.

Die Gabe von Opiaten harmonisiert oft ganz besonders gut mit der Gabe von Cannabinoiden. Morgens und mittags eingenommen bringen die Opioide Schmerzfreiheit, Impuls, Lebensfreude und Aktivität; die Cannabinoide am Abend verschaffen Ruhe, Gelassenheit und einen erholsamen Nachtschlaf.[135]

Wenn sich Arzt und Patient an gewisse Regeln halten und die Eigenverantwortlichkeit und Eigenaktivität des Patienten nicht zu kurz kommen, dann sind Opiate und Cannabinoide sichere Wege aus dem Schmerz oder bringen zumindest eine gewisse Linderung in vielen verzweifelten Fällen.

Cannabinoide schaffen Distanz und Erleichterung[136]

Cannabinoide bewähren sich vor allem bei chronischen Schmerzen. Sie wirken auf vielen Ebenen.[137] Sie können nicht nur Schmerzen reduzieren, sondern sie entspannen und verbessern den Schlaf. Man wird gelassener, der Schmerz wird besser verträglich oder verringert sich, bei manchen verschwindet er auch zur Gänze. Viele Patienten erhalten dadurch deutlich mehr Lebensqualität.

Cannabinoide verschaffen auch eine gewisse Distanz zu den Schmerzen. Diese rücken ein Stück weit vom Patienten ab, sie erscheinen ihm weniger drängend und wichtig. Diese distanzierende Wirkung der Cannabinoide ist für chronische Schmerzpatienten von besonderer Wichtigkeit. Sie schafft eine Qualität, die andere Präparate wesentlich schlechter oder nur mit massiven Nebenwirkungen erreichen können. Die Distanzierung tritt auch dann ein, wenn die Beschwerden schon seit Jahrzehnten bestehen.

Cannabinoide haben schon so manchen Patienten aus oft sehr schlimmen Schmerzsituationen herausgeholfen.[138] Doch sie sind kein Wundermittel, solche existieren nicht. Es reicht nicht aus, den Mund zu öffnen und die Kapseln zu schlucken. Man muss bereit sein, mehr zu tun, als auf die Wirkung eines Präparats zu bauen, man muss sich sein gesamtes Leben ansehen und es auf vielen Ebenen verbessern. Das ist in schmerzhaftem Zustand kein leichtes Unterfangen, aber mit Cannabinoiden und deren distanzierender Wirkung kann die Basis zum Erfolg gelegt werden. Cannabinoide können beruhigen, das Drama im Kopf nehmen, einen Abstand zu den eigenen Schmerzen herstellen und selbst schwerst Schmerzgeplagten wieder ermöglichen, sich auf in Richtung Heilung zu machen.

Cannabinoide wirken – allerdings nicht bei jedem, sondern nur bei rund der Hälfte der Patienten. Um zu wissen, ob man zu diesen Respondern gehört, muss man sie ausprobieren. Dazu benötigt man einen Arzt, der sein Handwerk versteht und seine Patienten auf ihrem Weg langfristig begleitet. Cannabinoide werden bislang nur von wenigen Ärzten verschrieben. Als Patient muss man sich einen kundigen Arzt suchen, der einem hilft, das Medikament zu bekommen.[139]

CBD und THC

Insgesamt gibt es in der Hanfpflanze bis zu 144 Cannabinoide und zusätzlich Terpene und Flavonoide. In Ländern wie Israel ist es gesetzlich möglich, die gesamte Hanfpflanze zur Anwendung zu bringen. Man nennt diesen therapeutischen Effekt der Hanfpflanze »Entourage«. In Österreich hat ein Mediziner die Möglichkeit, Tetrahydrocannabinol (THC) und Cannabidiol (CBD) zu verschreiben. Dabei könnte man das THC die starke Schwester nennen und CBD den sanften Bruder.

Will man starke und stärkste chronifizierte Schmerzen hemmen, so gelingt dies deutlich besser mit THC oder dem synthetischen Derivat Nabilon. Im Gegensatz dazu wirkt CBD sanft. Eine Therapie mit CBD kann wesentlich teurer sein als jene mit THC. CBD hilft vor allem in einer mittleren Dosierung bei entzündlichem Schmerz und wirkt in hoher Dosierung auch bei gewissen Gehirntumoren. Auch für die Behandlung von Epilepsie benötigt der Patient hohe Dosierungen von CBD.

Obwohl der Einsatz von Cannabinoiden in Österreich begrenzt ist, kann mit THC und CBD ein Großteil der medizinisch notwendigen Wirkungen erzielt werden. Durch die starke zentrale Wirkung von THC sollte in der Medizin eine niedrig dosierte und orale Gabe bevorzugt werden. Dabei fehlt durch die langsame Anflutung der sonst rauschartige Zustand wie beim Inhalieren eines Joints. Bei Jugendlichen ist THC kontraindiziert und darf nicht angewendet werden.

Da THC Psychosen auslösen und zusätzlich Herzrhythmusstörungen bewirken kann, sollte mit dieser »starken Schwester« vorsichtig umgegangen werden. Ganz anders verhält es sich mit dem

»sanften Bruder« CBD. In niederen Dosierungen kann es ohne jegliche Risiken angewendet werden. Ab circa 50 mg Tagesdosis aufwärts gibt es auch Nebenwirkungen, so können beispielsweise die Leberwerte sehr stark ansteigen. In diesen Fällen muss die Dosis angepasst werden. THC fördert den Appetit, CBD kann ihn dagegen hemmen. CBD ist für das Herz gut verträglich, hemmt Angst und unterdrückt Psychosen, sodass in Problemfällen eine Mischung von THC und CBD in einem gewissen Verhältnis interessant scheint (weil THC Psychosen auslösen kann und diese mit CBD unterdrückt werden). CBD kann etwas depressiv machen, und manche Probanden berichten über eine gewisse Aggressivität auf CBD, die auf THC nicht beobachtet werden kann.

In der Praxis hat sich folgende Vorgangsweise als sinnvoll erwiesen: Leichtere Schmerzen lassen den Mediziner bei Patienten mit guten Leberwerten und ängstlicher Persönlichkeit eher Richtung CBD blicken. Auch eine schlechte kardiale Situation mit Herzschwäche und Rhythmusstörungen lässt CBD den Vortritt. Dort wo Polyneuropathien (Nervenerkrankungen, die mehrere Nerven betreffen) wüten, ist der Versuch einer lokalen Therapie mit CBD-Salbe zu erwägen.

Aufgrund der hervorragenden Wirkung von Cannabinoiden auf viele Lebensqualitätsparameter von Schmerzpatienten sollten die Akzeptanz in der Medizin und das Interesse der Ärzte an diesem Thema zunehmen (siehe auch die Kursangebote auf *www.cannabinoide.at*).

Manuelle Therapie

Die Manuelle Therapie (auch Manuelle Medizin[140], Manualtherapie oder Chirotherapie[141] genannt) ist eine der ältesten Behandlungsformen, um mit bestimmten Handgriffen Probleme an der Wirbelsäule zu behandeln.

Das »Werkzeug« des Therapeuten sind seine Hände (das lateinische Wort »manus« bedeutet Hand). Dabei werden mit bestimmten Handgriffen Blockaden oder Verspannungen gelöst. Im Fall der

Unbeweglichkeit von Gelenken oder bei verschobenen Wirbeln greift der Therapeut manuell ein, indem er diese wieder »einrichtet«. All dies soll sanft und ohne Kraftaufwand erfolgen. Idealerweise wird die Blockade aufgelöst, wodurch sich die Muskeln und Faszien entspannen und der Schmerz vergeht.

Dieses »Einrichten« ist jedoch nur der erste Teil der Therapie, viel wichtiger ist es, dass der Patient auch außerhalb der Therapie eine korrekte Körperhaltung einnimmt und ein aktives Training durchführt. In vielen Ordinationen steht die Untersuchungsliege am Rand des Zimmers an der Wand. Wenn man Patienten manuell untersuchen will, hat dies große Nachteile, weil man sich als Therapeut von allen Seiten dem Patienten nähern muss und nach erhobenem Befund dann auch zügig aus der manuellen Untersuchung[142] in eine manuelle Therapie übergehen kann.

Interessant ist, dass diese manuellen Untersuchungstechniken in der ursprünglichen medizinischen Ausbildung nicht vorgesehen sind. Wenn die Bedeutung von Prävention und Selbstwirksamkeit beim Patienten in ein klares Licht gestellt würde, müsste diese Situation augenblicklich geändert werden. Denn es gibt keine kostengünstigere und effektivere Methode als eine, in der Diagnostik, Therapie und Prävention so nahe beieinander liegen.[143]

So zum Beispiel leiden viele Erwachsene, aber auch schon Schulkinder unter einem Rundrücken. Nacken und Kreuz sind dabei oft heftig verspannt, weil es den Rückenmuskeln nicht mehr gelingt, die Brustwirbelsäule zu strecken. Eine Reihe von Brustwirbeln »blockieren« – sie schützen sich vor der ständigen Fehlhaltung und beginnen sich ineinander zu verspannen und zu verkrampfen. Viel Beweglichkeit und Harmonie im Körper gehen verloren, andere Wirbelsäulenetagen (Wirbel oberhalb oder unterhalb des blockierten Bereichs) müssen die fehlende Beweglichkeit übernehmen. So verwundert es wenig, wenn die untere Halswirbelsäule oder auch die untere Lendenwirbelsäule durch Bandscheibenvorfälle auf sich aufmerksam machen.

Dem Schweizer Arzt und Philosophen Paracelsus wird folgender Satz zugesprochen: »Nicht den Rauch, das Feuer sollt ihr löschen!« So ist oft jener schmerzende Bereich, in unserem Fall die Hals- oder Lendenwirbelsäule, gar nicht so sehr die Ursache, sondern vielmehr die verklemmte, verbogene und untrainierte Brustwirbelsäule. Die Fehlinterpretation von schmerzhaftem Areal und Ort der Blockierung oder Einsteifung führt oft zu einseitigen Therapien. Dort zu behandeln, wo es wehtut, ist zwar legitim, bringt jedoch meist keine Bewegung, keine Dynamik in den Krankheitsverlauf.

Erst wenn das »Feuer« (die tatsächlich blockierte Wirbelsäulenregion) erkannt worden ist und nicht nur der »Rauch« (die sekundär überlastete Region) in die Behandlung einbezogen wird, gibt es nachhaltige Fortschritte. Dieses Weglenken der Aufmerksamkeit vom Schmerz hin zur eigentlichen Fehlfunktion kann wirklich ein langer, weiter und mühsamer Weg sein.

Idealerweise sollte die Untersuchung der oft hart verspannten Brustwirbelsäule dazu genutzt werden, dieses Thema mit dem Patienten zu besprechen. Nach sanfter Mobilisierung kann man den Patienten dann zum Beispiel auf eine kleine Schaumstoffrolle lagern, sodass die Brustwirbelsäule in Höhe ihrer stärksten Krümmung etwas Gegendruck erhält. So mobilisiert sich der Patient selbst in Rückenlage. Nach einigen Minuten, wenn die verkrampfte Muskulatur erschöpft nachgibt, schmilzt die Brustwirbelsäule in eine neue gestreckte oder sogar gegengekrümmte Position.

Anfangs sind solche Faszien-Techniken durchaus schmerzhaft und müssen mit dem Patienten gut besprochen werden. Längerfristig werden diese umformenden Übungen für den Patienten zur Selbstverständlichkeit. Die Faszien-Technik sollte danach mit weiteren Übungen angereichert werden. In diesem Fall würden die »Kobra« oder die »Sphinx« aus dem Yoga gut dazu passen.

Dieser Prozess von Beratung, Untersuchung, therapeutischer Intervention und Übungsanleitung ist aufwendig und benötigt Zeit, und zwar Zeit beim Therapeuten und Zeit zu Hause beim weiteren Üben. Es ist zielführend, andere Therapeuten und Fachgruppen (zum Beispiel Sportwissenschaftler, Yogi) mit ins Boot zu holen, denn für den Mediziner allein wäre es wohl zu zeitraubend, all die physiotherapeutischen und gymnastischen Anleitungen mit dem Patienten umzusetzen.

Wenig sinnvoll wäre es nur, wenn die Erklärungen und Anleitungen des Arztes dann durch gegenteilige Übungen des Therapeuten weitergeführt würden, beide sollten also zusammenarbeiten, am besten in einer Praxisgemeinschaft oder einem gut abgestimmten Netzwerk. Eine effiziente Zusammenarbeit, wie sie in einem interdisziplinären Schmerzzentrum üblich ist, wäre die beste Lösung. So fließen Diagnostik, Therapie und Prävention schlüssig ineinander. Diese Vorgehensweise sollte künftig zunehmend Einzug in die Schmerztherapie halten. Sie würde eine grundlegende Veränderung bewirken: Die Medizin würde nicht mehr nur die passive Konsumation von Angeboten darstellen, sondern die Patienten würden einen aktiveren Part übernehmen.

Zudem könnten durch präventive Maßnahmen viele Spätfolgen abgefangen werden und die Kosten im Gesundheitssystem würden sinken. Auch die Prävention von Schmerzerkrankungen, und hier vor allem des Bewegungsapparats in der Schule[144] und am Arbeitsplatz[145], sollte unbedingt stärker gefördert werden.

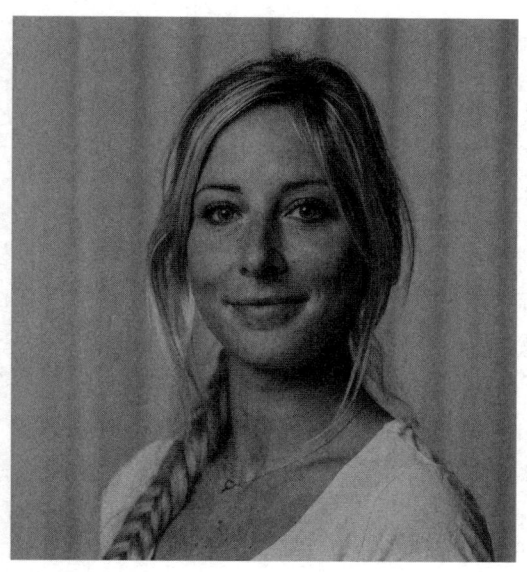

Physiotherapie – Angst vor Bewegung nehmen

Physiotherapie ist bei Problemen mit dem Bewegungsapparat für die meisten Patienten Teil der Behandlung. »Sie eignet sich bei akuten und auch chronischen Schmerzen«, sagt **Halina Lesyk, Physiotherapeutin und Osteopathin** in Wien. Um schnellere und längerfristige Ergebnisse zu erzielen, ist eine interdisziplinäre Zusammenarbeit mit anderen medizinischen Berufsgruppen essenziell, etwa mit Orthopäden, Chirurgen, Psychotherapeuten und anderen. Sie kann den Behandlungserfolg sowie das Selbstvertrauen des Patienten deutlich verbessern. Chronische Patienten spüren meist nur noch ihren Schmerz und können oft kaum mehr differenzieren, wo und was schmerzt. Sie sind überreizt, erschöpft und resignieren, weil sie keinen Ausweg erkennen. Schmerz wird ein Teil des Alltags und schränkt die Lebensqualität deutlich ein.

Schmerz ist aber auch ein Signal, das man als Botschaft des Körpers erkennen sollte, um mit ihm kommunizieren zu können. Je früher man auf diese Signale reagiert, desto schneller und leichter kann man Maßnahmen setzen, um die Lebensqualität zu verbessern. Nicht immer sind die Schmerzen leicht lokalisierbar. Wenn es sich nicht um ein akutes Geschehen handelt, wie zum Beispiel ein Trauma, sondern die Schmerzen subtil über mehrere Jahre kommen, dann sind sie oft diffus und schwierig zu lokalisieren. Und weil sie sich immer wieder ohne bekannten Auslöser melden, werden zu einer Last, machen Angst und schränken ein. Dennoch haben die Schmerzen ihren Grund, der vielleicht durch stetige einseitige Belastung, falsch erlernte Bewegungsmuster oder schlechte Haltung im Alltag entstanden ist. Hier ist die Physiotherapie von großer Bedeutung.

»Beim Erstgespräch mit Therapeuten sollte eine gründliche Anamnese aufgenommen werden, die nicht nur die körperlichen Symptome umfasst, sondern auch andere Lebensbereiche und Alltagsaktivitäten mitbeinbezieht. Dadurch kann sich der Therapeut ein besseres Bild machen und gemeinsam mit dem Patienten einen individuell angepassten Therapieplan aufstellen«, sagt Halina Lesyk.

Verantwortung nicht abgeben
Ganz wichtig ist die aktive Teilnahme des Patienten. »Therapie führt schneller zum Erfolg, wenn die Patienten wirklich daran aktiv mitwirken. In der Realität ist es oft so, dass der Patient die Verantwortung in die Hände des Therapeuten legt. Dadurch steigt auch die Erwartungshaltung – der Schmerz möge durch die Fachperson beseitigt werden, am besten möglichst rasch, vor allem wenn der Schmerz seit zwanzig Jahren andauert. In solchen Fällen lässt die Enttäuschung nicht lange auf sich warten und der Druck auf den Therapeuten seitens der Patienten steigt. Deswegen ist es wichtig, dass Patienten von Anbeginn in der Therapie mitwirken können. Sie sollten wieder lernen, Verantwortung für ihren Körper zu übernehmen und ihr Selbstmanagement und die Wahrnehmung fördern«, sagt Halina Lesyk. Das Vertrauen, dass man selbst etwas bewirken kann, sei eines der wichtigsten Schritte in Sachen Heilung. So können auch die Erwartungen an den Arzt oder den Therapeuten realistischer sein.

Die Physiotherapie unterstützt und begleitet Patienten auf ihrem Weg, der in vielen kleinen Schritten Richtung Besserung geht. Vordergründig sollte der Patient selbst aktiver werden. Angst vor der Schmerzsteigerung durch Bewegung ist oft ein großes Hindernis. Deswegen sollte der Therapeut nicht nur Übungen vorgeben, oder die Therapie nur mit passiven Maßnahmen durchführen, sondern dem Patienten helfen, sich dieser Angst zu stellen und Zusammenhänge zu verstehen. Eine Einsicht in die anatomischen Grundlagen und physiologischen Vorgänge erleichtert das Verständnis der möglichen Schmerzentstehung.

Nach der Theorie folgt die Praxis, und hier ist es wichtig, dass man sich wieder spüren lernt, achtsam mit seinem Körper umgeht, achtsam den Alltag wahrnimmt. Durch die Achtsamkeit steigt das Bewusstsein, und durch bewusste Bewegungsabläufe kann die Angst vor Bewegung Schritt für Schritt abgebaut werden. Das Spüren und Wahrnehmen ist der Schlüssel zum Erfolg.

Die gute Nachricht ist, dass auch nach zwanzig Jahren Schmerz noch Besserung möglich ist, wenn man lernt, achtsam mit dem eigenen Körper umzugehen, in kleinen Schritten wieder aktiv wird und wohltuende Bewegungsmuster in den Alltag einbaut.

Sobald der Patient Vertrauen in seinen Körper gewinnt und in die Möglichkeit, dessen Zustand selbst zu verbessern, beginnt auch tatsächlich der Weg der Besserung. Diese kann man dann durchaus auch nach vielen Jahren noch erwarten. Selbst Schmerzfreiheit ist keine Illusion. Kurzum: Konsequent und aktiv an die Sache herangehen, dranbleiben und nicht aufgeben.

Therapie individuell anpassen
Jeder Therapeut arbeitet ein wenig anders und keine Therapie ist und bleibt gleich. Die Therapie sollte dynamisch sein und regelmäßig an den aktuellen Zustand des Patienten angepasst werden. Von Vorteil ist es, wenn sich der Patient kurzfristige und langfristige Ziele setzt. Diese sind wichtige Meilensteine, welche die Fortschritte und Entwicklung der Therapie klarer machen. Werden selbst die kurzfristigen Ziele über einen längeren Zeitraum nicht erreicht,

sollte man die Therapie hinterfragen. Hier ist ein interdisziplinärer Austausch oder auch Therapeutenwechsel erwünscht, alles im Sinn der Patienten.

Ein wichtiger Schlüssel zu einer guten Patient-Therapeut-Beziehung ist die Kommunikation. Offenheit erleichtert die Therapiearbeit und spart viel Energie, die in Hausübungen investiert wird, die letzten Endes oft gar nicht durchgeführt werden. Die Patienten sollten also genau jenes Maß an Übungen bekommen, das sie umsetzen wollen und können.

Mehr als Massagen und Krankengymnastik[146]
Physiotherapeutin Halina Lesyk fasst zusammen: »Physiotherapie[147] ist mehr als nur Krankengymnastik, Massage oder Elektrotherapie. Der Körper wird mit allen seinen Systemen und der Psyche wahrgenommen und untersucht, es wird kommuniziert und manuell gearbeitet. All diese Komponenten machen die Physiotherapieeinheit zu einer besonderen Zeit, in der durch eine professionelle Beziehung Vertrauen aufgebaut werden kann und die Patienten ganzheitlich zu einer besseren Lebensqualität begleitet werden.«

Sportwissenschaft – Patienten wieder in Bewegung bringen

Schmerzpatienten richten ihr Leben danach aus, Schmerzen möglichst zu vermeiden. Daher scheuen sie instinktiv Bewegungen, die zu neuerlichen Schmerzen oder Schmerzverstärkung führen könnten. Bei chronischen Schmerzpatienten wird diese Vermeidungshaltung ebenso chronisch und führt dazu, dass sie in ihren Bewegungen insgesamt gehemmt sind und sich immer weniger bewegen. Sie misstrauen ihrem Körper und haben Angst davor, selbst mit geringer Bewegung etwas im Körper kaputt zu machen und weitere Schmerzeskalationen erleben zu müssen.

Schutzspannung und Körperstarre

Bei großen akuten Schmerzen, wie sie nach traumatischen Verletzungen auftreten können, baut der Körper im umliegenden Bereich der Verletzung eine Art Schutzspannung auf. Diese ist eine sinnvolle Körperreaktion, da sie zunächst für eine Bewegungsreduktion sorgt und vor einer Verschlimmerung der Verletzung schützen soll.

Für den Patienten ist es ein entscheidender Schritt, sich von dieser Schutzspannung möglichst rasch wieder zu lösen, um eine Chronifizierung mit einhergehenden Körperstarre und Versteifung zu vermeiden. Bei akuten Schmerzen werden meist ein Arzt oder Physiotherapeut aufgesucht, wo mittels Spritzen etc. und Physiotherapie gegen die Schmerzen und Bewegungseinschränkungen vorgegangen wird.

In einer darauffolgenden Phase gilt es, wieder körperlich aktiv zu werden. Damit das gelingen kann, braucht es mehr Beweglichkeit und Zutrauen in die eigene Bewegungsfähigkeit. All das können Patienten zum Beispiel bei Sportwissenschaftlern erlernen. Hier werden Patienten in kleinen Schritten an ihre einstige Beweglichkeit herangeführt. Dies gilt auch für chronische Schmerzpatienten, die wieder Glauben in ihren Körper und dessen Beweglichkeit bekommen möchten.

Rolle der Sportwissenschaftler

Die primäre Behandlung erfolgt also durch den Arzt und oft auch durch einen Physiotherapeuten. Zusätzlich kann eine aufbauende Betreuung durch einen Sportwissenschaftler erfolgen. Sie soll Betroffenen die Möglichkeit geben, längerfristig an der Wiederherstellung der Körperfunktion zu arbeiten.

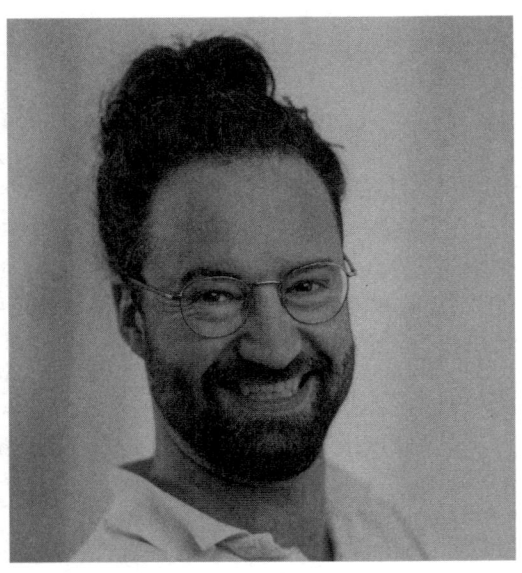

**Peter Zluhan, M.A., Sportwissenschaftler im Schmerzkompe-
tenzzentrum Bad Vöslau**, beschreibt die Rolle der Sportwissenschaftler und das Training der Patienten wie folgt:

»Neben der Fähigkeit, Bewegungen gut beobachten zu können,
setzt der Sportwissenschaftler verschiedene Hilfsmittel zur Objektivierung von wichtigen Parametern ein. Für Menschen mit nicht
akuten Schmerzgeschehen bietet sich eine Körperanalyse an, in der
anthropometrische Gegebenheiten wie Größe, Beinlänge etc., Beweglichkeit, Kraft, funktionelle Motorik (Rumpfstabilität, Beinachse etc.) gemessen, videodokumentiert und bewertet werden.
Dieser Körperanalyse liegt die individuelle Verletzungsgeschichte
und körperliche Zielsetzung der jeweiligen Person zugrunde. Er-
mittelt werden etwa die Kraftverhältnisse von Agonisten und Antagonisten und somit der Einfluss verschiedener Kraftwirkungen
auf ein Gelenksystem. In der Zusammenschau der Ergebnisse kann
die Aussage getroffen werden, ob für die Person aus sportwissen-
schaftlicher Sicht eine Rückkehr zu einfacher Bewegung, gering be-
lastendem oder stärker forderndem Sport ohne grundlegendes Risi-

ko möglich ist. Bei objektiven Defiziten wird der Trainingsplan auf diese fokussiert und nach vier bis sechs Wochen die Körperanalyse wiederholt.«

Dem Sportwissenschaftler fällt auch im Bereich der Verletzungs- und Überlastungsprävention eine bedeutende Rolle zu. Besonders bei Neu- oder Wiedereinsteigern in vermeintlich einfache Sportarten wie Laufen und Radfahren hat die Ermittlung des individuellen Verletzungsrisikos und eine darauffolgende gesteuerte Trainingsbetreuung einen Sinn, nicht nur aus individueller, sondern auch aus gesundheitspolitischer Sicht.

Die Wiederholbarkeit der Körperanalyse ermöglicht die Dokumentation der Entwicklung und entlockt der getesteten Person eine gehörige Portion Motivation für die Durchführung des Trainings. Die Therapietreue des Patienten und damit die Beharrlichkeit in der Trainingsdurchführung steigen mit der persönlichen Investitionsbereitschaft und der Möglichkeit, objektiv gemessene Parameter vergleichbar zu machen.

Individuelle Trainingsstunden mit Fokus auf die Bewegungsqualität der Übungen ergänzen die fortlaufende Betreuung durch einen individuellen Online-Trainingsplan, der mit Übungsvideos und detaillierten Beschreibungen möglichst optimale Trainingsvoraussetzungen bietet. Die meisten Übungen können ohne oder mit nur geringem Zusatzequipment durchgeführt werden und zielen auf die funktionelle Verbesserung der motorischen Fähigkeiten ab.

Die Tools, die Sportwissenschaftler verwenden, können recht unterschiedlich sein, wie etwa Körperanalyse, Videoanalyse der Bewegungsmuster, motorische Tests der Beweglichkeit und Muskelkraft, Datenanalyse und Festlegung der Gelenkbeweglichkeit. Das Kraftverhältnis von Agonisten zu Antagonisten im isometrischen Test kann das Verletzungsrisiko bei körperlicher Aktivität zeigen.

Die Kosten dieser Tests und Beratungen muss der Patient selbst tragen, die Krankenkassen erstatten keine Kosten. Dennoch kann es sich lohnen, in die eigene Beweglichkeit zu investieren, da man im Rahmen einer multimodalen Schmerztherapie der Schmerzspirale entkommen und Lebensqualität zurückerobern kann.

Auch chronische Schmerzpatienten dürfen sich zumindest eine Senkung der Schmerzintensität und eine Verlängerung von schmerzfreien Perioden erwarten. Allerdings ist Schmerz immer ein multimodales Geschehen, sodass körperliches Training nie der einzige Schlüssel zum Erfolg sein wird, sondern ein wichtiger Puzzlestein des Ganzen. Training ist ebenso wichtig wie die richtige ärztliche Therapie und die mentale Einstellung der Betroffenen. »Diese Einstellung, der Wille zur Arbeit am eigenen Erfolg, ist bei meinen Klienten in der Regel sehr hoch. Sie investieren mit dem Training in sich selbst und wollen als Belohnung eine deutliche Besserung ihres Lebens spüren«, sagt Peter Zluhan.

Grundlegendes Ziel ist es, wieder bewegungsaktiv zu werden, die eigene Angst vor bestimmten Bewegungen zu überwinden und die erlernten Übungen zu wiederholen und im Lauf der Zeit weiterzuentwickeln. Der Schmerzpatient soll angeleitet werden, sich künftig selbst richtig zu bewegen und sich dadurch selbst am besten helfen zu können.

Ein guter Trainer wird einen Trainingsplan erstellen, der individuell auf den jeweiligen Klienten zugeschnitten ist. Dieser Trainingsplan sollte nach einiger Zeit adaptiert werden, denn die Übungen sollen alle paar Wochen variieren, da sonst keine neuen Impulse gesetzt werden und der Körper keinen Auftrag erhält, Neues zu erlernen und noch beweglicher zu werden. Jahrelang dieselben Übungen zu machen, ist in der Regel ineffektiv und bringt wenig Verbesserung, in vielen Fällen gar ein Erlernen fehlerhafter Bewegungsmuster.

Fordernde, motorisch anspruchsvolle, aber machbare Übungen erzielen einen hohen Lerneffekt und sollten regelmäßig kontrolliert und angepasst werden. Durch einen systemdynamischen Trainingsansatz, das heißt über verschiedenste und breit gefächerte Aufgaben für den Körper, soll ein langsam steigendes Leistungsniveau erreicht werden, das wenig anfällig für eventuelle Störungen in der Trainingsentwicklung ist.

Wirbelsäule beweglicher machen

Die Beweglichkeit der gesamten Wirbelsäule kann mit vielen Mitteln trainiert und wiederhergestellt werden, etwa indem man auf einem Bein steht, auf dem Wackelbrett balanciert, sich im Stehen mit der Körperrückseite an eine Wand drückt und dabei viele Muskeln dehnt. Vermeintlich verkürzte Muskeln sollten gedehnt werden. Muskeln sind in Wahrheit nicht verkürzt, sondern es besteht in diesen Fällen eine mangelnde Dehnungstoleranz, die durch Dehnungsübungen wiederum behebbar ist.

Ein einfaches, aber effektives Übungsbeispiel bei Problemen mit der HWS (Halswirbelsäule): den Kopf nach links und rechts drehen. Die wiederholten Drehungen erzeugen in der HWS eine innere Reibung, wobei Gelenke, Muskeln, Sehnen und Faszien bewegt werden. Die innere Reibung wird Mechanozeption genannt. Der positive Effekt für Schmerzpatienten ist dabei, dass diese die Schmerzwahrnehmung (Nozizeption) überlagert und hemmt. Dies geschieht, wenn man die Drehung rund 30 bis 40 Mal wiederholt. Dadurch registriert das Gehirn zudem, dass diese Bewegung erlaubt ist und Schmerzen dabei nicht erhöht, sondern sogar lindert werden. Dieses kognitive Lernen ist äußerst wichtig gegen Schmerzchronifizierung, da es dem Patienten zeigt, dass die Körperstarre kein Dauerzustand bleiben muss.

Nach dem Erreichen einer größeren Beweglichkeit geht es darum, die Muskulatur zu kräftigen. Dies geschieht mit isometrischen Kraftübungen (Muskelanspannung ohne große Bewegungen) und dynamischen Kraftübungen (Muskelstärkung in Bewegung).

Das Grundziel all dieser Bemühungen ist es, Schmerzpatienten wieder in körperliche Aktivität zu bringen. Bewegung und Sport sollen wieder ermöglicht werden, und zwar in der Form, dass ein jeder dies selbstständig, regelmäßig und am besten mit Freuden und auch mit Freunden ausüben kann. »Im Rahmen eines Trainings ist es entscheidend, den Schmerzpatienten dort abzuholen, wo er steht. Nur ein individuelles Eingehen auf das Hintergrundwissen und die Möglichkeiten des Einzelnen bringt den bestmöglichen Erfolg«, sagt Peter Zluhan.

Nicht nur die schmerzende Region behandeln

Häufig liegt die Ursache für eine Schmerzproblematik in ganz anderen, durchaus weit entfernten Körperregionen. Das Ziel der Sport- und Bewegungswissenschaft ist es, die beste Ausgangssituation (Basis, Fundament) für die letztlich betroffene Region zu schaffen, um vor einem Wiederauftreten der Schmerzsituation zu schützen (Sekundärprävention).

Ein Beispiel: Bei chronischem Zervikalsyndrom (HWS-Syndrom) ist es oft besser, sich therapeutisch nicht nur dem Hals-Nacken-Bereich, sondern vermehrt dem Bereich der Brustwirbelsäule (BWS) zu widmen, denn dieser mittlere Abschnitt der Wirbelsäule ist zentral für die Funktionalität der HWS mitsamt deren Schulter- und Nackenproblematik verantwortlich. Mobilisiert und kräftigt man die Brustwirbelsäule, führt dies auch zu einer Entlastung der angrenzenden Bereiche, also der HWS und auch der LWS (Lendenwirbelsäule).

Wenn man eine verbesserte Beweglichkeit und Steuerungsfähigkeit in anderen Körperregionen erlebt, kann man sich auch jener Stelle nähern, wo sich die Schmerzen zeigen, und schließlich dort beginnen, an der Beweglichkeit und Stabilität zu arbeiten.

»Eine wiedergewonnene Beweglichkeit der BWS hat oft erstaunliche Effekte. Der gesamte Körper richtet sich auf, die Haltung und der Gang werden aufrechter und letztendlich profitiert auch die Psyche davon. Das Selbstbewusstsein scheint alleine aufgrund dieser Änderung – Kopf nach oben, Schultern nach hinten – deutlich verbessert. Die Klienten erzählen mir oft mit großer Begeisterung, wie solch kleine Dinge große Wirkung haben können. Ebenfalls hilfreich ist es, wenn man zum Beispiel ein Buch auf dem Kopf balanciert. Die HWS bekommt dadurch neue Impulse und Bewegungsaufträge, und natürlich verbessert sich auch die Haltung beim Stehen und Gehen, wenn man etwas auf dem Kopf balanciert«, berichtet Sportwissenschaftler Peter Zluhan.[148]

Ein anderes Beispiel: Bei Patienten mit Kreuzschmerz oder HWS- oder Schulterproblemen zeigt sich häufig, dass die Ursache in oft weit abgelegenen Körperteilen liegt. So etwa können Störungen der

Öffnung des Sprunggelenks oder etwa ein Fuß in X-Stellung oder auch eine Störung in den Fußwurzel- und Mittelfußgelenken den Kreuzschmerz begünstigen. Der Fußbereich kann also Ausgangspunkt von Schmerzen im gesamten Bewegungsapparat sein. Auch wenn die Schmerzen ganz oben zu spüren sind (HWS), sollte man den Blick durchaus nach ganz unten (Füße) richten. Auch die regelmäßige Kontrolle der Beinachse und deren Korrektur ist niemals ein Fehler, ja oft sogar ein kritisches Detail. Man sollte unbedingt alle Abschnitte des Bewegungsapparats durchgehen und nicht nur die Schmerzregion allein im Fokus haben. In den meisten Fällen ist es zuallererst notwendig, »eingerostete« Abschnitte entfernt der Schmerzregion wieder in Bewegung zu bringen. Peter Zluhan: »Insgesamt wichtig ist die ganzheitliche Betrachtung der Körperstatik und der motorischen Fähigkeiten jedes Einzelnen, um eventuelle Ursachen für eine regionale Überlastung zu entdecken und bekämpfen zu können.«[149]

Prävention, nein danke!

Ein falsch oder zu wenig geforderter Bewegungsapparat ist Schmerzursache Nummer eins. Schmerz ist das Hauptsymptom der meisten Erkrankungen des Bewegungsapparats. Er tritt meist erst dann auf, wenn man sich schon jahrelang falsch oder ungenügend bewegt hat. In einem Großteil der Fälle ließen sich Schmerzen und Erkrankungen am Bewegungsapparat verhindern, wenn man sich rechtzeitig um seinen Körper und dessen Bewegung kümmern würde.

Doch Prävention findet kaum statt. Die Medizin lebt von der Reparatur des beschädigten Körpers und kümmert sich kaum darum, wie man diesen möglichst lang gesund erhalten kann. Sehr viele Menschen kümmern sich erst dann um ihren Körper, wenn er nicht mehr funktioniert und sich nur noch unter Schmerzen bewegen lässt. Und selbst dann vergehen oft Jahre oder gar Jahrzehnte, bis man bereit ist, seinen Lebensstil ein wenig zu ändern.

Dabei wäre Vorbeugung so einfach. Man kann es kurz und klar auf den Punkt bringen: Die beste Prävention ist Bewegung. Viel Bewegung und richtig ausgeführte Bewegung. Doch wer leitet einen dazu an? Und wer interessiert sich überhaupt dafür, solange es ihm auch ohne anstrengende Bewegung gut geht?

Erfahrungen mit Prävention

Dr. Martin Pinsger erinnert sich: Als junger Mediziner und Orthopäde hatte ich zu Beginn vielerlei Aufträge im präventiven Bereich zu erledigen. Wir können uns das heute gar nicht mehr so recht vorstellen, aber es gab wirklich eine Zeit, in der Prävention in der Schule, am Arbeitsplatz und in Pflegeheimen zum guten Ton gehörte. Große Unternehmen vergaben damals Aufträge zur Erarbeitung von Gymnastikplänen, Fitnessparcours und Impulsreferaten für ihre Mitarbeiter. Die Schulung von arbeitsmedizinischen Diensten und die zusätzliche Ausbildung von Lehrkräften für den Turnunterricht waren noch große Themen. Auch das richtige Sitzen an den ersten Bildschirmarbeitsplätzen wurde gelehrt. An ergonomischen Richtlinien wurde gearbeitet und es gab einiges zu lernen und zu verstehen.

So verbrachte ich Anfang der 1990er-Jahre viele Wochen mit »Ladern« am Flughafen. Das ist jene Arbeitsgruppe, die Reisekoffer in die Laderäume von Passagierflugzeugen bugsiert. Das arbeitsmedizinische Problem waren hohe Krankenstandzahlen wegen Rückenbeschwerden. Auch in einem großen Pflegeheim wurde ich mit meinen Kollegen tätig. Man versuchte durch medizinisches Screening und präventive arbeitsmedizinische Konzepte die Stimmung und den Gesundheitszustand der Pflegekräfte zu verbessern. Auch die Schulen wollten ihren Lehrkräften Kurse zukommen lassen, um die Gesundheit am Bewegungsapparat ihrer Schüler zu verbessern. Diese Tätigkeit vor Ort in den Betrieben, aber auch die Schulung von Lehrkräften und Physiotherapeuten in Kursen haben mein Verständnis für Medizin stark geprägt.

Erkenntnisse über Schmerzentstehung am Bewegungsapparat
Unsere Untersuchungen basierten auf Gesprächen, Schmerzbild, muskulärer Situation, Beweglichkeitstests, psychologischen Fragebögen und Bio-Feedback-Messungen. Die großen Fallzahlen von zu Untersuchenden zeigten ein recht interessantes Bild: geschwächte Bauchmuskulatur, stark verkürzte Hüftbeuger oder eine massive Schulter-Nacken-Fehlhaltung standen oft mit beträchtlichen Schmerzen in Zusammenhang.

Hatten die zu Untersuchenden erst wenige Jahre lang chronische Verspannungen und Verkürzungen, so zeigten sich die Schmerzen hauptsächlich im Nacken- und Kreuzbereich, also nahe der Wirbelsäule, und die Schmerzintensität wurde als eher gering bis mäßig angegeben. Nach mehr als drei bis vier Jahren dieser »Verspannungen« kam es dann zu Schmerzausstrahlungen in Arme oder Beine und die Schmerzintensität stieg massiv an. Nach zehn und mehr schmerzvollen Jahren zeigte sich bei vielen ein Zustand, den man heute als Fibromyalgie bezeichnen würde.

Der eindeutige Zusammenhang zwischen mangelnder Bewegung und den damit zu erwartenden Schmerzausbreitungen wurde mir deutlich vor Augen geführt. Mir wurde sehr bald klar, dass der einzige Ausweg aus dem Schlamassel eine frühzeitige Schulung der Menschen, am besten bereits der Kinder wäre. Wir kommen eben ohne Gebrauchsanweisung und Betriebsanleitung auf die Welt, und daher ist die Schulung unseres Bewegungsverhaltens von unermesslicher Bedeutung.

Kapitel 7

Operationen am Bewegungsapparat

Pro und kontra Operationen

Schmerzt es an der Hüfte, im Knie oder an der Wirbelsäule, stellt sich für viele Patienten früher oder später die Frage, ob sie eine Operation riskieren sollen. Die Frage taucht auf: Wird sie mich von meinem Leiden befreien oder die Sache vielleicht sogar noch schlimmer machen? Laut Statistik Austria wurden in Österreich im Jahr 2018 genau 303.027 Operationen am Bewegungsapparat durchgeführt, das waren 23,7 Prozent aller operativen Eingriffe. Häufig wird kritisiert, dass viele dieser Operationen überflüssig seien und die Schmerzproblematik der Patienten nicht verbessern würden. Im Folgenden eine Einschätzung dazu.

Künstliche Hüftgelenke

Implantationen künstlicher Hüftgelenke erfolgen in Österreich »wie am Fließband«. Nur in Deutschland und der Schweiz werden sie noch häufiger durchgeführt.

Dr. Martin Pinsger dazu: »Künstliche Hüftgelenke erleichtern vielen Patienten ihr Leben. Es ist ein Segen, dass es Hüftendoprothesen[150] (Ersatz eines geschädigten Hüftgelenks) gibt. Wer einmal an einer schweren Hüftarthrose gelitten hat und dann mit einer Prothese aus Titan wieder schmerzfrei marschieren kann, wird Loblieder auf diese Entwicklung singen. Neunzig Prozent der Patienten spüren später nichts bis wenig von ihrem Implantat. Vor der Operation sollte das Körpergewicht normalisiert werden, die Beweglichkeit in Schuss gehalten und auf die Vitamin-D-Versorgung geachtet werden. Auch die soziale Belastung sollte vor und nach der Operation deutlich reduziert werden.«

Viele Menschen entwickeln eine Hüftarthrose über viele Jahre hinweg. Es wäre sinnvoll, nicht einfach auf die Operation zu warten, sondern rechtzeitig und aktiv sein Schicksal in die Hand zu nehmen. »Muskelverkürzungen« an der Hüfte und entzündete Schleimbeutel sind oft die Gründe für eine vorzeitige Hüftarthrose. Da ließe sich im Vorfeld vieles machen und verbessern, um den Zeitpunkt der Implantation einer Prothese hinauszuschieben, und zwar mit Gymnastik, sanftem Ausgleichssport (Radeln, Schwimmen) und Gewichtsreduktion.

Operationen am Knie
Das Kniegelenk ist anfällig für Verschleißerscheinungen und Verletzungen. Auch bei der Anzahl der Knieoperationen liegt Österreich im internationalen Spitzenfeld. Zu den häufigsten Eingriffen der Kniechirurgie gehören Implantationen neuer Kniegelenke, Meniskusoperationen und Kreuzbandoperationen. Die zu erwartenden Komplikationen sind gering. Neben den üblichen Risiken einer OP (Wundinfektionen, Thrombosen, unerwünschte Reaktionen auf die Anästhesie) bestehen bei der Kniechirurgie spezifische Risiken. So kann es bei der Implantation eines künstlichen Kniegelenks durch postoperativen Bewegungsmangel zu Verklebungen und Verwachsungen in der Knie-Endoprothese kommen. Auch Kalkablagerungen und Prothesenlockerungen sind möglich.

Dr. Martin Pinsger: »Die Zufriedenheit der Patienten nach dem Einsetzen eines Kniegelenks ist deutlich geringer als bei einem Hüftgelenk. Die Patienten profitieren von einer Operation hier in einem geringeren Ausmaß. Leider können Narbenzüge nach der Operation Hautnerven einklemmen und damit neuropathische Schmerzen auslösen. Auch kann es zu einer lokalen Osteoporose kommen oder zu schmerzhafter Rötung und Schwellung im Bereich des operierten Kniegelenks. Diese Komplikationen zeigen sich nicht selten und das Zeitfenster für eine gezielte Behandlung beträgt nur wenige Monate.«

Die Biomechanik des Kniegelenks ist sehr komplex und so sind die künstlichen Gelenkteile nicht in der Lage, den physiologischen

Bewegungsablauf zur Gänze zu imitieren. Die Kniescheibe und das Gelenk zwischen Schien- und Wadenbeinköpfchen können in ihrem Bewegungsspiel nicht zu hundert Prozent berücksichtigt werden, die Biomechanik ist zu komplex. So sind gewisse Bewegungsabläufe in tiefer Kniebeuge oder bei sprungartigen Bewegungen mit einem künstlichen Gelenk[151] nicht auszuführen.

Problemzone Wirbelsäule
Noch kritischer zu sehen sind Wirbelsäulenoperationen.[152] Hier ist neben der korrekten Technik des Operateurs auch die individuelle Begleitung des Patienten von größter Bedeutung. So bringen Eingriffe an der Wirbelsäule postoperativ oft extreme Schmerzattacken mit sich. Dann ist die Gabe von ausreichend Schmerzmitteln als Überbrückung wichtig. Versteifungsoperationen sind besonders problematisch. Die Wirbelsäule wird dadurch steifer und hat nun Anschlüsse[153] (das sind besondere Belastungszonen) oberhalb und unterhalb der Versteifung – und genau dort führt Belastung und Bewegung zu Anschlussdegenerationen. Das ist oft ein schmerzhafter Prozess. Auch die berufliche Belastbarkeit nimmt rapide ab. Alle paar Jahre das nächste anschließende Segment zu operieren und das nächste Segment dranzuhängen, so wie es häufig geschieht, ist für den Patienten keine wirklich rosige Aussicht.

In diesem Zusammenhang besteht viel Unzufriedenheit, da sich die Betroffenen viel von einem chirurgischen Eingriff erwarten, der Erfolg aber oft ausbleibt. Die Schmerzen verschwinden nicht, sondern nehmen fallweise sogar zu. Auch die Mobilität nimmt oft weiter ab, die bewältigbaren Gehstrecken reduzieren sich ebenso wie die Fähigkeit, Dinge zu heben oder zu tragen. Vor derartigen Eingriffen sollte man sich gut beraten lassen, und auch eine medizinische Begleitung nach dem Eingriff ist nötig.

Ein Großteil der Patienten erwartet sich durch eine Wirbelsäulenoperation eine deutlich erhöhte Leistungsfähigkeit. Diese Hoffnung ist jedoch unrealistisch. Die Trainierbarkeit der Wirbelsäule nach multisegmentalen Eingriffen ist reduziert.[154]

Vielfach wird Patienten vor Wirbelsäuleneingriffen suggeriert, dass es sich um eine Restitutio ad Integrum handelt, dass ihre Gesundheit also wiederhergestellt werden könne. Dem ist aber nicht so. Es sollte jedem klar sein, dass es zu Problemen mit durchtrennten Muskeln, Narben, Wundsekret und Lymphabfluss kommen kann und nicht zuletzt die Blockaden in den Bewegungsketten beträchtliche Beeinträchtigungen für die Patienten darstellen. Die häufige Empfehlung »Postoperativ machen Sie dann weiter wie bisher« ist oft leider nur ein Wunschtraum. In dieser Situation ist besondere Achtsamkeit notwendig. Auch die Gefahr einer gewissen Invalidität ist vorhanden und sollte im weiteren Arbeitsprozess und bei der häuslichen Belastung der operierten Patienten berücksichtigt werden.

Fazit: Die nach einer gelungenen Hüftoperation oftmals empfundene »Erlösung« kann eine Wirbelsäulenoperation nicht immer bieten.

Operationen an der Halswirbelsäule

Besondere Vorsicht sollte man bei einer Operation im Bereich der Halswirbelsäule walten lassen. Solche Operationen sind nur selten wirklich nötig. Meistens reichen konservative Maßnahmen und eine Umstellung einiger Lebensgewohnheiten aus, um die Probleme in den Griff zu bekommen. Operationen sind nur dann nötig, wenn Lähmungserscheinungen auftreten, bei neurologischen Ausfällen, starker Druckwirkung auf das Rückenmark oder Organveränderung des Rückenmarks (Myelopathie).

Operationen an der HWS bringen nicht immer das Ergebnis, das sich die Patienten erhoffen. Zudem bergen sie das Risiko von Verletzungen von Rückenmark und Nerven. Eine Rückenmarksschädigung ist meist irreversibel und dramatisch, die Auswirkungen reichen bis hin zur Spastizität und Querschnittssymptomatik.

Bevor man sich zu einer Operation an der Halswirbelsäule entschließt, sollte man in jedem Fall die Meinung von zumindest zwei erfahrenen Chirurgen einholen. Operationen an der HWS sollten wirklich der allerletzte Ausweg sein und nur dann vorgenommen werden, wenn eine konsequente konservative Therapie keinen Erfolg gebracht hat.

Hat man sich zu einer OP entschlossen, stehen verschiedene Methoden zur Verfügung. Kleinere Bandscheibenvorfälle können mithilfe von mikrochirurgischen Techniken vom Nacken her operiert werden. Bei größeren Vorfällen muss die Bandscheibe vom Hals her entfernt werden. Anschließend wird ein starres Implantat (Versteifung) oder eine künstliche Bandscheibe (Prothese) eingebracht.

Chronische Schmerzen nach Operationen verhindern

Schmerzen nach einer Operation sollte man keinesfalls auf die leichte Schulter nehmen, denn aus akuten Schmerzen entwickeln sich häufig dauerhafte.

Wenn jemand schon vor der Operation Schmerzen in der zu operierenden Gegend hatte, ist dies für das Entstehen chronischer Schmerzen nach der OP ein hoher Risikofaktor. Die alten Schmerzen wirken wie ein Trigger, also verstärkend. Bei diesen Patienten sind zum Zeitpunkt der OP bereits Schmerzbahnen vorhanden und durch die Operation werden die Schmerzimpulse verstärkt und die Schmerzbahnen quasi verbreitert und ausgebaut.

Zudem löst eine Operation an sich viele Schmerzimpulse aus. Das kann bewirken, dass sich das Zentralnervensystem umstellt: eine Überempfindlichkeit entsteht, die wiederum das Entstehen chronischer Schmerzen begünstigt.[155] Durch die OP können auch neue Nervenbahnen gelegt werden, auf denen die Schmerzimpulse geleitet werden.[156] Auch psychische Faktoren tragen dazu bei, ob und in welchem Ausmaß Schmerzen entstehen und chronifizieren. So erhöht die Angst vor einer Operation das Risiko, dass sich tatsächlich Schmerzen bilden. Ängstliche Menschen entwickeln häufiger chronische Narbenschmerzen als andere. Hilfreich ist es, ängstliche Menschen vor der OP gut zu informieren und ihnen schon im Vorfeld zu sagen, dass sie anschließend eine gute Schmerztherapie bekommen.

Auch Menschen mit einer erhöhten Aufmerksamkeit für Schmerzreize sind gefährdet, nach einer Operation chronische

Schmerzen zu entwickeln. Kommen nach der OP die – vom Patienten erwarteten – starken postoperativen Schmerzen hinzu, beeinflussen diese ihrerseits die psychische Schmerzwahrnehmung. Ein Teufelskreis aus Schmerz und Schmerzerwartung/-angst kommt in Gang.[157, 158, 159]

Schmerztherapie nach Operationen

Um einer Chronifizierung postoperativer Schmerzen vorzubeugen, sind folgende Maßnahmen möglich:

- Bereits vor der Operation sollte man die bestehenden Schmerzen ausreichend behandeln und die Patienten aufklären, dass die Wunde längere Zeit schmerzen kann und man daher diese Schmerzen ebenfalls behandeln sollte.
- Eine kompetent durchgeführte, intensive Schmerztherapie nach der Operation ist die wichtigste Maßnahme zur Prävention chronischer Schmerzen. Nach einer Operation sollte frühzeitig eine Schmerztherapie eingeleitet werden, möglichst eine multimodale Therapie. Sie setzt sich zusammen aus Medikamenten, Bewegungstherapie, dem Erlernen von Entspannungsverfahren etc.
- Gilt eine bestimmte Operation als besonders schmerzintensiv, besteht die Möglichkeit, schon vor der Operation zum Berispiel einen epiduralen Katheter[160] zu setzen.
- Vor allem Patienten mit starken Schmerzen vor und/oder nach einer Operation brauchen eine gute Akutschmerzbehandlung. Lassen die Schmerzen nach wenigen Tagen nicht deutlich nach, sollte dies ein Warnsignal sein und sofort eine intensive Schmerztherapie eingeleitet werden.

Versteifungsoperationen – Spondylodese

Die Spondylodese, auch Wirbelkörperverblockung genannt, ist die operative Versteifung der Wirbelsäule. Sie kann notwendig werden, wenn eine deutliche Instabilität der Wirbelsäule vorliegt. Da es durch diese Operation zu einem deutlichen und unwiederbringlichen Bewegungsverlust im versteiften Segment kommt, sollte sie nur dann in Betracht kommen, wenn alle konservativen Maßnahmen erfolglos geblieben sind. Je nachdem, wo die Instabilität besteht, wird die Versteifung an der Hals-, Brust- oder Lendenwirbelsäule vorgenommen.

Es ist sicherlich nicht unsere Absicht, Methoden in Verruf zu bringen oder medizinische Spitzenleistungen zu schmälern. Trotzdem sollte in diesem Buch gerade im Hinblick auf die ICD-11 und die ICF (International Classification of Functioning, Disability and Health, eine Klassifikation der Weltgesundheitsorganisation) ein besonderes Augenmerk auf die »Human Based Medicine« (Prof. Michael Musalek)[161] gelegt werden – jene Faktoren, die im schulmedizinischen Umgang gern vernachlässigt werden oder gar untergehen.

Es handelt sich dabei um Parameter, die im Besonderen mit den psychischen und sozialen Ressourcen der Patienten in Verbindung zu bringen sind, die mit Biografie, Strategie und Selbstwirksamkeit zu tun haben. Das betrifft auch jene so unterschätzten Voraussetzungen für einen positiven postoperativen Ausgang und Benefit bei Wirbelverblockungen. Diese Voraussetzungen können am besten am Patienten selbst abgelesen werden, sie sollen in diesem Buch an einigen Beispielen Erklärung finden.

Patienten nicht alleinlassen

Nach einem so komplexen und fordernden Eingriff, wie es die Spondylodese nun einmal ist, ist ein Hinweis an den Patienten nach der Operation, dass eine weiterführende Therapie durch den Hausarzt erfolgen solle, zu knapp gegriffen. Vor allem die lange Rehabilitation, die beruflichen Einschränkungen und die finanziellen Einbußen machen eine entspannte Reintegration schier unmöglich. Hier fehlen kompetente, leistungsfähige Strukturen, die eine schnelle und unbürokratische Hilfe ermöglichen.

Die Folgen für zu wenig betreute, mehrfach operierte und verblockte Wirbelsäulenpatienten sind meist katastrophal und vielfach irreversibel. Der nicht mehr leistungsfähige Spondylodese-Patient wird in einer Struktur von Krankenstand, Notstand, Reha-Verfahren, Frühpensionierung, AMS (Arbeitsmarktservice) und Maßnahmen zur Wiedereingliederung in den Arbeitsmarkt hin und her gereicht. Niemand will sich um diese Patienten kümmern und für sie zuständig sein. Die Mühlen der Bürokratie machen diesen Patienten, die ohnehin am Limit sind, das Leben zusätzlich schwer. Neben all den körperlichen Problemen müssen sie sich nun auch noch ständig um Ansuchen, Fristen und Rechtsmittel gegen negative Bescheide kümmern. Dieses jahrelange Auf und Ab ist für viele eine Qual, ja eine wahre Tortur.

Was Ausgrenzung und existenzielle Ängste in schwierigen Schmerzsituationen bedeuten, soll hier noch einmal betont werden: Menschen mit chronisch starken und stärksten Schmerzen muss man helfen! Sie nicht ernst zu nehmen, ist eine tiefe Kränkung und macht somit auch krank. Einem Menschen seine Krankheit und Hilfe abzusprechen, ist würdelos und sollte der Vergangenheit angehören.

Ohne Diagnose keine Krankheit

Derzeit ist dieses System der Ablehnung, Weiterreichung und Ausgrenzung noch Realität und stürzt viele Betroffene in tiefe Verzweiflung und wirtschaftliche Schwierigkeiten. Häufig werden solche Patienten zwar am Arbeitsmarkt als nicht vermittelbar, aber doch noch nicht pensionierungsfähig eingestuft.

In diesem System kann leider auch der Arzt dem Patienten kaum helfen, weil in der derzeit gültigen ICD-10 Schmerz keine Diagnose kennt und somit im Gutachten keine Berücksichtigung finden kann. Ohne spezifische Diagnose besteht offiziell keine Krankheit und ohne Krankheit ist keine Pensionierung möglich und auch keine soziale Unterstützung aufgrund von Invalidität.

Das wichtigste Argument für die notwendigen sozialen und rehabilitativen Maßnahmen – der ständig unter Belastung massiv wiederkehrende Schmerz oder der andauernde, mürbe machende neuropathische Schmerz – steht dem begutachtenden Arzt und dem leidenden Patienten als Argument nicht zur Verfügung. Hier besteht ein echter Fehler im System.

Im jetzigen System können zwar so viele Operationen wie nötig durchgeführt werden, die weitere soziale und schmerztherapeutische Betreuung der Patienten hängt jedoch in der Luft. Viele Patienten verstehen – zu Recht – nicht, dass diese Situation gesetzlich so vorgegeben ist.

Die ganze Hoffnung engagierter Ärzte liegt auf der möglichst baldigen Einführung der ICD-11, die erstmals Schmerzdiagnosen ermöglichen und damit die jetzige unbefriedigende Situation verbessern sollte.[162]

Beistand ist nötig

Notwendige Operationen sollen natürlich durchgeführt werden, doch sollten die Patienten auch ein Recht darauf haben, in dieser schwierigen Situation ausreichend Beistand zu bekommen. Dieser Beistand sollte eine eingehende Beratung und Diskussion vor der Operation umfassen, in der Befürchtungen, Erfolgsaussichten, mögliche Komplikationen, die weitere Berufstätigkeit und die schmerztherapeutische Betreuung besprochen und geklärt werden.

Im Rahmen solcher Operationen sollte es eine Selbstverständlichkeit sein, von Anfang an eine Art soziales und rehabilitatives »Case Management« zu betreiben. Den Patienten einfach im alten Arbeitsumfeld unbetreut zu belassen, führt in vielen Fällen zu einer alsbaldigen Schmerzeskalation und damit vorschnell zu weiteren Operationen, die wiederum die Schmerzspirale anheizen.

Es folgen zwei kurze Fallgeschichten von Patienten, wobei die erste zeigt, dass Spondylodese-Operationen auch zu einem positiven Ergebnis führen können.

Frau Paula

Frau Paula hat eine recht gelungene Therapie erhalten. Die konservative Schmerztherapie setzte zwar etwas verzögert ein, aber die Erfolge waren jahrelang gut, trotz massiver Vertebrostenose (enger Wirbelkanal). Dann nahm die Mobilität der Patientin ab, die Schmerztherapie verlor an Biss und so wurde die Operation längerfristig geplant. Der Operateur war der Patientin schon bekannt und das Vertrauen daher vorhanden.

Zum Zeitpunkt der Versteifungsoperation war die Patientin bereits pensioniert. Ihre soziale Situation war stabil und sie hatte gute körperliche, psychische und soziale Ressourcen. Auch die Schmerztherapie wurde, wenn auch deutlich reduziert, weitergeführt, und auch die verordneten Cannabinoide kamen im Fall von Schmerzeskalationen immer wieder erfolgreich zum Einsatz. Insgesamt ist die Patientin gut organisiert, willensstark und hat wenig Tendenz zur Depressivität. Postoperativ kam es zu einer deutlichen Verbesserung, obwohl die chronische Schmerzkrankheit blieb.

Bislang hat sich nach acht Jahren noch keine Anschlussdegeneration ausgebildet, das heißt, die an die versteiften Segmente angrenzenden Wirbel blieben stabil und schmerzfrei.

Herr Ali

Herr Ali ist ein junger, fleißiger Mensch. Der Mittdreißiger schuftet bis 16 Uhr in der Fabrik, anschließend arbeitet er im eigenen kleinen Restaurant. Zudem baut er an den Wochenenden ein Haus. Doch er hat Probleme mit der Wirbelsäule. Trotz diverser Operationen an der Lendenwirbelsäule lässt sich seine Belastbarkeit nicht mehr so verbessern, wie es in seinem Alter und für seine existenziellen Notwendigkeiten vonnöten wäre.

Obwohl er die Arbeitsbelastung stark reduziert, kann keine Verbesserung erzielt werden, seine Beschwerden bleiben. Herr Ali ist verzweifelt. Die Befunde sind nicht so schlimm, aber eine funktionelle Ischialgie lässt keinerlei Berufstätigkeit mehr zu. Für die Pensionierung ist er viel zu jung.

Wahrscheinlich wird eine weitere Wirbelsäulenoperation notwendig werden. Aber wie wird die Geschichte ausgehen? Operation ja, aber dann? Wer übernimmt die kontinuierliche Schmerztherapie, wer kümmert sich um die finanzielle Unterstützung? Herr Ali hat Familie, zwei Kinder und eine Frau, er benötigt ein regelmäßiges Einkommen. Wie soll die Lösung aussehen?

Dieses Beispiel soll aufzeigen, was jedem von uns ganz schnell passieren kann, wenn beträchtliche Schmerzprobleme über einen hereinbrechen. Sie bedeuten komplexe Herausforderungen, und diese können nicht allein gelöst werden, weder vom Patienten noch vom Schmerztherapeuten oder Operateur.

In Situationen wie dieser sollte unser Sozialstaat Farbe bekennen und die Patienten nicht in ein Labyrinth aus krank machenden Affronts und Diskriminierung schicken. Eine solche Problemlage ohne Lösungsmöglichkeit bedeutet, Öl ins Feuer jeder Schmerzerkrankung zu gießen, und nimmt der Therapie jegliche positive Dynamik, und das oft über viele Jahre hinweg.

Durchbeißen bis zum Umfallen – *Harald Fürst*

Was mit einem Bandscheibenvorfall beginnt, kann in einer alles dominierenden Schmerzerkrankung enden – einer Erkrankung, die einen an den Rand der Existenz drängt und das Leben völlig infrage stellt. Die Geschichte von Harald Fürst (Name geändert) zeigt die Dynamik und Fallen einer negativen Schmerzspirale, in die er, wie so viele andere auch, geraten ist und aus der man sich nicht oder nur mit viel Glück befreien kann.

Harald Fürst ist 47 Jahre alt, Vater eines Sohnes, verheiratet und arbeitet seit 24 Jahren im Außendienst eines großen Unternehmens. Er arbeitete stets gern und viel, bis ihm im Februar 2008 ein Bandscheibenvorfall an der Lendenwirbelsäule (L4/5) einen Strich durch die Rechnung machte.

»Es hat mir eine Bandscheibe herausgedrückt, offenbar war ein Wirbel instabil. Ich habe eine angeborene Wirbelfehlstellung in der LWS. Die Schmerzen waren höllisch, und vor allem vergingen sie nicht. Ich ging in ein Wiener Krankenhaus und bekam den Rat, mich mit meinen Schmerzen zu arrangieren. Mit solchen Schmerzen kann sich aber kein Mensch arrangieren«, erzählt Harald Fürst. Er konsultierte Dr. Martin Pinsger und ließ sich infiltrieren, das half aber nur sehr kurze Zeit. Dr. Pinsger meinte, dass die Sache operiert gehörte. So ging Harald Fürst wieder ins Krankenhaus, wo man die Operation aber ablehnte, angeblich wegen seines Übergewichts.

»Man sagte mir, ich solle mich konservativ behandeln lassen. Ich habe das versucht, aber weil das auch nichts gebracht hat und ich mich mit den Schmerzen nicht abfinden konnte, ging ich in ein anderes Krankenhaus, wo Infusionen beim Hausarzt und private Physiotherapie verordnet wurden, da laut Spital die Krankenkassen-Therapien nichts nutzen. Die Physiotherapie wurde aber abgebrochen, weil die Therapeutin meinte, dass das nichts bringe und dass eine Operation gemacht gehörte. Also ging ich wieder in ein Krankenhaus. Dort sagte man mir, dass ich einen Operationstermin bekommen würde, wenn ich zwanzig Kilogramm abnehme und mich weiter konservativ behandeln lasse«, berichtet Harald Fürst.

Versteifungsoperationen mit fragwürdigem Erfolg
Gesagt, getan. Ein paar Monate später, es war im Juni 2008, wurde das L 4/5-Segment der Wirbelsäule operativ versteift. Die Operation sei gut verlaufen, teilte man ihm mit, doch sie änderte nichts an den Schmerzen. »Vielleicht lag es auch daran, dass ich im September schon wieder arbeiten gegangen bin. Später stellte sich heraus, dass bei der Versteifung einige Schrauben nicht richtig platziert wurden, wodurch die Implantate verrutschen konnten«, sagt Fürst.

2011 erfolgte in einem anderen Krankenhaus eine Revisions-Operation, die den Schaden beheben sollte, doch leider wurde dabei ein Nerv verletzt, wodurch der Patient in der Folge einen Vorderfuß nicht mehr heben konnte. Es folgten lange Krankenstände und Harald Fürst bekam Probleme mit seiner Firma, die sich wenig verständnisvoll zeigte. Schließlich wurde er zu 50 Prozent invalide erklärt, was immerhin den positiven Effekt mit sich brachte, dass eine einfache Kündigung des Arbeitsverhältnisses dadurch ausgeschlossen wurde.

Auf diesen Vorteil hätte er liebend gern verzichtet, wenn er nur gesund geworden wäre. Die Schmerzen wurden immer schlimmer, sodass er Opiate und Morphine[163] (Morphine werden aus Opium gewonnen) nehmen musste. »Das ging auf Dauer aber nicht gut, weil die Nebenwirkungen zu stark wurden. Mir wurde ständig übel und vor allem zeigte sich eine Wesensveränderung bei mir, indem ich oft aggressiv wurde. Ich musste die Medikamente daher ausschleichen.«

Nach einer Reha ging Harald Fürst im Mai 2012 wieder arbeiten. Er wurde versetzt und zum Teil auf Homeoffice umgestellt. Doch die Probleme mit der Firma rissen nicht ab – ihm wurde vorgeworfen, ständig krank zu sein.

Durchbeißen, spritzen lassen und arbeiten

Trotz großer Schmerzen biss Harald Fürst die Zähne zusammen, arbeitete weiter und ließ sich im gesamten Zeitraum von 2012 bis 2018 alle drei Wochen von Dr. Pinsger infiltrieren. Er konsultierte auch andere Ärzte und Krankenhäuser. Viele Therapieversuche ließ er über sich ergehen, die allesamt keine oder nur kurzfristige Besserung brachten.

»All das ist sehr teuer. Krankenhausärzte haben oft auch eine Privatpraxis und als Patient geht man dann in diese Privatpraxen, weil man sich davon verspricht, dass einem dort besser geholfen wird. Man zahlt viel Geld, mir aber brachte es keinen Nutzen«, sagt Harald Fürst. Er arbeitete weiterhin 38,5 Stunden im Außendienst. Ohne intensivste Schmerztherapie wäre eine berufliche Aktivität in dieser Phase unmöglich gewesen. Die Medikamente wurden mehr, die Dosierungen immer weiter ausgereizt.

2015 endlich zeigte sich ein Hoffnungsschimmer am Horizont. Cannabinoide wurden getestet und halfen tatsächlich, die Schmerzen wegzudrücken. Doch die Krankenkasse wollte die Kosten nicht übernehmen. »Dr. Pinsger und ich gingen zum Bürgeranwalt ins Fernsehen. Auch dort wurde seitens der Kasse argumentiert, dass ich nicht austherapiert sei und nicht alles andere versucht hätte, weswegen sie mir die Cannabinoide nicht bezahlen würden.«

Der Kampf um die Übernahme der Kosten war schließlich doch von Erfolg gekrönt, denn einige Monate später wurden die Medikamente genehmigt. »Anfangs dachte ich, dass die Cannabinoide ein Wundermittel seien, denn die Schmerzen waren plötzlich weg. Auch heute noch sind sie wirksam, allerdings sind die Schmerzen nicht weg, sondern sie werden nur gedämpft.«

Mobbing, Suizidgedanken und die nächste Operation
Harald Fürst arbeitete weiterhin Vollzeit, doch die Segmente in der Wirbelsäule, die an das operierte Segment anschließen, schmerzten immer heftiger. »Ein verschobener Wirbel, der ständig auf einen Nerv drückt und eine Entzündung auslöst, ist auf Dauer nicht auszuhalten. Die Schmerzen waren jetzt immer da. Beim Aufstehen, beim Zubettgehen und auch in der Nacht«, sagt Harald Fürst. Zudem verstärkte sich die Taubheit an beiden Füßen bis hinauf zu den Knien. Er fand kaum mehr Schlaf und wurde immer erschöpfter.

2018 wurde der Konflikt in der Firma wieder akut, erneut kamen heftige Vorwürfe, weil Fürst oft krankgeschrieben war. Er erzählt: »Ich musste etwas tun, das war mir klar. Ich hielt die Dauerschmerzen nicht mehr aus, und auch die Vorwürfe in der Firma machten mich ganz krank. Ich habe mich sehr aufgeregt und hohen Blutdruck bekommen. Auch die Hüfte begann stark zu schmerzen und die Stirnhöhlen mussten zweimal operiert werden. All das hat die Familie stark belastet und es gab auch Streit, weil ich wegen der Schmerzen oft nicht leicht zu ertragen war. Zum Glück stand meine Frau dennoch immer hinter mir«, erzählt der 47-Jährige. Ihm war klar, so konnte es nicht weitergehen.

»Ich kam zur Einsicht, dass es ohne weitere Operation nicht mehr möglich war weiterzuleben. Ich hatte Gedanken an Suizid, ich musste eine Lösung finden. Dr. Pinsger hat mir in Phasen der großen Hoffnungslosigkeit immer geholfen und holte mich oft aus dem tiefsten Loch. Dann kam immer wieder auch mal ein Hoffnungsschimmer in mir auf und ich machte weiter.«

Aber das Grundproblem ließ sich nicht beseitigen: die ständigen Schmerzen und wie man mit ihnen leben kann. »Mit 47 Jahren kann man ja nicht in Pension gehen, aber weiterarbeiten kann man mit den Schmerzen auch nicht ewig, selbst wenn man das unbedingt will. Obwohl ich 300 Überstunden gemacht habe, wurde ich von einem Chef und manchen Kollegen gemobbt, weil ich eben ein unzuverlässiger Kollege geworden bin. Man will mich loswerden, und ich vermute, sie wollen, dass ich selbst kündige. Aber das kann ich nicht, ich muss weiterarbeiten, ich muss ja Geld verdienen, um zu überleben. Was bitte soll ein Mensch in meiner Situation tun?«

Also ging Harald Fürst wieder in ein Krankenhaus. Dort hat der Oberarzt einen OP-Termin für Februar 2020 zur Versteifung des Segments L3/4 fixiert. Die OP-Vorbereitung wurde durchgeführt. Tags darauf wurde Harald Fürst jedoch in einem Anruf aus dem Krankenhaus mitgeteilt, dass sich die Ärzte nicht mehr sicher seien und vor der Operation noch eine Nervenwurzel-Infiltration der betroffenen Segmente geplant sei. Dieser Termin wurde wegen Corona auf unbestimmte Zeit verschoben, der bestehende OP-Termin storniert.

»Ich suchte dann den Oberarzt in seiner Privatordination auf, um eine Erklärung für dieses Vorgehen zu bekommen, und nach mehreren Telefonaten teilte er mir mit, dass er nichts mehr für mich tun könne und ich mich an seine Chefin wenden solle. Ich ging also zur Primarärztin, und die meinte, dass eine weitere Operation, nämlich eine Verlängerung der Versteifung um zwei Etagen von L3 bis S1 doch sinnvoll sei. Die Schmerzen würden sich um 60 bis 70 Prozent reduzieren, so ihre Einschätzung. Sie sagte aber auch, dass ich mit Komplikationen rechnen müsse. Damit war die Sache für mich entschieden – eine weitere Versteifung der schmerzhaften Segmente oberhalb und unterhalb der alten Versteifung sollen folgen.«

Mitte Juli 2020 war es dann endlich so weit und Harald Fürst bekam die ersehnte Operation. Die Segmente L3 bis S1 wurden versteift und beim Nerv L5 wurde rechts eine Neurolyse durchgeführt. Die Operation dauerte acht Stunden und verlief erfolgreich. »Ganz erstaunt stellte ich danach fest, dass mein rechter Vorfuß wieder teilweise funktioniert. Von den Ärzten wurde der Krankenstand mit mindestens sechs Monaten angegeben, auch die Firma zeigte auf einmal Verständnis«, freut sich Harald Fürst.

Kommentar von Dr. Martin Pinsger:

Herr Fürst kam mit stärkstem Wirbelgleiten zu mir. Es benötigte Monate, um ein Operationsteam zu finden, das willens und in der Lage war, die Wirbel zu verblocken. Die Position der Wirbel war auch nach der OP nicht ganz befriedigend.[164] Herr Fürst arbeitete weiterhin Vollzeit im Außendienst. Ohne intensivste Schmerztherapie wäre eine berufliche Aktivität in dieser Phase völlig unmöglich gewesen.

Gemeinsam versuchten wir dagegenzuhalten, doch die Schmerzen und die zunehmenden Lähmungserscheinungen zwangen zu einer neuerlichen Operation. Diesmal schien es gut zu gelingen. Die postoperativen Bilder zeigten eine tolle Lage der Implantate. Leider blieb ein neuropathischer Schmerz bis in die Großzehe bestehen.

Die Umstände am Arbeitsplatz von Herrn Fürst sind nicht gerade durch Verständnis und Wohlwollen geprägt,[165] obwohl die Firma steuerliche Erleichterungen durch die Invalidität ihres Mitarbeiters erhält. Die chronischen Schmerzen und die hohen Dosen der Schmerzmittel belasten auch die familiäre Situation. Es gibt zu wenig Rückzugsmöglichkeiten und aufgrund des geringen Alters besteht keine Hoffnung auf Pensionierung oder anderweitige Erleichterungen mit adäquater Bezahlung. Eine weitergehende Therapie kann sich der Patient kaum leisten, denn solche Behandlungen sind im Gegensatz zu Operationen großteils privat zu finanzieren.[166]

Herr Fürst ist einer von vielen Patienten mit genau diesen Problemen: Sie kämpfen um Medikamente[167] mit den Kassen, um Operationen und adäquate Schmerztherapien.[168] Auch bräuchten sie in ihrer schwierigen Situation eine soziale Begleitung, die es aber in unserem Land dafür nicht gibt.

Nun wurde Herr Fürst wieder operiert und hat Zeit zum Durchatmen. In einigen Monaten wird sich der mögliche Erfolg objektivieren lassen. Dann wird man sehen, wie es weitergehen kann.

Kapitel 8

Patient und Arzt

Optimales Patient-Arzt-Verhältnis ist Balsam für die Seele

Wenn Patienten nach schlaflosen Nächten das erste Mal mit unerträglichen Schmerzen, massiv verspannten Gliedmaßen und völliger Erschöpfung einen Arzt aufsuchen, dann läuft dieser Vorgang optimalerweise so ab: Zuerst wird der Patient untersucht, dann werden die Schmerzen behandelt und schlussendlich werden dem Patienten Ängste genommen und seine Verzweiflung reduziert. Allein die Anwesenheit eines ruhigen und erfahrenen Therapeuten entschärft so manche Situation deutlich. Und das zu Recht, denn für einen Großteil der Patienten steht eine ganze Reihe von Methoden zur Verfügung, die kurz- bis mittelfristig Linderung verschaffen.

Nervensystem angeschlagen

Liegt nun der Patient nach adäquater Schmerztherapie etwas entspannter und schmerzreduzierter als zuvor auf der Untersuchungsliege des Arztes, so lassen sich Gespräche problemlos führen. Gerade in Akutphasen nach durchwachten Nächten und Tagen in Schmerz und Pein, ist das Unterbewusstsein besonders offen und hellhörig. Das Nervensystem braucht einen »Balsam für die Seele«. So ist es ganz wichtig, den Patienten zu Wort kommen zu lassen. Er muss sich aussprechen können. Das ist es, was viele brauchen, aber nie die Möglichkeit dazu bekommen. Wichtig ist zu klären, welche Umstände den Patienten in die Schmerzerkrankung getrieben haben.

Oft ergibt sich das Krankheitsproblem aus einer Kombination von Überlastung, persönlichen Kränkungen, Verlusterlebnissen durch Todesfälle oder Scheidungen, finanziellen Katastrophen sowie körperlichen Schwachstellen. Diese persönlichen Geschichten zu erzählen, ist von großer Bedeutung.

Sobald alles gesagt wurde und der ganze Wahnsinn der letzten Monate oder Jahre ans Licht gekommen ist, kann der Patient vom Therapeuten richtig eingeschätzt und empathisch behandelt werden. Der Patient kann sich dann auch der Wertschätzung sicher sein. Ein guter Arzt oder Therapeut wird dem Patienten klarmachen bzw. anerkennen, welche enorme Leistungen dieser vollbringt und welch unzumutbare Belastungen er zu tragen hat. Die Seele des Patienten muss sich angenommen und verstanden fühlen, und dabei helfen Wertschätzung und Bewunderung ganz besonders. Wie selten wird man doch gelobt! Meist gilt das Sprichwort: »Nicht geschimpft ist schon genug des Lobs.«

Durch die Annahme und das Sich-verstanden-Fühlen entkrampft die Muskulatur schnell und signifikant. In dieser offenen Situation, mit weniger Schmerz und in Entspannung, ist der Patient psychisch gelöst und Anregungen zur Veränderung gegenüber offen. Der Arzt könnte etwa sagen: »Jetzt haben Sie so viel durchgemacht, so viel gelitten für Familie und Firma, die nächsten Wochen sollten nun einmal nur Ihnen gehören!«

Zeit, über das Leben nachzudenken, Belastungen neu zu ordnen und der eigenen Gesundheit Raum zu geben, das sollte nun folgen. Bei vielen Patienten werden in solchen Situationen die Augen etwas feucht, manche weinen oder lachen. Wie ein Turbo springen die verschütteten, niedergedrückten, weggeschalteten Emotionen an – nun steht der Weg zur Gesundheit offen. Wenn Denken und Fühlen Hand in Hand gehen, geht es aufwärts.

So sind erstaunliche Fortschritte in kurzer Zeit möglich. Viele Patienten vergessen diese positive Erstkonfrontation nicht mehr. Sie wirkt weiter, einmal mehr, einmal weniger. Durch den Prioritätenwechsel wird es für den Patienten ganz klar, dass er in so eine Situation nicht mehr kommen darf.

Die Priorität, sich selbst zu schützen, wird wichtiger und beeinflusst künftige Entscheidungen und Verpflichtungen. Vielen Patienten wird bewusst, dass sie anderen nur dann helfen können, wenn sie sich zuerst selbst helfen.

Das optimale Ergebnis für die Patienten zu erreichen, sollte das Ziel jedes Arztes sein. Die oben beschriebenen Interventionen sind aufwendig und beanspruchen die ganze Aufmerksamkeit des Arztes/Therapeuten, und sie benötigen Zeit. Es ist einfach notwendig, schwierige Schmerzsituationen gut abzufedern und genügend Energie und Zeit zu investieren.

Im tatsächlichen medizinischen Alltag gibt es hier einen großen Nachholbedarf. Schlimmer noch, in den vergangenen Jahren wurde die Betreuung eher schlechter als besser, denn Schmerzambulanzen wurden geschlossen und Schmerzpatienten aus dem stationären Bereich gedrängt – alles andere als eine positive Entwicklung für die Betroffenen.

Technik allein hilft nicht gegen Schmerzen

Bis in die 1980er-Jahre galt das Interesse des Mediziners vornehmlich dem Patienten und dessen Heilung. Dieser Selbstverständlichkeit wurden Schritt für Schritt immer mehr Leistungs- und Abrechnungsmodalitäten hinzugefügt. Immer mehr übernahm die Technik das Regime. Alles musste messbar werden. Technische Anwendungen haben für den Medizinbetrieb klare Vorteile: sie lassen sich gut verrechnen, sind einfach und exakt zu bewerten und in Statistiken zu erfassen.

Ein Beispiel, wie sehr die Technik in den Spitälern und Ordinationen Einzug hielt, möchte ich hier anführen: Zu Beginn meiner Ausbildung musste ich auf Anordnung der Ordensschwestern den Computerbildschirm während der Arbeitszeit mit einem OP-Tuch abdecken. Der Grund für die Maßnahme war, damit ich den Patienten meine volle Aufmerksamkeit widmen konnte. Würde ich heute noch meinen Computer abdecken, würde man mich für verrückt erklären. Viele Patienten beklagen sich, dass manche Ärzte oft nicht einmal den Blick vom Monitor nehmen, wenn sie den Raum betreten, und sie der Arzt im Rahmen eines Drei-Minuten-Gesprächs kaum eines Blickes würdigt.

Auch der Patient selbst entspricht einer Leistungszahl (bei gewissen Diagnosen können nur genau spezifizierte Leistungen verrechnet werden). Daraus errechnen sich die möglichen Behandlungen und die Aufenthaltsdauer. Ob das sinnvoll ist oder nicht, sollte wenigstens gelegentlich infrage gestellt werden.[169]

Die Digitalisierung und scheinbare Optimierung der Medizin in Kombination mit der Ökonomisierung ist schlussendlich ein Damoklesschwert. War dieses System zu Beginn hilfreich, zum Beispiel um Hüftendoprothesen-Operationen ausreichend zu finanzieren, so verdrängte es konservative und zeitintensive Therapiemethoden gänzlich aus dem Spital.[170]

Die Zeit, die ein Arzt mit dem Patienten verbringt, wird nicht vergütet! Und das ist ein Riesenproblem. Denn Gespräche sind besonders für Schmerzpatienten ein absolut unverzichtbarer Teil der Therapie. Nicht nur bei Erstkontakten sind Gespräche wichtig und hilfreich. Eine Kontaktzeit von rund 15 bis 20 Minuten sollte das absolute Minimum sein.

Für den Facharzt ist diese Zeit schon deshalb notwendig, weil der Patient zuerst einmal »ankommen« muss. Für den Patienten sollte klar spürbar sein, dass der nächste Schritt, zum Beispiel eine Injektion, gerade jetzt wichtig und notwendig ist. Auch kann es sich bei einem ohne Zeitdruck ablaufenden Gespräch ergeben, dass für den Patienten plötzlich ganz andere Probleme im Vordergrund stehen. Der Patient sollte auch das Gefühl bekommen, dass er im Mittelpunkt steht und alle Konzentration auf sein Problem gerichtet ist.

Nur ausführliche Gespräche führen den Arzt zur Einsicht, wo und wann die Schmerzen des Patienten ihren Ausgang nahmen. Denn Schmerzen entstehen zumeist nicht bloß durch eine Verletzung, sondern man kann sie als einen Prozess begreifen, der im sozialen, beruflichen und/oder privaten Umfeld seinen Nährboden hat.

Dr. Martin Pinsger veranschaulicht dies an folgendem Beispiel:
Es ist gut zwanzig Jahre her, als mich ein Mitarbeiter einer Kaufhauskette in meiner Ordination aufsuchte. Der Mann aus dem mittleren Management wirkte völlig aufgelöst. Er litt unter einem

quälenden Ischiasschmerz. Er hatte unendlich viel gearbeitet, wollte seine zwanzig Mitarbeiter schützen, aber es hatte nichts geholfen: Er und alle Mitstreiter seiner Abteilung wurden vom Konzern gekündigt, ohne Sozialplan. Die Konzernleitung hatte lakonisch mitgeteilt, man benötige das Gehalt der Entlassenen zum Aufbau einer Kaufhauskette in China.

Ich war von der Kälte und Unbarmherzigkeit dieser Geschäftsleitung zutiefst irritiert. Leider wusste ich damals noch nicht, dass man bei einer Schmerzbehandlung immer und unbedingt auch die sozialen Umstände berücksichtigen muss.

Schwierige Kommunikation – über Schmerzen sprechen und sie verstehen

Schmerzen zu beschreiben, fällt schwer und ist bisweilen kaum möglich. Vor allem chronische Schmerzen fühlen sich oft derart diffus an, dass sie sich nicht beschreiben lassen, es gibt einfach keine Worte dafür. Zudem bleiben Schmerzen nicht immer gleich, sind nicht stabil. Sie wechseln nicht nur in ihrer Intensität, sondern auch in ihrer Qualität, wie sie sich anfühlen. Häufig wissen chronische Patienten nach einigen Jahren gar nicht mehr, was genau wehtut. Sie fühlen sich generell schlecht, kränklich und erschöpft, sodass sie kaum noch mitteilen können, wo das Problem liegt.

Misstrauen und Unverständnis

Ein Schmerzpatient weiß nur zu gut, wie sich Schmerzen anfühlen. Im Gegensatz dazu hat jemand, der etwa nur Zahn- oder vorübergehende Verletzungsschmerzen kennt, nicht die geringste Ahnung, wie es sich anfühlt, Jahre oder gar Jahrzehnte schmerzgeplagt zu sein. Auch der beste Arzt weiß nicht, wie sich das anfühlt, wie könnte er auch? Es sei denn, er ist selbst Schmerzpatient.

Schmerz ist höchstpersönlich und nur schwer kommunizierbar. Hört man jemanden klagen, entstehen beim Gegenüber gewisse Interpretationen, bisweilen auch Zweifel, ob hinter der Botschaft, an Schmerzen zu leiden, nicht der Wunsch versteckt sein könnte, irgendetwas dadurch verhindern, einschränken oder verändern zu wollen. Im Gegenüber kann auch die Meinung entstehen, dass der geäußerte Schmerz nur ein Vorwand sei, um sich vor Tätigkeiten zu drücken. Während sich Schmerz einerseits schwer mitteilen lässt, gibt es andererseits das Problem, dass er vom Ansprechpartner oft nicht wertfrei einfach zur Kenntnis genommen wird. Das trifft auch beim Arzt-Patient-Verhältnis zu. So ist es nicht verwunderlich, dass sich viele Patienten von ihren Ärzten, die keine spezielle Ausbildung für Schmerz-Angelegenheiten haben, überhaupt nicht verstanden, angehört und ernst genommen fühlen. Dass unter diesen Umständen eine Schmerztherapie kaum gelingen kann, ist verständlich.

Schmerzen allein sagen nicht alles aus

Akute Schmerzpatienten äußern sich meist dramatisch und beschreiben ihre Schmerzen mit deutlichen Worten und Gebärden. Bei chronisch kranken Patienten sieht das ganz anders aus. Sie machen keine großen Worte mehr, man kann sie jedoch an anderen Merkmalen erkennen: Patienten mit schwersten chronischen Schmerzen schauen »in sich hinein«, ihr Blick ist nach innen gerichtet, sie nehmen die Umgebung nur eingeschränkt wahr. Oft schwitzen sie, denn starker Schmerz kann auch Schwitzen auslösen; dieses Symptom nimmt aber mit der Zeit ab.

Starker Schmerz kann auch mit Appetitlosigkeit einhergehen, die Patienten nehmen ab, wirken ausgemergelt. Starker Schmerz führt zu Depression, und so verschließen sich viele Patienten. Ihr eigener Antrieb, eine Therapie in Anspruch zu nehmen, ist kaum noch vorhanden. Die Angehörigen erkennen zwar den hohen Leidensdruck, können diesen aber in keiner Weise lindern. Sie spüren ihre Hilflosigkeit und Ohnmacht.

Menschen, die jahrelang an Schmerzen leiden, werden immer unbeweglicher. Ihre Bewegungen steifen ein, da sie ständig Schmerzen und zudem unbewusst oder bewusst Angst vor vielen Bewegungen haben, die zu einer Schmerzverstärkung führen könnten. Die steifen Bewegungsmuster, das sogenannte »Freezen«, fallen einem erfahrenen Schmerzmediziner als Erstes auf. Dem Patienten fehlen jede Lust und Leichtigkeit in seinen klammen Bewegungen. Schon das Positionieren auf der Untersuchungsliege und das Ablegen der Kleidung können große Mühsal bereiten.

Akute Schmerzattacken schwer vorstellbar
Die Intensität der Schmerzen allein sagt wenig über die Dimension einer Schmerzerkrankung aus. Schmerzen können heftig sein – wenn sie jedoch nur einmal in drei Monaten auftreten und nur für kurze Zeit, dann ist das meist nicht so schlimm. Aber auch hier gibt es Ausnahmen. Man denke nur an Cluster-Kopfschmerz[171], ein eher selten auftretender Schmerzzustand, der aber von derartiger Intensität ist, dass die wenigen Stunden des Anfalls wie ein Weltuntergang erlebt werden. So ist es möglich, auch an seltenen, aber heftigen Schmerzen zu verzweifeln oder gar suizidal zu werden. Cluster-Kopfschmerz-Patienten versuchen oft durch übertriebene Motorik dem Schmerz zu entkommen, sie laufen etwa mit dem Kopf gegen die Wand oder fahren mit dem Motorrad riskant durchs Gelände.

Solche Schmerzattacken sind nur schwer zu vermitteln. Geht der Patient zum Arzt, ist der Anfall vorbei und der Patient wirkt normal. Ein Arzt ist dann verleitet zu denken, dass die Sache ja nur halb so wild gewesen sein konnte. Dieses Problem stellt sich bei allen anfallsartigen Schmerzerkrankungen, wie etwa Migräneattacken[172] und Trigeminusneuralgie.[173] Ein Arzt und alle anderen Außenstehenden haben oft keine Vorstellung, wie gravierend das Schmerzerleben des Patienten war. Nur wer bei solchen Anfällen einmal dabei war, kann erahnen, wie sehr einem Betroffenen diese Schmerzprobleme zusetzen.

Nicht nur den Akutschmerz behandeln
Das erste Ziel einer Therapie in solch schweren Fällen ist es meist, die Anzahl der Attacken zu reduzieren und die Anfälle schneller in den Griff zu bekommen. Es gilt erstens, ein Medikament oder Verfahren zu finden, das den Anfall kupiert, also dessen Dauer und

Intensität begrenzt, und die Nebenwirkungen berücksichtigt, und zweitens, eine »Intervalltherapie« zu etablieren. Damit ist eine prophylaktische Migränetherapie gemeint, die lebenslange begleitende Maßnahmen zur Steigerung von Achtsamkeit und Stressreduktion, aber auch spezielle Medikamente in der anfallsfreien Zeit zur Prävention umfasst.

Das Kupieren des Anfalls, also die Akuttherapie bei einem Anfall, ist für die Patienten eine klare Sache. Bei der Intervalltherapie sieht die Sache anders aus. Dass nun auch in jener Zeit, in der keine Anfälle auftreten, »Hausaufgaben« (diverse Verbesserungen der Lebensqualität) zu machen sind, ist für viele schwer zu verstehen.

Gerade in diesem Bereich liegt die besondere Kraft einer Therapie. Nach dem Motto »Spare in der Zeit, dann hast du in der Not«, ist diese Vorgehensweise meist ein goldrichtiges Konzept. Denn viele Schmerzerkrankungen funktionieren wie ein Schnellkochtopf. Es dauert eine Weile, bis der Inhalt sich erhitzt und wallend zu kochen beginnt, und erst viel später beginnt das Überdruckventil zu pfeifen. Und dieses Pfeifen hört dann nicht sofort wieder auf, selbst wenn man die Herdplatte herunter- oder abschaltet. Oft wäre es besser, den Schnellkochtopf sofort von der Platte zu nehmen oder gar mit kaltem Wasser abzukühlen, soll heißen: die Patienten sollten schneller und adäquater auf ihre Schmerzsignale reagieren.

Der Zusammenhang zwischen Energie und Überhitzung, die Thermodynamik, setzt sich gewissermaßen auch in unseren Zellen fort. Wer also ständig auf hundert ist und für den Pause, Entspannung und Genießen Fremdworte sind, bei dem beginnt der Körper früher oder später zu »pfeifen«, also Schmerzsignale zu senden. Man darf hier nicht einfach nur auf das Ventil drücken und schnell ein paar Pulver schlucken, damit der Schmerz erträglicher wird. Auch die allgemeine Regulierung der »Herdplatte« ist von entscheidender Bedeutung.

Auch die Erkrankung kommuniziert mit dem Patienten – Migräne als Selbstschutz

Migränepatienten lassen sich leicht evaluieren. Durch die Beschreibung der Anfälle, deren Dauer und Intensität, die Anzahl der Anfälle im Monat plus die Krankenstandstage und die Zusatzsymptome wie Übelkeit und Erbrechen kann bereits eine erste Evaluation vorgenommen werden. Gelingt es dann durch gezielte Maßnahmen, die Anfallsdauer von Tagen auf Stunden und die Zahl der Anfälle von zum Beispiel fünfzehn auf drei im Monat zu reduzieren, ist das ein tolles Ergebnis.

Bei anfallsartigen Schmerzerkrankungen ist es von Vorteil, wenn sich die Patienten die einzelnen Anfälle notieren. Erst durch diese Aufzeichnungen kann der Patient sehen, ob die Maßnahmen effektiv waren.

Sehr häufig treten Anfälle in der Freizeit und am Wochenende auf, in der Arbeitszeit hingegen nur selten. Diese Patienten bemerken gar nicht, dass ihr Körper am Limit arbeitet, dass sie als Menschen kaum noch funktionieren und die Energien für die Freizeit nicht mehr reichen. Nach erledigter Arbeit meldet sich die Migräne und macht sozusagen einen Lockdown, um weitere Energieverluste zu vermeiden. Migräne agiert in diesen Fällen als Selbstschutz für den Patienten, damit dieser seine Grenzen erkennt, akzeptiert und eine Lebensstiländerung einleitet.

»Ich kann meine Arbeit nicht reduzieren, anders geht das nicht«, »Ich bin halt Perfektionist« – dies und mehr bekommt man als Arzt zu hören, wenn man Patienten klarmachen möchte, dass der Kopfschmerz nur dann ordentlich behandelt werden kann, wenn man als Patient lernt, mit seiner Energie besser zu haushalten. Obige Aussagen hört man besonders häufig von Chefsekretärinnen und Managern. In vielen Berufsgruppen entspricht die dauerhafte Überlastung der Normalität.

Sind solche Zustände, nämlich ständige Überforderung und Selbstüberschätzung, zu einem jahrelangen Dauerzustand geworden, dann ist die Behandlung des chronischen Schmerzproblems denkbar schwierig und in vielen Fällen frustrierend.

Immer wenn Medikamente oder Behandlungen sofort wirken und Linderung bringen, dann ist der Arzt oder Therapeut ein »Hero«. In Wirklichkeit kann er mit dieser Pseudolösung jedoch die Sache verschlimmern. Denn der Patient denkt nun, nachdem er seine Wunderpille gefunden hat, nicht mehr an Intervalltherapie, Schonung und ein Ablassen vom Perfektionismus. Jetzt geht es erst richtig los. Mit dieser Wunderpille will er nun so richtig durchstarten.

Sie ahnen es, eine Lösung des Problems ist das nicht, früher oder später endet dieser Weg in einer Sackgasse. Auch die Wunderpillen, die bislang jede Misere behoben haben, hören irgendwann auf zu wirken. Immer höhere Dosen nehmen dem Körper jeden Widerstand, die Reserven sind bald weg, die Patienten befinden sich am Scheideweg zur vollständigen Chronifizierung.

An diesem Punkt endet die Sache meist in einer veritablen Katastrophe. Trotz ständiger Gabe von Medikamenten ist kein Entrinnen mehr möglich. Wir sprechen vom Medikamenten-Übergebrauch.[174] Nicht der Kopfschmerz per se ist das alleinige Problem, sondern zusätzlich jener Schmerz, der durch den Medikamenten-Übergebrauch entsteht. Ein Absetzen oder gar Entzug des Medikaments ist angezeigt. Schwierige Zeiten für Patient und Arzt.

So weit muss es nicht kommen. Mit Eigenverantwortung, Konfrontation mit der eigenen Lebenssituation, Deregulierung von perfektionistischen Eigenschaften, mehr Ruhe und Frieden lässt sich gegensteuern. Auch wenn wir nichts tun, tut unser Körper unendlich viel – er regeneriert.

Heilung durch Nähe und Distanz

Wer kleine Kinder, Enkel, Nichten oder Neffen hat, kennt diese Situation bestimmt: Da wird ganz intensiv am Strand gespielt, Sandburgen werden gebaut oder Muscheln und bunte Steine gesucht. Dann wird vehement um einen roten Plastikeimer gestritten, weil der grüne einfach nicht so toll ist. Zwei Minuten später ist Versöhnung angesagt, alles ist wieder gut und dann geht's zum Essen. Es wird geschlemmt und genossen, und ein Eis am Schluss geht immer. Langsam werden die Kleinen unleidlich – Mittagsschlaf ist angesagt. Da wird hin und her gewuselt und Opa oder Oma müssen noch eine interessante Geschichte vorlesen oder erzählen. Und mitten im Satz – Tiefschlaf. Tiefe Entspannung macht sich breit, bei den Kleinen und den Großen – man hat es geschafft und ist geschafft. Wir Erwachsenen brauchen die Nähe und wir brauchen dann und wann auch Distanz. Kinder haben noch wenig Vergangenheit, Kinder denken nicht an ihre Zukunft, und so sind sie gegenwärtig. Diese Gegenwärtigkeit macht das Leben mit ihnen so abwechslungsreich. Da spürt man sofort die Dynamik des Lebens, keine eingefleischten Routinen. Und wenn wir Erwachsenen meinen, den Kleinen sei fade, dann sind sie gerade mit sich beschäftigt und versuchen Geübtes und Gelerntes zu verarbeiten und abzuspeichern.

Anhaltend negative Gefühle sind Kleinkindern fremd und sie kennen noch keine andauernden Ängste oder Depressionen. Was diese Kleinen jedoch benötigen, ist unsere Liebe, Zuwendung und unsere Zeit. Fallen in die Zeit dieser Entwicklung massive Traumatisierungen, so hat dies Auswirkungen bis an das Lebensende. Trauma ist ein unwiederbringlicher Verlust an Liebe und Nähe in einer sensiblen Zeit der Entwicklung.

Trauma und Schmerzen

Trauma und chronische Schmerzen stehen oft in einem engen Zusammenhang.[175] Traumatisierte Menschen scheinen Schmerzen schlecht bewältigen zu können und eine erhöhte Schmerzwahrnehmung zu haben. Sie sind sich der Traumatisierung oft nicht bewusst oder verdrängen sie absichtlich.

Über Traumatisierung zu sprechen, vor allem wenn es sich um komplexe posttraumatische Belastungsstörungen handelt, stellt uns vor beträchtliche Probleme. (Wem vertraue ich mich an? Gibt es in der therapeutischen Beziehung ausreichend Vertrauen?) Trauma, Missbrauch, Gewalt, Krieg, Unfall, Naturkatastrophen, aber vor allem die längerdauernden, durch Unmenschlichkeit bewirkten Beschädigungen eines Menschen, oft in einer sensiblen Phase der

Entwicklung, lösen komplexe körperliche und psychische Reaktionen aus. Das Opfer ist immer einer mehrfachen Störung wie Angst, Panik, Alpträumen, vegetativen Symptomen etc. ausgesetzt, die es selbst und meist auch der behandelnde Arzt oder Therapeut zu wenig berücksichtigen.

Die Ermöglichung der Homöostase, des Ruhens und Entspannens, fehlt aufgrund von Alpträumen, Flashbacks und Panik oft völlig. Traumatisierte Menschen und auch Schmerzpatienten befinden sich meist nicht in einem inneren Gleichgewicht. Ihre Erschöpfung scheint ohne Ende zu sein. Auch ist ihre Fähigkeit, sich selbst zu schützen und strategische Prozesse des Alltags zu gestalten, weitgehend lahmgelegt. Oft fehlt es ihnen an Beziehungstiefe, Vertrauen und Impulskontrolle. All diese Faktoren verhindern eine Stabilisierung im Befinden.

So landen Opfer, welcher Gewalt auch immer (psychisch, körperlich, sexuell, kulturell), häufig in chronischen Schmerzzuständen. Und diese Schmerzzustände, die wiederum für sich einen Weg aus Schlaflosigkeit, Erschöpfung, Angst und Depression benötigen würden, vertiefen sich von Jahr zu Jahr in den Seelen der Opfer.

Sowohl Kinder als auch Erwachsene erfahren Traumatisierungen. Diese werden nicht nur durch große persönliche Katastrophen ausgelöst, sondern sie geschehen, wenn man unter ständigem Stress oder Ausgrenzung steht, Angriffe und Missachtung erleben muss. Nähe, Wärme und Wertschätzung gehen verloren. Erwachsene tun sich mit ihren oft eingefahrenen Mustern sehr schwer, aus solchen Verhärtungen herauszukommen. Sie bleiben dann lieber auf Distanz zu ihren Mitmenschen und oft auch zu ihren eigenen Gefühlen.

Heilung durch Kinder

Zurück zu den Kindern. Wenn wir uns mit Kindern umgeben und beschäftigen, dann entsteht auch in uns Erwachsenen etwas Wunderbares, wir kommen der Schöpfung einen Schritt näher.

In seinem Urlaub hat Martin Pinsger zum Thema »Heilung« der Erwachsenen durch ihre Kinder und Enkelkinder bewegende Worte niedergeschrieben:

Durch euch habe ich das Leben neu entdeckt.
Dein Kopf kuschelt sich unter mein Kinn.
Ich spüre deinen Atem an meiner Brust.
Deine Haut ist so weich und so zart.
Mein Atem kommt ins Stocken – ich möchte dir die Luft nicht
nehmen.
Diese Nähe zu erfahren, bringt mein Herz zum Hüpfen.
Wir sind uns so nahe.

Unsere Herzen haben einander entdeckt
und sind für immer synchronisiert.
Mein Herz schlägt nun ruhig, weit und rund.
Unser Atem hat sich miteinander verwoben.
Ich möchte nun immer so ruhen an deiner Seite.
Deine goldenen Haare sind so weich und warm,
sie trocknen meine Tränen.
Es sind Tränen der Freude, des Glücks und der Liebe zu dir.
Aber eine Träne purzelt in meine Seele und sprengt den alten
Panzer, nimmt mir die Enge.
Plötzlich atme ich so leicht, alles wird ganz einfach,
weil du da bist.

So zerbrechlich bist du, so zart,
so ohnmächtig.
Du bist meine Rettung
in dieser Zeit der Verhärtung.
Ich habe jetzt aufgehört zu kämpfen,
mein Panzer gibt mir keinen Schutz mehr.
Deine kindliche Seele, deine Freude,
deine ehrliche Nähe und Zuwendung
haben mich geheilt.

Ich will dich beschützen,
solange mein Atem reicht.
Ich will dich beschützen,
solange mein Herz schlägt.
Und wenn ich dich nicht beschützen kann,
dann sind es meine Gedanken und Bitten,
früh, mittags und abends.

Die Schöpfung wird dich achtsam tragen,
und wenn du leidest, wird sie dich trösten und stützen.
Ich würde dich nie bewusst verletzen,
das könnte ich mir nicht verzeihen.
Ich könnte dich nie verletzen,
eher würde ich sterben.
Du bist mein Halt, meine Motivation,
du bist meine Zukunft, meine Inspiration.

»Dieser Text war für mich deshalb besonders wertvoll«, sagt Dr. Martin Pinsger, »weil er eine Wirkung in zwei Richtungen hat: Einerseits sind Kinder und Enkel zwar ›anstrengend‹, aber sie lenken uns ab, nehmen automatisch einen großen Teil unseres Lebens ein und lassen uns Stress, Konflikte und auch Schmerzen vergessen. Sie haben das Potenzial für unseren Neustart, einen neuen Lebensabschnitt, mit dem Wissen für uns Erwachsene, dass wir etwas Wichtiges und Wesentliches errungen haben. Kinder und Enkel machen uns sozusagen unsterblich. Wir leben in ihren Seelen weiter.«

Dr. Pinsger weiter: »Für die Kinder ist es wunderbar, stabile Erwachsene an ihrer Seite zu haben, Bezugspersonen mit interessanten Geschichten und einem breiten Blick auf das Leben, die Welt. Eltern erziehen ihre Kinder, Großeltern erklären ihren Enkeln die Welt.

So profitieren beide. Die Kinder, weil sie robuste Strategien und Wissenswertes für ihr Leben bekommen und beim Erlernen ihrer Resilienz auf den Erfahrungsschatz der Großeltern zurückgreifen können.

Die Erwachsenen erhalten durch ihre Nachkommen besondere Bedeutung und Verantwortung – eine wesentliche Priorität für ein Leben mit möglichst wenig Schmerzen. Das freudvolle Sich-Einlassen in die Rolle des Vaters oder der Mutter, der Großmutter und des Großvaters, hilft bei der Linderung oder Auflösung chronifizierter Schmerzprozesse.«

Dritter Teil –
Fehler im System

Kapitel 9

Kampf um die Pension

Pensionierung aus Krankheitsgründen

Die Notwendigkeit, wegen starker chronischer Schmerzen und dadurch bedingter Beschwerden und Behinderungen beruflich entlastet zu werden, wäre einleuchtend. Wenn ein Schmerzkranker am Morgen eineinhalb Stunden benötigt, um in die Gänge zu kommen und den Körper funktionstüchtig zu machen, so scheint es klar, dass hier eine Invalidisierung vorliegt. Und wenn ein Betroffener nach Einnahme diverser Medikamente Magenschmerzen, Schwindel und Übelkeit erleidet, ist die tägliche Anfahrt von einer Stunde zum Arbeitsplatz einfach nicht möglich.

Für die Patienten besteht hier ein entscheidendes Problem: Es gibt einfach keine Möglichkeit, eine Schmerzdiagnose zu bekommen. Die Diagnose »Schmerzen« ist in unserem System nicht vorgesehen, folglich kann sich kein Patient darauf berufen.

»Schmerz« unterliegt nach wie vor dem Stigma einer eingebildeten oder selbst verschuldeten Krankheit. Obwohl unzählig viele Menschen daran leiden, wird dieses Problem in der Öffentlichkeit einfach nicht wahrgenommen, ganz nach dem Motto: »Was ich nicht weiß, das berührt mich auch nicht.« Lieber keine Diskussion aufkommen lassen, wegschauen, weghören, ignorieren, wird schon nicht so schlimm sein. Überdies gibt es immer wieder Vermutungen, dass manche Patienten die Möglichkeit einer schmerzbedingten Pensionierung[176] für sich ausnutzen könnten, weil sie im Grunde nicht arbeiten wollten.

In diesem Zusammenhang müsste eine Art Board oder Gremium entwickelt werden, wo Gutachter, Sozialberater, Arbeitsrechtler, Behandler und/oder Schmerztherapeut sowie Behörde einen gemeinsamen Weg finden – und auch einen gangbaren Weg für den

Patienten. Momentan ist dieser Prozess extrem einseitig und mangels eines adäquaten Diagnose-Codes nur über Umwege möglich.

Auf jeden Fall fühlt sich der chronische Schmerzpatient in solchen Verfahren derzeit weder wahrgenommen noch als Individuum berücksichtigt.[177] Wie ein Unwetter zieht dieser Prozess über die Betroffenen hinweg. Sie fühlen sich in ihren Leiden nicht ernst genommen, sind zutiefst gekränkt und verärgert und fühlen sich von der Gesellschaft ausgegrenzt. Dieses Gefühl der Ohnmacht ist für eine Schmerzerkrankung wie Öl ins Feuer gießen. Die daraus entstehenden Schmerzeskalationen sind unglaublich und nachhaltig. Die Schmerzpatienten haben das Gefühl, am Boden zu liegen und dann noch getreten zu werden.

Das soll nun anders werden. Mit der Einführung der ICD-11 im Jahr 2022 soll Schmerz einen Namen bekommen, einen Code, eine Diagnose. Dann wird die Diagnose und damit die Krankheit »Schmerz« auch in die Statistik und die Forschung aufgenommen, die Institutionen werden neue Anreize erhalten, sich mit dem Thema zu beschäftigen. Grundvoraussetzung ist jedoch das Wissen um diese komplexe und nur ganzheitlich therapierbare Erkrankung.

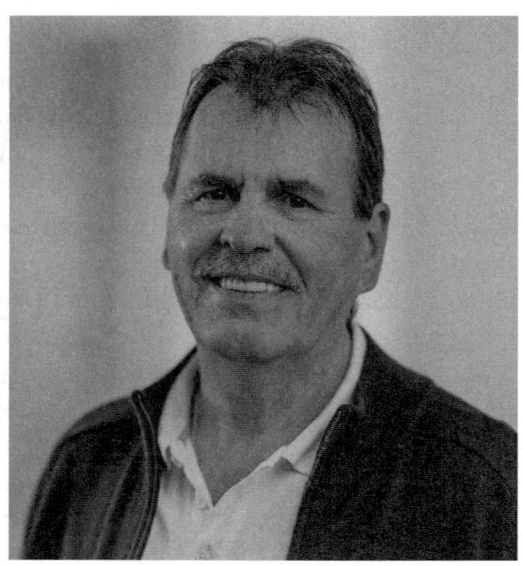

Wenn Wirbel ständig brechen – *Josef Seidl*

Die Geschichte von Josef Seidl (60) ist tragisch und reicht weit in die Vergangenheit zurück. Im Nachhinein ist hier Besserwisserei keine Kunst – doch Kritik ist angebracht. Diese Geschichte hat eine Dimension oder vielmehr verschiedene Dimensionen, die einer Erzählung wert sind.

Herr Seidl ist Tischlermeister und fühlte sich seiner Arbeit von Jugend an verpflichtet. Tagsüber wurden in der Werkstatt die Möbelstücke, Küchen, Ess- oder Schlafzimmer gefertigt, abends wurden sie montiert. Die Arbeitstage waren lang und wollten oft kein Ende nehmen. Viele Projekte wurden auch an Wochenenden erledigt, aber Josef Seidl beklagte sich nicht. Es musste Geld verdient werden für die kleine Familie.

Arbeit – Schmerz – Medikamente
Schon bald meldete sich das überlastete Kreuz mit Schmerzen, Verspannung und Verkrampfung. Josef Seidl suchte den Hausarzt auf,

der ihn mit Antirheumatika behandelte. Waren die Mittelchen zuerst harmlos und kamen nur gelegentlich zum Einsatz, so forderte das steigende Arbeitspensum seinen Tribut. Wegen der Magenreizung durch die regelmäßige Einnahme der Antirheumatika[178] musste auch der Magen geschützt werden. Magensäureblocker wurden unverzichtbare Begleiter der Dauerschmerztherapie.[179] Die Sache mit dem Kreuz wurde einfach nicht besser. Der Hausarzt bat einen Orthopäden zu Hilfe. Zusätzlich zur bestehenden Therapie kamen im Jahr 2007 Infiltrationen mit Cortison[180] und Lokalanästhetika hinzu. Diese Kombination aus Antirheumatika, Magenschutz, Cortison und Infusionen (wiederum Rheumamittel) wurde kontinuierlich fortgesetzt.

Die Schmerzen des Tischlermeisters rissen dennoch nicht ab. Er konsultierte viele weitere Ärzte und wurde nach eigenem Empfinden von einem Krankenhaus zum nächsten geschickt. Die Beschwerden an der unteren Lendenwirbelsäule nahmen durch Wirbelgleiten (Spondylolisthesis; ein Wirbel verschiebt sich aus seiner Position) weiter zu. Obwohl bereits erste Lähmungserscheinungen auftraten, dachte niemand, auch kein Arzt, an eine Anpassung der Arbeitsleistung an das Beschwerdebild.

Eine Operation soll das Problem lösen

Im Krankenhaus erkannte man die Instabilität der Lendenwirbelsäule und stellte eine Operation in Aussicht. Josef Seidl war zuversichtlich, dass der Defekt repariert und fixiert werden konnte. Alles wäre dann wieder gut, keine Schmerzen, keine Lähmung, und er würde wieder Vollgas geben können am Arbeitsplatz.

Die Operation, eine Verblockung der unteren Lendenwirbelsäule, wurde durchgeführt, und alles schien wieder im Lot zu sein. Hoffnung griff um sich. Doch plötzlich tauchten wieder massive Schmerzen auf! Der Wirbelsäulenchirurg wurde abermals aufgesucht und erkannte, dass ein Wirbel im Anschluss an die Verplattung eingebrochen war. Der Wirbeleinbruch wurde mit Zement[181] repariert und Josef Seidl war wieder guten Mutes, auch wenn die Schmerzen nun gar nicht mehr schwinden wollten.

Wirbelbrüche am laufenden Band

Wieder bei der Tischkreissäge, sollte ein schweres Werkstück angehoben werden. Ein Stich in der Lende – und eine Schmerzexplosion folgte. Der nächste Wirbel hatte versagt und war eingebrochen. Josef Seidl musste erneut ins Spital. Es folgte Zementierung Nummer zwei und schon wenig später Zementierung Nummer drei. Jedes Mal, wenn ein gebrochener Wirbel zementiert wurde, kam der darüber liegende Wirbel unter Druck und ging ebenfalls zu Bruch. Trotz körperlicher Schonung brach in der Folge ein Wirbel nach dem anderen ein. Insgesamt waren zuletzt neun Wirbel gebrochen und zementiert.

Binnen drei Monaten musste Josef Seidl sechs Operationen über sich ergehen lassen. Kaum hatte er das Krankenhaus verlassen, brach der nächste Wirbel, und schon folgte die nächste Operation.»Die Ärzte waren ratlos. Einer glaubte, ich sei ein besonderer Pechvogel. Ein anderer fragte mich, ob ich ständig über eine Stiege stürzen würde. Einer meinte, ich könne unmöglich Osteoporose haben, das würde man nicht von heute auf morgen bekommen«, erinnert sich der Tischler.

Neuerliche Zementierungen waren aufgrund der Höhe nicht mehr möglich (Wirbelzementierungen sollten nur bis in die mittlere Brustwirbelsäule ausgeführt werden, da sonst die obere Brustwirbelsäule abkippen könnte).»Sonst hätte mir eine Lähmung halsabwärts gedroht.«

Durch die vielen Wirbelbrüche ist Josef Seidl um sechs Zentimeter geschrumpft.»Die Haut am Rumpf ist zusammengesackt und ich trage jetzt einen Schwimmreifen aus Haut um die Hüfte, der sich auch nicht wegtrainieren lässt. Ich kann mich im Spiegel nicht mehr ansehen, sonst kommen mir die Tränen, so wie ich jetzt aussehe.«

Rauchen und Medikamente ließen Knochen zerbröseln

In der Zwischenzeit wurde endlich die Osteoporoseambulanz eingeschaltet. Ein Arzt erkannte schließlich den Grund für die Wirbelbrüche. Er befragte Josef Seidl zu seinem früheren Lebenswandel und stellte fest, dass die Kombination aus Rauchen[182], Magenschutzmitteln und anderen Medikamenten genau diese verheerende Nebenwirkung haben konnte.

Die Knochendichtewerte von Josef Seidl waren allesamt im Normbereich, doch die zusätzlich veranlasste Messung des Trabecular Bone Score, der die Mikrostruktur des Knochengewebes analysiert, zeigte eine massive Mikroarchitekturstörung[183], welche die Brüche verursachte.

Die schwersten und teuersten Osteoporosemittel[184] kamen nun zum Einsatz. Jeden Tag eine Spritze unter die Haut – in der Hoffnung, die Maßnahme könnte die Knochen um bis zu dreißig Prozent stärken.

Diese Prozedur dauerte volle zwei Jahre und der Tischlermeister war mittlerweile schmerzverzerrt im Dauerkrankenstand. »24 Monate musste ich mir selbst eine Spritze setzen. Täglich! Mit der Zeit war ich übersät mit Einstichen und ganz blau am Bauch und an den Oberschenkeln. Aber natürlich tut man alles, damit es besser wird. Und es dürfte sich auch wirklich gelohnt haben, da es danach nur noch zwei leichte Wirbeleinbrüche gegeben hat. Die Lage dürfte sich also stabilisiert haben.«

Scheidung wegen Notstandshilfe
Wegen seines Langzeitkrankenstands erhielt Josef Seidl nur noch ein paar Euro Notstandshilfe pro Tag – viel zu wenig Geld, um das Leben bestreiten zu können. Um sein Überleben zu sichern, sah er keinen anderen Ausweg mehr und ließ sich 2014 von seiner Frau scheiden. Eine bittere Maßnahme in einer unwürdigen Situation. »Meine Frau ist meine größte Stütze. Mich von ihr scheiden lassen zu müssen, war wirklich bitter«, sagt Josef Seidl.

In dieser deprimierenden Situation betrat der Leidgeprüfte erstmals Dr. Pinsgers Schmerzkompetenzzentrum. Der Tischlermeister weinte, war unglaublich nervös und auch aufgebracht. Er bezifferte seinen Schmerz mit 15 auf einer Skala bis 10 und fragte: »Wie soll ich wieder arbeiten können?«

Mit elf Wirbelbrüchen nicht reif für die Pension?

Dr. Martin Pinsger berichtet: »Für mich stellte sich die Frage der Arbeitsfähigkeit nicht, denn der Patient war eindeutig nicht mehr in der Lage dazu.[185] So waren unsere ersten Gespräche mit dem Thema, nicht mehr arbeiten zu können und dürfen, gefüllt. Ich sagte ihm ständig, dass ich ihn nicht behandeln könne, wenn er den Wunsch nach Arbeit nicht aufgibt. Herr Seidl fiel aus allen Wolken – für ihn müsse es doch eine Lösung geben, damit er wieder arbeiten könne. Ich sagte ihm, dass ich seine Behandlung sofort abbrechen würde, wenn er auf die dumme Idee käme, wieder arbeiten zu gehen. Herr Seidl meinte, ich würde scherzen, aber ich verneinte.[186]

Danach verfasste ich einen Brief für das anstehende Pensionsverfahren. Die Osteoporose war hochgradig, obwohl die Werte im Knochendichtebefund ganz gut waren – bis eben auf die Mikroarchitekturstörung. Was aber zählte, waren vor allem die Wirbelkörperfrakturen, immerhin bereits elf an der Zahl, davon neun zementiert.[187]

Wo die Osteoporose herrührte, war zu diesem Zeitpunkt endlich klar: Herr Seidl war früher einmal Raucher, er bekam viele Jahre Magensäureblocker und zusätzlich Cortison – diese Mischung ist offensichtlich ein Knochenvernichter der Sonderklasse. So einen schweren Fall von Osteoporose hat mein Schmerzzentrum noch nicht gesehen. Ich beruhigte Herrn Seidl, gab ihm kleine Mengen von THC-Präparaten, um seine Aufgebrachtheit, Unruhe und Nervosität zu kalmieren.«[188]

Der Prozess der Pensionierung reihte sich nahtlos ein in Herrn Seidls Leben – es war frustrierend und zäh. Josef Seidl erzählt über seine Untersuchungen bei der PVA (Pensionsversicherungsanstalt): »Die Situation war zermürbend. Da muss man sich als Invalider immer wieder zur PVA begeben und sich untersuchen lassen, muss sich bis auf die Unterhose ausziehen und dann in diesem Aufzug rumstehen und warten und sich begutachten lassen, es war so entwürdigend.«

Einige Zeit später stand Josef Seidl wiederum schmerzverzerrt und weinend in Dr. Pinsgers Ordination – beide waren fassungslos, enttäuscht und wütend: der Pensionsantrag war abgelehnt worden!

Drohung mit Gang ins Fernsehen wirkt

Dr. Martin Pinsger: »Mein nächstes Schreiben, während ich Herrn Seidl und seine Frau tröstete, fiel etwas emotionaler aus. Ich drohte darin, mich für eine Konfrontation im Fernsehen stark zu machen, denn ich wusste, dass so ein Fall wirklich Seltenheitswert hat.« Die Drohung wirkte. Im zweiten Versuch gelang die Pensionierung und man entschuldigte sich bei Herrn Seidl mit der Begründung, in seinem Kranken-/Pensionsakt sei etwas verwechselt worden.

Josef Seidl leidet an elf eingebrochenen Wirbeln und Dauerschmerzen. Nach der jahrelangen Schmerzeskalation ist er wahrlich ein chronischer Schmerzpatient – und seine Krankheit heißt Schmerz, auch wenn er nun pensioniert ist.

Der Tischlermeister war mittlerweile so schwach und unsicher, dass er seine Frau als Helferin für die kleinsten Tätigkeiten benötigte. Es bestand Sturzgefahr sowie ein Refraktur-Risiko bei leichtestem Heben und Tragen, jederzeit konnte bei seiner Wirbelsäule etwas spontan ab- oder einbrechen.[189] Dr. Pinsger: »Daher verfasste ich das nächste Schreiben – einen Antrag auf Invalidität und Pflegegeld[190]. Auch hier kam es zuerst zu einer Ablehnung. Wieder wurde erst nach Androhung einer Veröffentlichung der Krankengeschichte im Fernsehen eingelenkt.«

Damit hatten sich wenigstens nach langer Zeit die sozialen Rahmenbedingungen des Patienten verbessert. Nun hatte er in gewisser Weise seine Würde wiedergefunden, wenn auch die Schmerzen und die Invalidität bestehen blieben.

Da sich Josef Seidl nun in Invaliditätspension befand und nicht mehr auf Notstandshilfe angewiesen war, stand auch einer neuerlichen Heirat mit »seiner« Frau nichts mehr im Weg. Im Sommer 2020 gaben sie einander nach sechs Jahren des Zusammenlebens ohne Trauschein nochmals das Jawort.

Wie geht es weiter?

Herr Seidl ist von all dem Erlebten auch psychisch schwer mitgenommen. Nicht nur die Schmerzen machten ihm zu schaffen, sondern auch die Tatsache, dass einige Ärzte eine mögliche Krebserkrankung in den Raum gestellt hatten. »Über zwei Jahre lang musste ich mit dem Verdacht leben, an Krebs erkrankt zu sein. Am Ende stellte sich heraus, dass es Gott sei Dank keiner war.« Wie kann es weitergehen? Vermutlich würde Herrn Seidl eine Gesprächstherapie wirklich guttun. Die Infiltrationen und Infusionen, die er seit 2007 wöchentlich verabreicht bekommt, wird er auch künftig erhalten. »Von den Opiaten will ich aber unbedingt wegkommen, ich nehme sie jetzt schon fünf Jahre lang. Ich kann doch nicht auch die nächsten zwanzig Jahre ständig diese Mittel einnehmen. Ein Versuch, sie abzusetzen, ist leider fehlgeschlagen. Ich wollte sie reduzieren und musste einen Höllenritt durchleben.[191] Die Entzugserscheinungen waren ein Wahnsinn, wie beim ärgsten Drogenentzug.« Dennoch will er es irgendwann erneut versuchen. »Vielleicht klappt es ja später einmal besser«, hofft Josef Seidl.

Lichtblicke

Was hilft Herrn Seidl am meisten, was hält ihn aufrecht? »Meine Frau! Sie war und ist meine größte Stütze. Ohne sie gäbe es mich schon lange nicht mehr. In meinen schwärzesten Stunden hat sie mich aufgefangen. Auch die Kinder und Enkel geben mir Halt. Und die Behandlung und die Gespräche mit Dr. Pinsger. Er und auch seine Tochter Dr. Astrid Pinsger bauen mich immer so auf, dass es besser nicht geht. Da spürt man ehrliche Anteilnahme und nicht irgendwelche Floskeln.[192] Er treibt mich auch an, meine Turnübungen zu machen, und das ist auch sehr wichtig. Und nach jedem Infiltrieren fühle ich mich für zwei bis drei Wochen wie neugeboren, das reduziert die Schmerzen deutlich und lässt mich immer aufatmen. Auch Canemes[193], das sind synthetische Cannabinoide, helfen mir gegen Depressionen, und damit kann ich endlich wieder besser und länger schlafen. Sie machen mich ruhiger und stabilisieren mich«, sagt Josef Seidl.

Erkenntnisse

Dr. Martin Pinsger zu den Erkenntnissen, die man aus dieser realen Geschichte ziehen kann:

- Der »Fall« von Herrn Seidl zeigt von Anfang an viele Fehler auf, die man vermeiden hätte können:
- Sein Durchhalten-Wollen um jeden Preis – diese mangelnde Anpassungsfähigkeit in der Überlastung ist schon erstaunlich.
- Von medizinischer Seite wurde die Strategie »Schmerz weg – kill pain« betrieben. Dem Schmerz wurde mit immer größeren Medikamentendosen geantwortet, anstatt die Ursachen zu erforschen.
- Auch die chirurgische Vorgehensweise nach dem Motto »Find it and fix it«[194] war trotz perfekter Technik zum Scheitern verurteilt.
- Die Osteoporose-Therapie startete spät, aber dann korrekt und sehr intensiv – aber selbst in dieser Phase gab es keine soziale Hilfe.
- Die sozialen Einbrüche und existenziellen Ängste führten bis zur ungewollten Scheidung.
- Dank THC (Cannabinoiden) konnte wenigstens der Nachtschlaf[195] verbessert und die ständige Erregung und der Ärger kalmiert werden.
- Die für Pension und Invalidität zuständigen Stellen scheiterten bei der Interpretation des Krankheitsbildes. Erst die Androhung, den Fall öffentlich zu machen, brachte die Wende. Menschen, die körperlich am Ende sind, deren Nerven blank liegen und die sich existenziell in massiver Schräglage befinden, benötigen soziale Unterstützung. Das ist eine ganz wesentliche Aufgabe des Sozialstaats, die leider viel zu oft nicht wahrgenommen wird.
- Wichtig wäre eine »integrative oder inkludierende« Vorgangsweise von Beginn an. Schmerzen haben immer einen Grund – dieser Grund ist zu suchen und gemeinsam mit dem Patienten abzuklären. Wichtig wäre daher von Beginn an auch eine Konfrontation des Patienten mit seiner Lebenssituation in Arbeit und Familie und natürlich mit sich selbst – also Achtsamkeit auf allen Linien.

Josef Seidl hat viele Jahre in der Schmerzhölle erlebt. Je chronischer eine Schmerzerkrankung, desto schwieriger sind gute Lösungen. Heute muss er seine schwächelnde Gesundheit akzeptieren, er versucht damit klarzukommen. Die Schmerzerkrankung bleibt, trotzdem stellt sich bei ihm von Zeit zu Zeit eine gewisse Zufriedenheit ein. Er ist dankbar, dass er in vielen dunklen Stunden und in würdelosen, kafkaesken Labyrinthen[196] nicht alleingelassen wurde.

Lachen, um nicht zu weinen – *Frau Y*

Ich bin 53 Jahre. Zu alt für den Arbeitsmarkt. Zu jung für die Pension. Ich sitze zwischen zwei Stühlen. Mein gesundheitliches »Grundproblem« ist angeboren: Ich kam ohne Hüftgelenke zur Welt.[197]

Die ersten drei Lebensjahre verbrachte ich in einer Gipshose, danach musste ich jahrelang Hüftriemenbandagen und Mieder tragen. Im Alter von 13 Jahren war ein chirurgischer Eingriff unumgänglich. In einer mehr als achtstündigen Operation formte man aus meinen Knochen ein Hüftgelenk und passte den Oberschenkelkopf an.[198] Die zehn darauffolgenden Wochen lag ich im Krankenhaus und war wieder einmal von den Zehen bis zum Brustkorb eingegipst. Im Juni 1981 erlebte ich meinen ersten Schulabschluss auf Krücken.

Im Herbst stand der Wechsel zu einer neuen Schule an – es war die Hölle. Nicht nur, dass ich seit der Operation dauernd Schmerzen hatte und ein Jahr lang mit Krücken gehen musste, es kamen auch psychische Belastungen hinzu. Meine Großmutter, 60 Jahre älter, war wesentlich fitter und leistungsfähiger als ich, und in der neuen Schule war ich für viele Schüler schnell zum Ziel ihres Spotts geworden. Ich fürchtete mich vor jedem neuen Schultag.

Um dieser täglichen Tortur vielleicht irgendwie entgehen zu können, präsentierte ich mich immer fröhlich, gut gelaunt und mit einem breiten Lächeln im Gesicht. Das kostete, ebenso wie die körperlichen Unzulänglichkeiten, viel Energie. Zu Hause musste ich meine Rolle weiterspielen, denn meine armen Eltern waren krank vor Sorge um ihr Kind, sodass ich ihnen wenigstens ein bisschen von ihrer Last nehmen wollte (die ja ich »verschuldet« hatte). So kämpfte ich mich von einem Tag zum nächsten und schlitterte in meine erste Depression. Damals gab es leider noch kaum ein Bewusstsein für Depressionen, schon gar nicht bei Kindern und Jugendlichen[199]. Das Thema existierte nicht. Ebenso wenig erkannte man die Notwendigkeit für eine Kinder-Reha.[200] Jeder ging davon aus, dass Kinder einfach alles wegstecken können.

Und so ging es die nächsten Jahre im selben Schema weiter: Kaum konnte ich die Krücken endlich weglegen, musste ich in den Sommerferien wieder ins Krankenhaus zur nächsten Operation – und der ganze Alptraum begann von vorn. Bei den Kontrollterminen sagte ich zwar immer, dass ich in der operierten Hüfte ständig Schmerzen hatte, die bis zum Knie und in den halben Rücken ausstrahlten, aber das interessierte niemanden und daher gab es auch keine Schmerzbehandlung. Als ich fünf Jahre nach meiner ersten OP die Matura ablegte, verbrachte ich endlich wieder einen Sommer ohne Krücken.

Zu diesem Zeitpunkt war mir mein einziger Schutzmechanismus längst in Fleisch und Blut übergegangen: Ich lachte, um nicht zu weinen. Wegen der Schmerzen. Wegen der anhaltenden körperlichen Einschränkungen (viele Bewegungen waren sehr schmerzhaft oder schlicht unmöglich). Und wegen meiner Niedergeschlagenheit und Hoffnungslosigkeit. Meine Welt war schwarz. Für meine Umwelt aber war ich eine stets fröhliche, gut gelaunte Person, die viel lachte und nichts aus der Fassung bringen konnte.

Schmerzhafter Fall von der Karriereleiter

Zumindest mein psychischer Zustand besserte sich an der Universität. Dort lernte ich neue Menschen kennen, die von meinen gesundheitlichen Problemen nichts wussten. Vor allem aber konnte ich mir meinen Tag so einteilen, dass er für mich körperlich gut bewältigbar war.

Physisch dagegen kamen über Jahre hinweg ständig neue Probleme hinzu – gebrochene Wirbel, Rückenmarkschädigungen, Spondylolisthesen (Wirbelgleiten), Polyarthrose, Knochenmarködeme, Frakturen usw. Einer der vielen Orthopäden, die ich im Lauf meines Lebens aufgesucht hatte, erklärte mir damals, ich hätte mit gerade mal 30 Jahren das Skelett einer 80-Jährigen.

Trotzdem wollte ich ein normales Leben führen, arbeiten und Karriere machen. (Wozu hatte ich schließlich in Rekordzeit mein Studium absolviert?) Ich fand eine Stelle bei einer gesetzlichen Interessenvertretung. Das Betriebsklima war das krasse Gegenteil von dem Horrorladen meiner ehemaligen Schule, die Arbeit abwechslungsreich und interessant. Ich hatte meinen Platz gefunden.

In den darauffolgenden Jahrzehnten kletterte ich die Karriereleiter hinauf – was nur möglich war, weil ich meinen Job trotz immer wiederkehrender und teils sehr langer Krankenstände nicht verlor. Ich arbeitete mich bis zur Referatsleiterin und Abteilungsleiter-Stellvertreterin hoch. Und ich war stolz darauf.

Doch ich konnte diese Position nicht lange halten. Obwohl ich all die Jahre hindurch Physiotherapie gemacht und alle ärztlichen Gebote und Verbote penibel beachtet hatte, brauchte ich 2010 im Alter von 43 Jahren ein künstliches Gelenk für die linke Hüfte.[201]

Die Operation war ein Desaster: Meine seit dreißig Jahren anhaltenden Schmerzen wurden dadurch nicht geringer, sondern schlimmer, und auch die Beweglichkeit und Belastbarkeit des Gelenks waren stärker eingeschränkt denn je. Ich brauchte zwei Reha-Aufenthalte und eineinhalb Jahre Krankenstand, um wenigstens wieder einigermaßen einen normalen Alltag bewältigen zu können.

Vom Arbeitsalltag einer Führungskraft aber war ich nunmehr völlig überfordert. Schweren Herzens bat ich darum, mich von dieser Verantwortung zu entbinden. Dieser Schritt zurück in die zweite Reihe fiel mir keineswegs leicht. Ich hatte noch immer meinen Stolz. Und Ehrgeiz.

Meine Leistungsfähigkeit nahm jedoch immer schneller ab. Die Schmerzen waren längst nicht mehr auf Hüften und Becken beschränkt. An besonders schlimmen Tagen fühlte es sich an, als wäre ein Lkw über mich drübergefahren und hätte alle Knochen in zahllose kleine, spitze Splitter zerquetscht. Mittlerweile hatte ich im ganzen Körper und besonders in allen Gelenken Schmerzen, die von Tag zu Tag stärker wurden. In mir fühlte sich alles wund an.[202] Besonders hinderlich war, dass ich die ärgsten Schmerzen beim Stehen und Sitzen hatte – nicht gerade optimal für jemanden mit einem Fulltime-Bürojob, der noch dazu jeden Tag zwei Stunden Autofahrt zur und von der Arbeit bewältigen musste (nach der Übersiedelung an den neuen Firmenstandort waren es mehr als dreieinhalb Stunden).

Im dunklen Strudel dem Ende entgegen

Schon bald schaffte ich trotz aller Anstrengungen im Job (und Vermeidung jeglicher privater Aktivitäten, um meine Kräfte zu schonen) eine ganze Woche Arbeit nicht mehr. Ich fand jedoch eine geniale Lösung: Ich nahm jeden zweiten Tag einen Urlaubstag. So konnte ich einen Tag arbeiten und mich einen Tag erholen.

Je heftiger die Schmerzen wurden, desto mehr und stärkere Schmerzmittel musste ich konsumieren, um irgendwie den Tag zu überstehen. Daher war ich permanent müde und unkonzentriert. Ganze Tage verschwanden in einem eigenartigen Nebel. Obwohl ich fast eine Million Kilometer unfallfrei mit dem Auto zurückgelegt hatte, rammte ich in einer Woche gleich drei Mal andere Fahrzeuge. Zum Glück ohne Personenschaden. Außerdem büßte ich meine Lern- und Merkfähigkeit und das logische Denkvermögen ein. Und ich hatte ständig das Gefühl, neben mir zu stehen. Ehe ich mich's versah, war ich medikamentenabhängig.

Hinzu kam, dass mich meine immer wieder aufflackernde Depression nun voll im Griff hatte. Ich war noch keine 50 Jahre alt und total ausgelaugt. Selbst Einkaufen wurde zur schier unlösbaren Aufgabe, vor der ich mich regelrecht fürchtete. In Ruhelage zu Hause wurden die Schmerzen unerträglich, und wenn ich nach zwei oder drei Nächten ohne Schlaf endlich wegkippte, dann aus purer Erschöpfung.

Der ständig präsente Schmerz bestimmte mein komplettes Denken und Handeln und meinen Alltag. Ich richtete mein ganzes Leben am Schmerz aus. Es gab nichts Positives mehr, nichts, worauf ich mich noch freuen konnte. Jeder neue Tag musste nur irgendwie bewältigt und überstanden werden. Angst, Resignation, Hoffnungslosigkeit und Selbstmordgedanken beherrschten mich. Ich konnte nicht mehr. Und ich wollte auch nicht mehr. Eines Morgens kollabierte ich, am Ende meiner Kräfte angelangt.

Mit der Diagnose »Depression« war ich sodann im Krankenstand und in ständiger Psychotherapie sowie neurologischer/psychiatrischer Behandlung. Jeden Monat wurde ich zur kontrollärztlichen Untersuchung in die Krankenkasse vorgeladen, wobei mir nicht klar war wozu – schließlich ist eine schwere Depression mit Selbstmordabsichten keine Krankheit, die sich innerhalb von drei oder vier Wochen bessert. Mich belasteten diese Termine extrem, nervlich wie körperlich. Körperlich, weil die langen Autofahrten und vor allem die exorbitanten Wartezeiten von bis zu drei Stunden, trotz »Termins«, für mich sehr schmerzhaft waren. Nervlich, weil ich mich schon Tage vorher vor diesen Schmerzen fürchtete und außerdem damit rechnete, von der Kontrollärztin für gesund und arbeitsfähig gehalten zu werden. Denn weshalb sonst musste ich in diesen kurzen Zeitabständen zu ihr kommen?

Gleichzeitig hatte ich das Gefühl, dass auch diese Ärztin – wie viele andere zuvor – mich für eine Simulantin und Sozialschmarotzerin oder zumindest für ein wehleidiges Individuum hielt. Was sich zusätzlich negativ auf meine Depression auswirkte. Ich befand mich in einem dunklen Strudel, der mich unaufhaltsam in die Tiefe riss.[203]

All das ereignete sich etwa ein halbes Jahr vor meinem 50. Geburtstag. Mein Entschluss stand fest: Wenn sich innerhalb der nächsten zwölf Monate keine Besserung oder doch zumindest eine Trendumkehr abzeichnen sollte, wollte ich meinem Leben ein Ende setzen. Angesichts der unaufhaltsamen steilen Abwärtsentwicklung meiner Gesundheit in den letzten zehn Jahren wollte ich die nächsten zehn auf keinen Fall mehr erleben.

Endlich Schmerzreduktion, aber Ärger mit Behörden

Dann geschah das Unerwartete: Der neue Orthopäde, den ich konsultierte, nahm mich und meine Beschwerden ernst. Zwar sah er keine Möglichkeit, die Ursache für mein Leiden zu beseitigen, empfahl mir aber, mich zwecks professioneller Schmerztherapie in die Hände von Dr. Martin Pinsger zu begeben. Ich war mehr als skeptisch, hatte ich doch zu viele enttäuschende Erfahrungen gesammelt. Aber ich wollte noch diesen einen Versuch unternehmen, um meine Schmerzen zu lindern und wenigstens etwas Lebensqualität und -fähigkeit wiederzufinden. Wenn es dieses Mal auch nicht funktionieren sollte, dann war es das halt für mich.

Nach dem Unerwarteten kam das Wunder: Dr. Pinsger war genau der Richtige. Er nahm sich sehr viel Zeit, hörte mir zu, war offen und ehrlich, versprach nicht das Blaue vom Himmel und ermutigte mich, es mit seiner Therapie zu probieren – einer Kombination aus speziellen Infiltrationen[204] und einem oral einzunehmenden Cannabis-Medikament[205].

Schon die allererste Behandlung katapultierte mich in eine neue Dimension. Nicht nur ließen meine Schmerzen kurzfristig nach, auch mein Gemüt »schwebte«, ich fühlte mich von tonnenschweren Lasten befreit. Schon allein das Wissen, dass eine Besserung überhaupt möglich ist – wie kurz auch immer diese sein mag – war eine unglaubliche Erfahrung.[206]

Kaum hatte ich ein bisschen Auftrieb bekommen, wurde ich auch schon wieder unter Wasser gedrückt: Die Kontrollärztin der Krankenkasse erklärte mir, ich könne nicht »endlos« im Krankenstand bleiben, ich müsse einen Antrag auf Berufsunfähigkeitspension stellen. Das aber wollte ich auf keinen Fall. Ich wollte nicht in Pension gehen, sondern zurück an meinen Arbeitsplatz! Die Ärztin ließ mir aber keine Wahl, und so stellte ich den Antrag.[207] In der Folge wurde ich zu einer ärztlichen Untersuchung in die PVA (Pensionsversicherungsanstalt) gebeten – damals zu einem Orthopäden und einer Neurologin/Psychiaterin.

Natürlich wurde meinem Antrag nicht stattgegeben – ich war gerade fünfzig Jahre alt geworden und es bestand Aussicht auf Besserung meines Gesundheitszustands. Also attestierte mir die PVA eine »vorübergehende Berufsunfähigkeit«, wofür ich »Rehabilitationsgeld«[208] erhielt.

Ich tat weiterhin alles, um wieder gesund oder zumindest einigermaßen leistungs- und arbeitsfähig zu werden: Ich begab mich pro Monat einmal zur Schmerztherapie bei Dr. Pinsger, ging zweimal zur Physiotherapie, viermal zur Psychotherapie und regelmäßig zur Neurologin/Psychiaterin.

Während das Cannabis-Präparat Canemes absolut keine Nebenwirkungen hatte, zeigten die Infiltrationen deutliche Nebenwirkungen. Aber der Erfolg – die Schmerzreduktion – war all diese Nebenwirkungen hundert Mal wert.[209] Irgendwann konnte ich mich dann sogar ohne allzu große Schmerzen auf die linke Seite legen – zuletzt war das im Alter von 13 Jahren möglich gewesen. Für mich war das wie ein Wunder. Und Dr. Pinsger war mein Lebensretter. Im wahrsten Sinn des Wortes.

Als sich die Rehageld-Phase dem Ende zuneigte, musste ich abermals zur ärztlichen Begutachtung in die PVA, wo man mich entweder für arbeitsfähig erklären, ein weiteres Jahr in die Rehageld-Phase oder – am unwahrscheinlichsten – in die Berufsunfähigkeitspension schicken würde. Beeinflussen konnte ich das Verfahren nicht.

Einmal mehr war ich einer Behörde ohnmächtig ausgeliefert. Zu meinem Erstaunen wurde ich dieses Mal nur noch zu einer neurologischen/psychiatrischen Untersuchung vorgeladen; meine orthopädischen Beschwerden und Schmerzen waren für die PVA ganz offensichtlich nicht mehr relevant. Der Arzt meinte, aus seiner Sicht sei das Wiedererlangen meiner Arbeitsfähigkeit äußerst unwahrscheinlich; weil ich aber unbedingt wieder arbeiten wollte (noch immer steckten dieser Stolz und Ehrgeiz in mir), erklärte er sich bereit, statt der Pensionierung die Weitergewährung des Rehagelds für ein Jahr zu empfehlen.

Bitte lächeln!

Meine Schmerzen wurden dank Dr. Pinsgers Behandlungen nach und nach erträglicher. Das hieß noch lange nicht, dass ich mich normal bewegen oder belasten konnte. Von einer Normalität, wie andere sie kennen, war ich weit entfernt, und mittlerweile akzeptierte ich, dass ich diese niemals erreichen würde. Gegenüber meiner »Lebens-qual-ität« der vergangenen Jahre und Jahrzehnte aber war mein aktueller Gesundheitszustand eindeutig ein Fortschritt. (Für jemanden, der sich an manchen Tagen nicht einmal anziehen kann, sind auch kleine Schritte riesig!)

Diese positive Entwicklung war auch dem Umstand zu verdanken, dass ich mir meinen Tag so einteilen konnte, dass er zu meinem jeweiligen Befinden passte. Das ist in der Arbeitswelt aber undenkbar.

Die größten Schwierigkeiten und stärksten Schmerzen bereitete mir neben meinen Hüften die Halswirbelsäule. In meiner Kindheit hatte ich mir bei einem Sturz den C2- und L3-Wirbel gebrochen und dabei wohl auch das Rückenmark verletzt, was aber erst 2017 zufällig entdeckt wurde. Man diagnostizierte eine Zervikale Myelopathie C2–C6/C7.[210] Ich hatte im gesamten Bereich der Halswirbelsäule starke Schmerzen. Praktisch aus dem Nichts tauchten immer wieder neue neurologische Probleme auf, wie etwa ein heftiges, unkontrollierbares Zittern der rechten Hand.

Zudem stürzte ich sehr oft, weil das künstliche Hüftgelenk immer wieder blockierte – so fiel ich einmal kopfüber die Gartentreppe hinunter und zog mir zahlreiche Verletzungen zu. Alles in mir schrie. Wie in Kindheitstagen gelernt und seither erfolgreich angewandt und verinnerlicht, um nicht zu sagen perfektioniert, griff ich auf die altbewährte Methode zurück: Ich lachte, um nicht zu weinen.

Auf diese Art und Weise versuchte ich verzweifelt, mich am eigenen Schopf aus dem Sumpf zu ziehen. Außerdem hatte ich in zahlreichen Fortbildungsseminaren gelernt, dass man in der Arbeitswelt immer das Bild eines dynamischen, erfolgreichen Menschen präsentieren muss und ja keine Schwächen zeigen darf – und dass man sich am besten pushen kann, wenn man sich selbst etwas vormacht: Lächle, auch wenn dir nicht danach ist, und du wirst dich besser fühlen.

Allmählich erkannte ich, dass diese Seminar-Binsenweisheiten absoluter Schwachsinn waren. Diese Schauspielerei kostete nur Energie und brachte nichts. Sie hatte noch einen weiteren negativen Effekt: Andere Menschen sahen mich immer lachen, also glaubten sie mir natürlich nicht, als ich gestand, wie schlecht es mir wirklich ging.

PVA – Panik vorm Amt

Abermals wurde ich zur Begutachtung[211] in die PVA bestellt – wiederum nur zu einem Neurologen/Psychiater. Das Gespräch dauerte keine zehn Minuten, und in die geforderten aktuellen Befunde warf der Arzt keinen einzigen Blick. Als ich kurz darauf den Bescheid der PVA erhielt, rechnete ich nicht mit der Pensionierung, aber einer weiteren Runde »vorübergehende Berufsunfähigkeit«. Doch ich hatte mich geirrt. Und zwar gewaltig.

Ich öffnete den Brief und las, dass eine vorübergehende Berufsunfähigkeit nicht mehr vorliege. Der erste Gedanke, der mir durch den Kopf schoss: Wie komme ich zu meinem Arbeitsplatz? Dann breitete sich ein großes schwarzes Etwas in meinem Hirn aus. Einen Augenblick später überrollte mich die Panikwelle: Mein Herz schlug wie wild, ich begann am ganzen Körper heftig zu zittern und mir wurde schwindelig; um ein Haar hätte ich mich übergeben müssen. Ich war völlig aufgewühlt und verstört. Ständig kreisten meine Gedanken um die Frage, wie ich zu meinem Arbeitsplatz gelangen, geschweige denn einen ganzen Arbeitstag überstehen sollte. Wenn ich jedoch (angeblich) arbeitsfähig bin, aber nicht an meinem Arbeitsplatz erscheine, ist das ein Grund für die fristlose Entlassung. Ich fühlte mich, als hätte man meine Hände und Füße gefesselt und mich ins tiefe Wasser geworfen mit der Aufforderung »Schwimm!« – ich konnte nur untergehen.

Von Tag zu Tag ging es mir schlechter, ich konnte weder schlafen noch essen. Innerhalb einer Woche nahm ich fünf Kilo ab, sah um Jahrzehnte gealtert aus und hatte ständig Magenschmerzen (der jahrelange Schmerzmittelkonsum hatte meinen Magen ohnehin bereits stark angegriffen). Ich konnte an nichts anderes denken als an diesen PVA-Bescheid.

Je mehr ich über meine Lage nachdachte, desto verzweifelter wurde ich, weil ich einfach keinen Ausweg sah. Ich dachte wieder an Selbstmord. Alles was ich wollte, war Ruhe. Nicht mehr herumgeschubst werden. Da ich das in dieser Welt nicht bekommen konnte, musste ich mich wohl auf den Weg in die nächste machen.

Eine Chance hatte ich in dieser Welt noch: Ich konnte gegen den PVA-Bescheid klagen. Also wandte ich mich an die Arbeiterkammer, die für mich die Klage einbrachte und auch den Inhalt des Bescheids erklärte. Der AK-Experte erläuterte mir, dass meine Klage leider keine aufschiebende Wirkung hatte, das hieß, mit der Aberkennung der »vorübergehenden Berufsunfähigkeit« durch die PVA war ich ab sofort »arbeitsfähig«.

Dennoch befand ich mich in einer wesentlich günstigeren Lage als andere, denen man ebenfalls ihre Krankheit und ihre Glaubwürdigkeit absprach: Ich hatte noch ein aufrechtes Dienstverhältnis und ausreichende Rücklagen, um weitere Behandlungen und Therapien bezahlen und eine Zeit lang ohne Einkommen leben zu können. So gut wie alle anderen plagten mich nicht nur subjektive Existenzängste, sondern ganz reale, objektive Existenzgefahren: Denn wie sollte man ohne Arbeitseinkommen und Unterstützung seine Miete bezahlen?

Schließlich wusste ich noch immer nicht, was ich am Tag X tun sollte: Die PVA ordnete an, ich müsse arbeiten gehen, was ich aber nicht konnte. Die (vorläufige) Lösung: Ich trat meinen Resturlaub an. Weil aber Verfahren vor dem Arbeits- und Sozialgericht bis zu einem Jahr dauern können, werde ich wohl auch noch einige Monate unbezahlten Urlaub nehmen müssen (sofern mein Dienstgeber das genehmigt). Das ist der Schwebezustand, in dem ich mich derzeit befinde.

Ich bin 53 Jahre. Zu alt für den Arbeitsmarkt. Zu jung für die Pension. Ich sitze zwischen zwei Stühlen. Aber ich lächle.

Kapitel 10

Das Gesundheitssystem

An vielen Stellen dieses Buchs zeigen sich die mannigfaltigen Probleme, mit denen Schmerzpatienten und bemühte Ärzte konfrontiert sind und zu kämpfen haben. In diesem Kapitel werden einige dieser Punkte besprochen und Lösungsvorschläge gemacht.

Rasche und umfassende Diagnostik und Therapie – Anspruch und Realität

Aus den Patientengeschichten dieses Buchs ist klar zu ersehen, dass Schmerzbehandlung früh einsetzen muss und alle wesentlichen Elemente der Diagnostik und Therapie ineinanderfließen sollten. Längere Verzögerungen verunsichern, sie verursachen Angst beim Patienten und Unschlüssigkeit beim Arzt.

Problematisch lange Wartezeiten
Oft verstreicht zwischen Schmerzereignis und angemessener Behandlung eine lange Zeit. Bis die Ergebnisse von Röntgen, Labor oder MRT-Diagnostik[212] vorliegen, interpretiert werden, die richtigen Schlüsse daraus gezogen werden und schließlich die geeignete Behandlung erfolgt, verrinnt wertvolle Zeit. Oft dauert dies so lange, dass in der Zwischenzeit der Schmerz chronifiziert.

Engagierte Schmerztherapie sollte immer so gestaltet werden, dass die medizinischen Netzwerke schnell und unbürokratisch zusammenarbeiten können. Schmerzpatienten sollten unverzüglich Termine[213] bekommen, vor allem dann, wenn der Nachtschlaf fehlt und die Schmerzintensität erheblich ist.

Die Ist-Situation ist eine andere. Die Wartezeiten sind enorm lang, viele Patienten fühlen sich dadurch zu Recht nicht ernst genommen und alleingelassen. Besonders in Spitälern fühlen sich Schmerzpatienten oft nicht gezielt betreut und unwohl.

Ein Beispiel dazu: Eine 40-jährige Ischias-Patientin landete auf der Internen Station in einem Vierbettzimmer mit drei geriatrischen Patienten. Außer Infusionen wurde nichts weiter unternommen. Eine MRT vom Kreuz zur genaueren Diagnostik wurde nach der Entlassung auf Revers[214] (auf eigenen Wunsch der Patientin, weil sie sich nicht angemessen behandelt fühlte) schließlich ambulant und auf eigene Kosten durchgeführt.

Gemeinsam statt einsam

Viele Schmerztherapeuten träumen von einem Zentrum oder Netzwerk, wo der Weg von der Erstkonsultation über die Diagnostik und gezielte Therapie bis hin zur Prävention fließend verläuft und alle Informationen im interdisziplinären Team vorliegen und kommuniziert werden.

Dieser Traum von enger und schneller Kooperation von Orthopäden, Radiologen, Labor, Physiotherapeuten, Diätassistenten und Apotheken etc. würde mit Sicherheit viele negative Schmerzverläufe verhindern. In der Realität kommt es hingegen zu massiven Verzögerungen und einseitigen Behandlungsstrategien, die das offene therapeutische Fenster einer umfassenden Therapie für immer verschließen. In dieser Zeit kommt es zu massiver Chronifizierung der Schmerzen, woraus sich Depressionen, Arbeitsunfähigkeit und ein lebenslanges Schmerzproblem entwickeln.

Struktureller Wandel nötig

Schmerztherapie benötigt die Zusammenarbeit aller medizinischen Fachbereiche[215] und einen ganzheitlichen Zugang. Moderne Schmerztherapie würde bedeuten, dass an Kliniken interdisziplinär gearbeitet, geforscht, entwickelt und behandelt wird. Das ist aber nicht der Fall.

Derzeit kann ein am Thema Schmerz interessierter Arzt eine Zusatzausbildung (circa 250 Stunden inklusive zwei Wochen Praktikum)[216] absolvieren und auf diesem Weg zum Schmerzmediziner werden. Dieses Ausbildungssystem ist sicher gut gemeint, die meisten Absolventen sind danach aber meist nicht in der Lage, das Gelernte in die Praxis umzusetzen. Schmerz sollte daher Teil jeder Grundausbildung sein, egal ob Allgemeinmediziner oder Facharzt. Nicht nur die Ausbildung, auch die Schmerzbehandlungszentren sollten neu strukturiert werden. Derzeit können Schmerzsyndrome stationär nicht behandelt werden. So gibt es keine speziellen Spitalsbereiche (außer Ambulanzen), an denen Mediziner schmerztherapeutisch ausgebildet werden können. Daher ist es nicht möglich, professionelle Strukturen auf dem Schmerzsektor zu entwickeln (außer durch private Initiativen). Und daher fehlen auch die unabhängige medizinische Forschung und Gestaltung in diesem so wichtigen und sensiblen Bereich.[217]

Die Forderungen, die sich daraus ergeben: Zuerst einmal braucht es eine politische Entscheidung und daraus folgend eine finanzielle Ausstattung dieses Bereichs, der in Österreich bisher kaum zu existieren scheint.

Ohne stationäre Behandlungsmöglichkeiten für Schmerzpatienten wird es keine Forschung und Ausbildung geben, die patientenzentriert verläuft. Der Aufwand für evidenzbasierte Medizin ist groß und lässt sich nur institutionell realisieren. Auch die Qualität von Schmerzmedizinern, die dieses Fach jahrelang im Spital betreiben würden, wäre dann wesentlich besser, als dies die derzeitige Zusatzausbildung mit 250 Stunden Theorie bewerkstelligen kann.

Die erste Säule der Schmerzbehandlung müsste also direkt in den Spitälern erfolgen. Die zweite Säule sollte auf multimodalen Schmerzzentren basieren, die es in Österreich bisher bis auf wenige Ausnahmen nicht gibt. Diese sollten mit den vielen Einzelpraxen (Allgemeinmediziner und Fachärzte), die meist näher am Wohnort der Patienten liegen, vernetzt werden.

Würde man diese Vorschläge umsetzen, könnte mit einfachen Schritten in wenigen Jahren eine kleine Revolution am Schmerzsektor eintreten.

Radiologie –
Magnetresonanztomografie richtig umsetzen

Ein entscheidendes Beispiel, wie man Patienten zu einer schnelleren und effektiveren Therapie verhelfen könnte, wäre ein besserer Zugang zur Magnetresonanztherapie (MRT).

MRT aus Patientensicht

Jeder Schmerzpatient weiß, der Besuch beim Radiologen ist fast immer Teil einer Schmerzdiagnostik und damit für eine sinnvolle Therapie nötig. Jeder, der wegen Kreuzschmerzen oder anderer Probleme im Zusammenhang mit dem Bewegungsapparat auf der Suche nach einer Diagnose oder geeigneten Therapie ist, muss früher oder später einen Radiologen aufsuchen. Bildgebende Verfahren zählen neben der körperlichen Untersuchung und ausführlichen Gesprächen zu den grundlegenden Bausteinen einer Diagnostik.

Obwohl nur eine Magnetresonanztherapie einen wirklich guten Blick auf die Weichteilgewebe im Körperinneren verschafft, wird bei vielen Patienten trotz der Strahlenbelastung erst einmal ein Röntgen gemacht. Dieses Verfahren ist zwar kostengünstiger, aber nur für bestimmte Fälle, etwa Knochenbrüche, ausreichend. Wenn man sich als Patient mit einem Röntgen nicht abfinden will oder auf einen guten Arzt trifft, der einem die Überweisung zu einer MRT ausstellt, dann hat man Chancen auf eine exakte Diagnose. Um diese zu erfahren, braucht es auch viel Geduld. Wochenlange Wartezeiten auf Termine sind bei Kassen-Radiologen die Regel. Bei Wahlärzten geht es deutlich schneller. Für hochsensible Patienten ist die MRT wegen der Enge der Röhre (neue Geräte sind geräumiger und offener als alte) und der hohen Lärmentwicklung keine angenehme Erfahrung.

Kritisch zu bemerken ist, dass viele Patienten den Radiologen nicht zu Gesicht bekommen, sie können ihm also nicht mitteilen, worin genau ihre Probleme bestehen. Auch nach der MRT wird der Befund vom Radiologen in der Regel nicht erklärt. Nur wenn man als Patient darauf besteht, kurz mit dem Radiologen zu sprechen, bekommt man im besten Fall wenige Minuten eingeräumt.

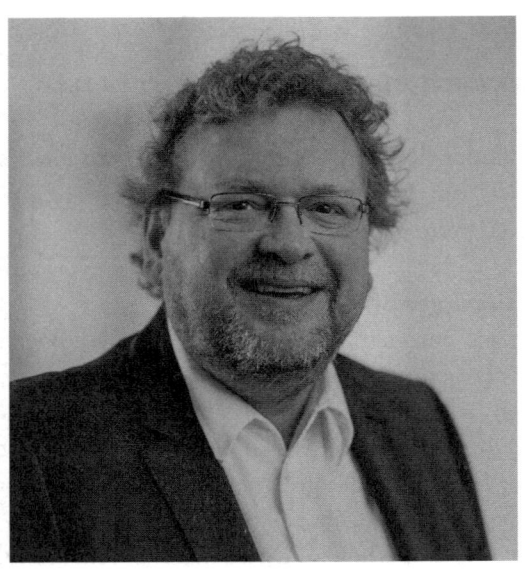

Die Sicht des Radiologen

Die Wartezeiten im Bereich der MRT sind für Patienten mit starken akuten Schmerzen viel zu lang, sie betragen oft länger als einen Monat. **Dr. Bernd Kaiser, Radiologe und MRT-Spezialist** in Baden bei Wien, beschreibt die Lage: »Es gibt zwar Einschublisten, deren Handhabung erfolgt jedoch ohne jegliche Transparenz. Es fehlt die nötige Flexibilität für Akutpatienten. Jene Patienten, die privat bezahlen, werden vorgezogen. Sie bekommen jedoch von den Kassen keine Rückvergütung. Diese Situation ist durchwegs problematisch. Aus der Sicht des Radiologen, der mit Akutschmerzpatienten arbeitet, sind maximal drei Tage Wartefrist hinnehmbar. Das würde jedoch mehr Flexibilität und eine gute Kommunikation zwischen Zuweiser und Radiologen voraussetzen.«

Auch die Qualität der Zuweisung ist von Bedeutung. Sie sollte klar formulieren, welche Körperregion des Patienten wie und mit welcher Fragestellung zu untersuchen ist. Das erspart dem Radiologen viel Zeit und schafft exaktere Untersuchungsvoraussetzungen.

Momentan werden Befunde wie am Fließband erstellt, wobei der Radiologe mit dem Patienten oder zuweisenden Arzt meist keinerlei Kontakt hat. Um aber relevante Aussagen bei der Befunderstellung treffen zu können, benötigte der Radiologe einen kurzen Kontakt mit dem Patienten, und zwar vor der Untersuchung und einige Minuten danach zur Bildbesprechung.

Diese Zeit lohnte sich und ist im Grund unerlässlich. Dadurch ließe sich die Aussagekraft des Befunds um rund fünfzig Prozent steigern, weil der Radiologe durch den persönlichen Kontakt auch die Problematik des Patienten realisieren kann und so die Relevanz seines Befunds für den Patienten und den weiterbehandelnden Schmerztherapeuten ausloten kann. Nur so kann sichergestellt werden, dass der Befund die Problematik des Patienten gezielt erkennt und beschreibt.

Eine weitere Verbesserung der Untersuchung ergibt sich, wenn der Radiologe einen kurzen Blick auf die Übersichtsaufnahme wirft. Ist dort bereits eine schwere Pathomorphologie, eine deutliche Erkrankung eines Gelenks oder einer Bandscheibe, ersichtlich, dann kann das Protokoll (also wie das Gerät fährt und wie die Schichten abgelichtet werden) so abgeändert werden, dass genau diese Problematik – exakt für Patienten und Arzt ersichtlich – durch die MRT abgebildet wird.

Jeder Befund sollte individuell geschrieben werden, es sollten keine vorgefertigten Textbausteine herangezogen werden. Nur technische Angaben als Textdatei sollten vorab abgespeichert werden und zur Einfügung in den Befund zur Verfügung stehen. Standardbefunde sollten wegen extremer Fehleranfälligkeit und Verwechslungsmöglichkeiten unbedingt vermieden werden. Jeder Befund sollte nach Abschluss der Texterstellung vom Radiologen auf seine Richtigkeit überprüft werden.

Für den zuweisenden Arzt, der später die Befundtexte liest, ist das Herausarbeiten der klinisch relevanten Key Points, also der wichtigen Details, entscheidend. Wenn der Text lieblos verfasst wird, also ohne Heraushebung der kritischen Stellen (zum Beispiel in Fettdruck), oder wenn er ohne Absätze geschrieben wird und wie ein

Buchstabenmeer vor den Augen verschwimmt, benötigt es viel Zeit und Konzentration, um die relevanten Details herauszulesen. Ein differenziertes Schriftbild des Befunds dagegen ist eine große Hilfe für den Arzt, der den Befund später mit dem Patienten besprechen muss.

Was wünscht sich ein Radiologe für die Zukunft der Schmerztherapie? »Sicherlich wäre eine schnellere und effizientere Zusammenarbeit von großem Wert, vor allem auch, um die Chronifizierung von Schmerzen zu verhindern. Von der Diagnose bis zum Behandlungsgespräch sollte es nicht allzu lange dauern. Eine simultane Schmerztherapie wäre jedenfalls sehr wünschenswert, das würde bedeuten, dass sofort auf die Diagnostik die gezielte Therapie erfolgt«, sagt Dr. Bernd Kaiser.

All die hier vorgeschlagenen Änderungen hätten positive Auswirkungen auf sämtliche Beteiligten, sind aber nur mit dem erforderlichen politischen Willen umzusetzen.

Es folgt eine Patientengeschichte, die die Wichtigkeit der Radiologie für Schmerzpatienten aufzeigt.

»Der Pensions-Neurotiker« – *Herr Mesut*

Gestützt an der Seite seiner Tochter kommt Herr Mesut zu mir in das Schmerzkompetenzzentrum, es war die Ordination Nummer 4, ich erinnere mich ganz genau. Die Kleidung graubraun, gekrümmt sein Rücken, buckelig, ein wenig wie der Glöckner von Notre-Dame. Seine Schritte sind kurz, etwas hüpfend. An einer Hand eine Krücke, eine Unterarmschiene in Schwarz, ganz und gar abgewetzt. Jeder seiner Schritte wird von heftigem Stöhnen begleitet. Bei der Untersuchung zeigen sich Knieorthesen beiderseits. Alle Lagewechsel sind mühsam und von schmerzverzerrten Grimassen begleitet.[218]

Das Erscheinungsbild wirkt auf mich komisch, irgendwie verdächtig, ich kann mir nicht helfen. Noch ohne ein Wort mit ihm gesprochen zu haben, steigen in mir Zweifel auf. Spielt mir der türkischstämmige Mann etwas vor? Wenn ich ein Theaterstück zum Thema

»Der Pensions-Neurotiker« inszenieren würde – genau so müsste wohl der Auftritt eines vermeintlich leidenden Patienten aussehen. Ich ertappe mich bei meinen skeptischen Gedanken und reiße mich zusammen. Ich ermahne mich, mir keine voreiligen Urteile zu erlauben. Plötzlich bin ich hellwach. Werde ich als Arzt für diesen gebrochenen Mann etwas tun können? Oder ist das Ganze eher ein Fall für die Psychiatrie?

Berge an Befunden

Herrn Mesuts Deutsch ist lückenhaft[219], viel kann ich aus seinen Worten nicht ableiten. Zum Glück ist seine Tochter als Dolmetscherin dabei, und wir beginnen die komplizierte Anamnese. Sie erklärt, dass sie zu mir gekommen sind, um eine ärztliche Zweitmeinung wegen einer geplanten Hüftarthroskopie einzuholen. Dabei wird mit einer Kamera in die Hüfte geschaut, und dann können gewisse Verletzungen an der Gelenkslippe erkannt und eventuell behandelt werden.

Mir kommen Bedenken. In welchem Zusammenhang steht dieser Eingriff mit der Gesamtsituation des Patienten? Welche Linderung verspricht er sich von diesem Eingriff? Der Patient hat fast überall am Körper Schmerzen, besonders an allen großen Gelenken. Schultern, Hüften und Knie sind verkürzt in den Sehnen und können weder voll gestreckt noch vollständig abgebogen werden.

Die beiden übergeben mir jede Menge Befunde. Alles ist durcheinander – Röntgensäcke mit Bildern ohne Befunde und viele Befunde ohne Bilder. Immer wieder wurden offensichtlich arthroskopische Eingriffe an Schultern und Knien durchgeführt, man hat jedoch den Schmerz nicht aufstöbern können. Jeder Eingriff erfolgte ohne einen signifikant positiven Effekt – und jetzt steht auch noch die Hüfte auf dem Operations-Fahrplan. Ich frage mich zusehends, wohin diese Reise gehen soll. Gibt es jemanden, der in diesem Fall medizinisch die Informationen zusammenträgt, analysiert und Strategien vorgibt?

Ich wühle mich durch die von Wind und Regen zerzausten Befunde, durch aneinanderklebende Röntgenbilder und bin einfach nur erstaunt und ratlos: Arthroskopie Schulter ohne positives Ergebnis, Arthroskopie Knie ohne positives Ergebnis und jetzt die Hüfte. Was geht da vor sich? Sind da alle verwirrt? Sind es die Kommunikationsschwierigkeiten? Will jemand hier auf Kosten des Patienten Leistungspunkte sammeln?[220] Benötigt man für die medizinische Ausbildung willige Versuchskaninchen? Eigentlich will ich es gar nicht wissen.

Alles begann mit einem Autounfall

Wegen seiner offensichtlich extremen Schmerzen verabreiche ich Herrn Mesut zuerst einmal lokal Morphine. Das ist eine Technik, die ich dann einsetze, wenn schon vieles probiert wurde und die Standardmethoden nicht mehr greifen. Die Therapie schlägt kurz an, aber die Infiltrationen von Schulter, Hüfte und Knie wirken nur kurz. Die Gelenke allein können somit nicht Ursache dieser Probleme sein, das wird mir zunehmend klar. Wo kommen seine Beschwerden nur her?

Beim nächsten Besuch in der Ordination beklagt Herr Mesut, dass er auch urologische Probleme habe. Probleme, die für einen Mann Mitte vierzig ungewöhnlich sind. Mir fallen auch sein spastischer Gang und gesteigerte Reflexe an den Patellarsehnen (Kniescheibe) auf.

Nun berichtet der Patient von einem Autounfall im Jahr 2008, als alles begonnen habe, wie er sagt. Warum wurde nach dem schweren Schleudertrauma (Peitschenschlagsyndrom) die Halswirbelsäule nicht abgeklärt? Das wäre damals doch naheliegend gewesen. Nur Zervikalstütze (Schanzkrawatte) und Röntgen, mehr wurde nicht zugebilligt, obwohl die Beschwerden dramatisch waren.

Auch neurologische Probleme in Beinen und Harnblase waren damals erstmals aufgetreten. Ebenso waren die Schulterschmerzen damals konstant und eindeutig auf den Unfall zurückzuführen. Diese Unaufmerksamkeit nach dem Verkehrsunfall gilt es nun, so viele Jahre später, zu korrigieren. So zieht Herr Mesut mit einer Zuweisung für eine MRT der Halswirbelsäule von dannen.[221]

Radiologe des Vertrauens

Vierzehn Tage später ist es dann so weit. Ich nehme den Halswirbelsäule-Befund des MRT-Instituts aus dem Briefkuvert und lese den Vierzeiler: »Unauffällig, dem Alter entsprechend, keine weiteren Auffälligkeiten.« Ich will mich schon geschlagen geben und enttäuscht Herrn Mesut zuwenden, ihm erklären, dass ich mit meinem Latein am Ende bin – da sehe ich die CD-ROM des MRT-Instituts vor mir liegen.

Ich öffne das Laufwerk meines Computers und klicke die CD in die Halterung. Mit leisem Surren und Piepsen laden die Dateien hoch, und darauf steht: »Nicht zur diagnostischen Betrachtung geeignet«. Ich traue meinen Augen nicht, denn schnell erkenne ich auf den Bildern eine ausgeprägte Vertebrostenose mit Myelopathie! Auf Deutsch gesagt: Verengung des Wirbelkanals und Schädigung des Rückenmarks.

Bei dem Verkehrsunfall 2008 wurde die Halswirbelsäule von Herrn Mesut so schwer verletzt, dass das Rückenmark im Halsbereich durch Knochen und Bandscheibe eingedrückt, ja fast abgedrückt wurde. Daher stammen also die Schmerzen an Schultern, Hüfte und Knien, die Blasenentleerungsstörung und der spastische, hüpfende Gang.[222]

Die Bilddateien belegen dies eindeutig. Nur der Text des Radiologen passt nicht dazu! Der Radiologe hatte Herrn Mesut nie persönlich gesehen, sondern nur die Bilder. Offensichtlich wurde dann den Bildern ein Standardtext hinzugefügt – der absolute digitale Wahnsinn. Ich verwende für meine Befunde nie Standardtexte, und ich fühlte mich einmal mehr bestätigt. Der scheinbare Nutzen dieser Textbausteine kann schnell zum Schaden werden – ich möchte eindringlich davor warnen.

Für solch schwierige Patienten wie Herrn Mesut habe ich einen Radiologen meines Vertrauens. Hier geht es einfach um zu viel – hier steht massives menschliches Leid auf dem Spiel – ganze Existenzen können so zerstört werden. Das kann ich nicht auf die leichte Schulter nehmen.

So empfehle ich Herrn Mesut inständig, den Radiologen meines Vertrauens aufzusuchen. Dort bestätigt sich meine Vermutungsdiagnose und ich überweise ihn direkt an die Neurochirurgie weiter. Zwei Tage später werde ich angerufen, dass die Operation der Halswirbelsäule erfolgreich war. Das Rückenmark konnte entlastet und somit ein Großteil des Leidensdrucks behoben werden. Von der geplanten Hüftoperation ist keine Rede mehr.

Ringen um Invaliditätspension

Beim nächsten Besuch in meiner Ordination ist Herr Mesut nicht schmerzfrei – das ist nach vielen Jahren Dauerschmerz auch nur schwer möglich, da er bereits schmerzkrank ist. Aber er ist zutiefst dankbar, einen Menschen gefunden zu haben, der ihm und seinen Beschwerden geglaubt hat und auf die Suche gegangen ist – und dass sein Leid einen Namen bekommen hat.

Auch ich bin erleichtert. Eine Unaufmerksamkeit meinerseits, und die Sache wäre für Herrn Mesut wiederum schlecht ausgegangen. Ich habe mir für solche problematischen »Fälle« eine enorme Zähigkeit antrainiert, und mein Gefühl für Schmerzpatienten gibt mir zum Glück meistens recht.

Die Probleme waren noch lange nicht zu Ende. Für die Behörden galt der Patient wieder als gesund, denn er war ja operiert worden. Herr Mesut war wirklich lange gequält und ausgegrenzt worden, und jetzt immer noch musste er um sein Recht kämpfen. Die chronischen Schmerzen allein reichten den Behörden nicht, um eine Invaliditätspension anzuerkennen. Ein erbittertes Ringen begann – wir mussten belegen, wie Herr Mesut lange Zeit falsch behandelt worden war und was er alles mitgemacht hatte.

Jetzt, vier Jahre später, ist es endlich so weit. Der Staat Österreich hat Herrn Mesut die Invaliditätspension zugestanden. Er steht da und hat Tränen in den Augen. Sein Alptraum ist zu Ende. Er will zurück in die Türkei, auf dem Land leben und viel an der frischen Luft sein. Mit der Mindestpension könnte er ein Leben in Österreich nicht bestreiten. Auch die Tochter ist überglücklich, dass das Drama um die Gesundheit ihres Vaters ein gutes Ende genommen hat.

Von Restitutio ad Integrum, also einer kompletten Wiederherstellung der Gesundheit, ist zwar nicht die Rede, aber Herr Mesut kann sich sein Leben nun neu ausrichten, und zwar ohne ständige Besuche bei Kontrollärzten und Gutachtern, die ihm auf Basis falscher Informationen und Diagnosen sowie einer völlig veralteten Begutachtungsmethodik schwer zugesetzt haben.

Herr Mesut, seine Tochter und ich stehen einander gegenüber. Viel Dankbarkeit ist spürbar, sichtliche Erleichterung. Mit feuchten Augen werden mir türkische Süßigkeiten überreicht. Dieses Dankeschön in all seiner Ehrlichkeit tut meiner Seele unendlich gut. Es ist schön, helfen zu können.

Multimodale Therapie – Wunsch und Wirklichkeit

Ist Österreich auf dem Gebiet der Schmerzmedizin ein Entwicklungsland? Mit einem klaren Ja beantworten viele Patienten mit chronischen Schmerzen und auch deren Vertreter, die Selbsthilfegruppen, diese Frage.

Viele sind frustriert, andere schon wütend, manche haben resigniert. Seit Jahren hören und lesen sie immer wieder die stets gleichen Versprechungen von baldiger Besserung der Situation, von angemessenen Behandlungsmöglichkeiten und davon, dass es selbst für schwer chronifizierte Leiden eine erfolgversprechende Therapieform gebe, nämlich die »multimodale Schmerztherapie«.

Doch – wo gibt es sie, diese viel zitierte Therapie? Eine Therapie, bei der Ärzte und Therapeuten verschiedenster Fachrichtungen zusammenarbeiten? Wo alles Hand in Hand geht und der Patient ganzheitlich gesehen und entsprechend behandelt wird? Wo der Schmerz von allen Seiten gleichzeitig ins Visier genommen wird? Wer bietet sie an?

Wer sich im Land umsieht und nachforscht, muss erkennen: bis auf ganz wenige punktuelle Ausnahmen existiert die multimodale Therapie in Österreich nicht. Das lässt die Frage aufkommen: Werden Schmerzpatienten vom Gesundheitssystem vergessen?

Patientenforderungen

Susanne Fiala, Leiterin der Selbsthilfegruppe Schmerz in Wien und Mitbegründerin der Allianz Chronischer Schmerz, beschreibt ihre Sicht der Lage von chronischen Schmerzpatienten und der mangelnden schmerzmedizinischen Versorgung:

Wir erwarten von den verantwortlichen politischen Stellen und Ärzten nichts Unmögliches. Wir wollen nur etwas, was doch gerade in Österreich selbstverständlich sein sollte: eine adäquate multimodale Schmerztherapie. Und zwar als Kassenleistung, mit akzeptablen Wartezeiten.

In einem hoch entwickelten, reichen Land wie Österreich war das bisher leider nicht möglich! In unseren Spitälern werden Organe verpflanzt und Gliedmaßen wieder angenäht – aber Schmerzen kann man nicht ausreichend behandeln? Warum ist das so? Weil es die einzige, nachweislich längerfristig wirkende Therapieform, die multimodale Schmerztherapie, in Österreich fast gar nicht gibt. Notwendig dazu wäre doch nur, dass Ärzte verschiedener Fachrichtungen zusammenarbeiten. Nichts anderes bedeutet das doch. Gerade das aber scheint hier unmöglich zu sein!

Ein weiterer Punkt ist, dass es zu Schmerztherapie kaum Fachärzte mit Kassenvertrag gibt, sie wird fast ausschließlich von Wahlärzten angeboten. Wir Patienten können uns diese Honorare oft nicht leisten, schon gar nicht über längere Zeiträume, was aber meist notwendig ist. Dazu kommen die dringend notwendige Physio- und oft auch Psychotherapie, die ebenfalls kaum als Kassenleistungen zu erhalten sind.

Wochen- oder gar monatelange Wartezeiten auf einen Termin beim Facharzt oder in einer der wenigen Schmerzambulanzen sind die Regel. Abgesehen davon, dass diese Ambulanzen wenig unseren Bedürfnissen angepasst sind, bekommt man dort meist auch keine Physio- oder Psychotherapie oder gar multimodale Therapie angeboten.

Und was nützen die guten Ratschläge der Schmerzspezialisten, wenn man sich all diese Therapien nicht leisten kann? Wenn man Kassenleistungen in Anspruch nehmen will bzw. muss, hat man demnach monatelange oder auch jahrelange Wartezeiten zu akzeptieren – wenn man überhaupt die notwendige Bewilligung dazu erhält.

Schmerz ist daher für uns leider etwas, was wir ertragen müssen, jeden Tag aufs Neue. Wir Patienten wissen das nur zu gut und müssen es auch immer wieder am eigenen Leib erfahren. Wenn wir aber immer wieder lesen, wie Fachleute in den Medien stolz verkünden, dass heute »kein Mensch mehr Schmerzen ertragen muss«, und im Nebensatz die »dringende« Empfehlung gegeben wird, sich bei Schmerzen »rasch« Hilfe zu suchen, dann klingt das für mich als Schmerzpatienten mehr als zynisch.

Die Wartezeit bei einem Kassenarzt beträgt, wie erwähnt, mehrere Wochen und in einer der wenigen, noch nicht wegrationalisierten Schmerzambulanzen meist einige Monate. Wo bekommen wir also die von den Fachleuten empfohlene »rasche Hilfe« und die immer wieder von ebendiesen Spezialisten empfohlene »multimodale Schmerztherapie«? Es gibt sie in Österreich nicht! Warum ist man nicht so ehrlich und sagt das auch dazu? Was nützt uns die Empfehlung einer Therapie, die es nicht gibt?

Oft werden die Patienten auch zu wenig bei der Behandlung oder Erstellung eines Therapiekonzepts miteingebunden. Viele Ärzte glauben – meist schon nach dem ersten kurzen Gespräch – ohnehin gleich zu wissen, wie es uns geht und was wir benötigen, welche Behandlung gut bzw. richtig wäre. Nur – sie glauben dies, aber wir Patienten wissen selbst ganz genau, wie es uns geht, und wir wissen auch ganz genau, welche Bedürfnisse wir haben. Man müsste uns nur einmal fragen!

Doch leider hört ein Arzt dem Patienten oft nicht zu, nimmt sich nicht die Zeit für ein ausführliches Gespräch. Nur weil es von den Kassen nicht bezahlt wird? Dabei ist längst erwiesen, dass ein solches Gespräch bzw. das Zuhören entscheidend für den Erfolg einer Behandlung ist. Dem Patienten entgegengebrachte Empathie schafft Zuversicht und Hoffnung und das nötige Vertrauen. Ist das wirklich so schwer zu verstehen?

Dr. Martin Pinsger: So funktioniert multimodale Therapie

Multimodal bedeutet »auf vielfältige Art und Weise«. Bezogen auf eine Therapie heißt es, dass die Therapie interdisziplinär abläuft, also mehrere Fachrichtungen einbezogen werden. Idealerweise wird der Patient als Mensch in seiner Gesamtheit gesehen und seine persönliche Lebenssituation in ihrer Gesamtheit miteinbezogen.

Multimodalität bedeutet auch, den Patienten bereits im Zuge der Diagnose mit seiner körperlichen, psychischen und sozialen Situation zu konfrontieren. Multimodalität setzt sich sodann in einer Therapie und Begleitung fort und übergibt die nichtärztlichen Behandlungen an Therapeuten und Fachgruppen (Physiotherapie, Massage, physikalische Therapie und viele andere mehr).

In regelmäßigen Besprechungen werden die Verläufe diskutiert, und so lernt jeder Arzt und Therapeut in der Gruppe schnell dazu. Sollte die Therapie nicht gut laufen, kann sofort gegengesteuert werden; vielleicht können auch noch andere Bereiche (zum Beispiel Rheumatologie, Psychiatrie etc., je nach Problemstellung) ins Boot geholt werden und spezifische therapeutische Schritte oder bei Unklarheiten weiterführende diagnostische Maßnahmen ergänzt werden.

Multimodalität hält den Patienten sicher in einem Netzwerk von Aktivitäten, wobei auch die Motivation und das Engagement des Patienten mitentscheiden.

Multimodalität ist nicht eine Art Gießkannenphänomen der Therapien, sondern es sollte vielmehr gezielt das individuelle Problem oder besser die Konstellation jedes einzelnen Patienten erkannt und berücksichtigt werden. Entscheidend sind eine exakte Diagnose, signifikante Schmerzreduktion, die Verbesserung des Nachtschlafs und der Mobilität sowie die Reduktion von Angst und Depressivität. Alles zusammen ergibt für den Betroffenen mehr Kraft, Mut, Beweglichkeit und selbstverständlich Selbstwirksamkeit.[223]

Hat ein Patient solch einen Behandlungsdurchgang erfolgreich durchlaufen und selbstwirksame Methoden erlernt, die er jederzeit für sich nutzen kann, ist das ein wichtiger Anker für sein weiteres

Leben. Sicherheit zu haben, was im Fall neuerlicher Schmerzattacken zu geschehen hat, ist enorm wichtig.

Ebenso wichtig ist es, dass der Patient weiß, welche Maßnahmen, welches Programm er – am besten lebenslang – aufrechterhalten soll, um selbst alles zu tun, dass es ihm gut geht. Dieses Wissen und die Selbstermächtigung sind die nachhaltigen Ziele multimodaler Schmerztherapien.[224]

Schmerzen als Teil der Behandlung

Schmerzreduktion ist nicht das alleinige Ziel einer Therapie. Dies wäre viel zu kurz gefasst und führte schnell zu einem vermehrten Einsatz von Medikamenten. Beim ständigen Einsatz von Opiaten sollte man daher sehr zurückhaltend sein. Kurzfristig sind diese Substanzen eine große Hilfe, im Dauereinsatz aber eher problematisch.

Bei den meisten Patienten werden Opiate nur eingesetzt, wenn sie sich überhaupt nicht bewegen können. Ist die Beweglichkeit wieder möglich, sollten niedrige Opiatdosen ausreichen, um den Zustand zu stabilisieren. Hier unterscheidet sich die Therapie »gutartiger Schmerzen« deutlich von der Therapie bei Krebspatienten.[225]

Chronische Schmerzpatienten wünschen sich neben der Schmerzreduktion auch, im Leben bestehen zu können, Beziehungen gestalten und der Familie beistehen und sie unterstützen zu können. Wichtig ist ihnen ein soziales Funktionieren und damit in der Gruppe auch eine gewisse Bedeutung und Anerkennung zu haben. Schmerzpatienten brauchen viel Achtsamkeit, Entspannung, Schlaf und Regeneration. All das ist heute oft Mangelware. Schmerzerkrankungen sind daher auch Ausfluss einer zu großen Beschleunigung der modernen Zivilisation. Selbstoptimierung und diverse Maximierungen lassen oft menschliche Züge vermissen. Ohne Pausen, Ruhephasen und körperliches Training wird Gesundheit nicht funktionieren.

Alle diese Dinge sollten im Rahmen einer ganzheitlichen Behandlung angesprochen werden, Raum finden und verbessert werden.

Wie könnte multimodale Therapie organisiert sein?
Eine multimodale Therapie als Kassenleistung gibt es bisher leider nicht. Die ICD-11 der WHO, die im Jahr 2022 auch von Österreich angenommen und unterschrieben werden soll, könnte hierbei hilfreich sein. Natürlich bräuchte es starke politische Kräfte, die diese Entwicklung unterstützen. Ein Miteinander in der Therapie kann man allerdings nicht erzwingen. So müsste man auch den Zusammenschluss von Ärzten in Schmerzzentren fördern und den komplexen administrativen Aufwand vereinfachen.

Die derzeitige Regelung sieht Interdisziplinarität und Multimodalität nicht vor. Momentan pilgern Schmerzpatienten von einem Facharzt zum anderen und verursachen den Versicherungen und sich selbst enorm hohe Kosten. Das jetzige System ist nicht nur teuer, sondern auch ineffektiv: Ein Facharzt macht dieses, der nächste jenes. Für chronische Schmerzpatienten ist dies zermürbend, teuer, aufwendig und vor allem wenig zielführend. Ständig neue Therapieversuche verschlimmern das Problem meist, anstatt es zu lösen. Ein Umdenken bei der Behandlung chronischer Schmerzpatienten ist daher längst überfällig.[226]

Einzelordinationen und Hausärzte sind mit chronischen Schmerzpatienten überfordert. Die multimodale Therapie könnte in einigen wissenschaftlich aktiven, multimodalen Abteilungen in Spitälern etabliert werden. Zudem könnten über das Land verteilt Schmerzzentren mit interdisziplinärem Aufbau entstehen.

Unser Schmerzkompetenzzentrum in Bad Vöslau (Niederösterreich) könnte als Modell dienen, denn wir versuchen dem Prinzip einer multimodalen Therapie bereits seit vielen Jahren gerecht zu werden.

Das Konzept von Spitalsabteilungen und Schmerzzentren im Land würde zum einen Ausbildung und Forschung und zum anderen eine effiziente, kostengünstige Betreuung von Schmerzpatienten im ambulanten, tagesklinischen Bereich ermöglichen.

Anhang

Anerkennung und Danksagung

Wir bedanken uns herzlich bei Verlagschef Christoph Ennsthaler, der sich für das Thema Schmerz sofort begeistern ließ, für die unkomplizierte und angenehme Zusammenarbeit mit ihm und seinem Verlagsteam. Endlich haben wir es nach mehreren Anläufen geschafft, gemeinsam ein Buch zu publizieren.

Unser großer Dank gilt all den Menschen, die an diesem Buch mitgewirkt haben. Den Experten, die ihr Wissen mit uns geteilt haben, und vor allem den Patienten, die bereitwillig ihre Geschichten offengelegt haben und den Lesern damit einen Einblick in die Lebensrealität von schmerzgeplagten Menschen geben.

Jedem Einzelnen von ihnen sei herzlich gedankt (in alphabetischer Reihenfolge): Kirsten Adler, Mag. Birgit Barilits, Clarissa Cymbal und ihrer Mutter Amanda, Karl Dieber, Susanne Fiala (danke auch für die Unterstützung bei der Recherche!), Mag. pharm. Caroline Frauendorfer, Dr. Bernd Kaiser, Bc Halina Lesyk, B.A., Dr. André Ljutow (Chefarzt im Zentrum für Schmerzmedizin Nottwil, Schweiz), Christa Rammerstorfer, Josef Seidl, Katharina Sigl, Peter Zluhan, M.A.

Und natürlich sei auch den anonymisierten Patienten Clemens Bukowsky, Stefanie Lindner, Frau Y (danke auch für die Hilfe bei der Textkorrektur!), Harald Fürst und Herrn Mesut gedankt.

Martin Pinsger persönlich:

Nun sind alle Texte geschrieben, das Buch hat eine Form angenommen. Es ist aufregend zu sehen, wie sich die unterschiedlichen Texte ineinanderfügen, ergänzen, den Blickwinkel erweitern, Neues erzählen und Altbekanntes integrieren. Die Dinge wiederholen sich in gewissen Mustern, ohne der Monotonie eine Chance zu geben.

Auch wenn man als Arzt viele Geschichten hört – die Patientengeschichten in dieser Kompression und gleichzeitig durchkomponiert wiederzufinden, ist aufregend. Ich verdanke die Aufarbeitung dieser Geschichten Dr. Thomas Hartl. Diese Schicksale niederzuschreiben ist keine leichte Aufgabe, denn die Kommunizierbarkeit von Schmerz führt uns Menschen rasch an Grenzen.

Diese Grenzen zu überwinden und das Leben chronischer Schmerzpatienten auf den Punkt zu bringen, erfordert viel Fingerspitzengefühl und Können, zumal dieses Buch die Schmerzrealität von Betroffenen auch denjenigen vermitteln soll, die nicht von Schmerz betroffen sind. Für mich war das Gelingen dieser Intention eine Conditio sine qua non, um dieses zweite Schmerzbuch zu schreiben. Danke, lieber Thomas, an dieser Stelle.

Um einerseits das Schicksal von Schmerzpatienten in die Öffentlichkeit zu bringen und andererseits in der Schmerzmedizin voranzukommen, sind diese persönlichen Schmerzgeschichten unverzichtbar. Ein Dank allen Patienten, die sich dafür zur Verfügung gestellt haben, sie sind meist auch in Vereinen und Selbsthilfegruppen organisiert. Im Anhang finden Sie, geschätzte Leser, die Ansprechpartner und Adressen dieser Schmerzeinrichtungen.

Schmerzpatienten verstehen oft nicht, dass ihr Leid für Außenstehende nicht sichtbar oder fühlbar ist. Daher möchte ich den Mitgliedern des Schmerzverbands und dessen Vorstand an dieser Stelle meine besondere Hochachtung, Dank und Anerkennung für ihre ehrenamtliche Tätigkeit aussprechen. Der Verein Schmerzverband organisiert zum Beispiel Heilfastengruppen, Tanztherapie, Fortbildungsveranstaltungen oder Waldspaziergänge (Waldbaden). Alles Aktivitäten, die den Betroffenen Anregungen geben, um Balance zu finden, Aktivitäten zu setzen oder einfach ein wichtiger Teil eines Ganzen zu sein.

Mein Dank gilt auch allen Medizinern und Therapeuten, die interdisziplinäres Arbeiten lieben, denen Schmerz wichtig ist. Bei der Betreuung von Patienten merkt man sofort, ob der zuweisende Arzt oder Therapeut offen dafür ist und das gemeinsame Arbeiten schätzt. Auch der Patient spürt, dass die gemeinsamen Anstrengungen ohne Widerstände und innere Reibung viel schneller fruchten und eine Besserung zulassen.

Warum wird man Mediziner? In meinem Fall war das sonnenklar. Mein Wohnsitz war von Kindheit an das Haus eines Gemeindearztes, eines Landarztes im Mühlviertel. Genauer gesagt in Hellmonsödt. Dort habe ich eine tolle und unbeschwerte Jugend verbracht. Ich war Teil dieser Gemeinde, mein Vater und schon mein Großvater waren dort Landärzte gewesen. Sie waren Person und Institution in einem.

Meinen Vater bei den Visiten zu begleiten, war ein interessanter Zeitvertreib, ich sah, wie die Leute an seinen Lippen hingen. Schon sein Auftritt in den Stuben der Bauernhäuser, wo oft schon eine Schar von Patienten auf ihn wartete, hat mich beeindruckt. Ich bewunderte ihn um sein enormes Wissen, aber auch um die Art, wie er in komplexen Situationen immer überraschende Wendungen und Interventionen parat hatte.

Einige Jahre später, mein Vater war schon in Pension, traf sich eine große Runde von Freunden der Familie in unserem Haus. Bei dieser Gelegenheit ergriff mein Vater das Wort und erklärte, dass er mächtig stolz auf mich sei, weil ich mit konservativer Orthopädie vielen Patienten nachweislich vorzüglich geholfen hätte.

In dieser Situation erfolgte etwas ganz Eigentümliches. Einerseits war ich zutiefst von seinen wertschätzenden und anerkennenden Äußerungen bewegt, andererseits merkte ich, wie sehr ich mich nun verpflichtet fühlte, sein Wirken und seine Gedanken in mein Wirken zu integrieren. Selbst wenn ich mich noch so anstrengen würde, könnte ich seine innersten Züge, die ich erkannt hatte, nicht verlassen, sie waren nun zu meinen geworden.

Ich bin auch sehr dankbar, dass das Thema Medizin in unserer Familie weitergelebt wird. Dabei bin ich genauso wie mein Vater mächtig stolz auf meine beiden Medizinertöchter, die ihre Zukunft zu gestalten wissen und den Anforderungen einer neuen Zeit sicherlich gewachsen sind.

Musik und Rhythmus sind mein mütterliches Erbe. Diese Bereiche verdanke ich meiner Mutter, und wie die Medizin, so lebt auch die Musik in unserer Familie weiter. Musik und Rhythmus bringen uns zum Schwingen und Klingen, und das ist neurobiologisch von unschätzbarem Wert. Es gibt ein altes Sprichwort in der Neurowissenschaft: »Neurons that fire together wire together« (Neuronen, die miteinander feuern, verbinden sich auch). So kann Musik viel verändern und bewegen und hat einen tiefen therapeutischen Sinn.

Meine Dankesworte sind bewusst kurz gehalten, und so möchte ich alle, die darin nicht namentlich vorkommen, aber in regelmäßigem Austausch mit mir stehen, um Vergebung bitten. Ich schließe sie natürlich in meinen Dank ein.

Eine Person kann nicht ausgelassen oder übersprungen werden. Es ist meine Frau. Sie steht mir seit vierzig Jahren unzertrennlich zur Seite. Sie steuert die Geschicke unserer Familie mit zurzeit sechs Enkelkindern mit hohem Einsatz und Aufmerksamkeit. Sie stärkt mir den Rücken und bringt mich immer wieder in die Realität zurück. Ohne ihre stetige Hilfe und Unterstützung wäre meine Tätigkeit am Patienten in dieser Weise nicht möglich. Meine Frau ist meine direkte Verbindung zum Leben, zu den Kindern und Enkelkindern. Da Liebe, ähnlich wie Schmerz, nur schwer in Worte zu fassen ist, möchte ich meine Dankesworte hier schließen.

Kontaktadressen

Dr. Martin Pinsger
Schmerzkompetenzzentrum Bad Vöslau
Badnerstraße 8
A-2540 Bad Vöslau
Tel.: +43 (0)2252 76948-0
E-Mail: office@bvmed.at
www.schmerzkompetenzzentrum.at

Dr. Thomas Hartl
Gesundheitsjournalist, Buchcoach, Sachbuchautor, Schriftsteller
E-Mail: hartl.presse@aon.at
www.thomas-hartl.at

Allianz Chronischer Schmerz Österreich
vertreten durch EURAG Österreich
Dkfm. Erika Folkes
Curlandgasse 22
1170 Wien
E-Mail: info@schmerz-allianz.at
www.schmerz-allianz.at

Verein Schmerzverband
Badnerstraße 8
2540 Bad Vöslau
E-Mail: office@schmerzverband.at
www.schmerzverband.at

Selbsthilfegruppe Schmerz
Susanne Fiala
Josefstädter Straße 87/16
1080 Wien
Tel.: +43 (0)650 408 23 48
E-Mail: shgschmerz@utanet.at
www.schmerz-allianz.at

Selbsthilfegruppe Ehlers-Danlos-Syndrom Linz
Katharina Sigl
Tel.: +43 (0)660 360 67 80
E-Mail: info@daisy-day.com
www.daisy-day.com

Selbsthilfegruppe Interstitielle Zystitis (IC) Österreich
https://www.ica-austria.at
https://chronischkrank.at/verein/unsere-selbsthilfegruppen/ic-oesterreich

Verein ChronischKrank Österreich
E-Mail: kontakt@chronischkrank.at
https://chronischkrank.at

Mag. pharm. Caroline Frauendorfer
E-Mail: caro@apothekeanderwien.at
www.carofrauendorfer.com

Deutsche Schmerzliga e.V.
Rüsselsheimer Straße 22/Haus A
60326 Frankfurt am Main
Beratungstelefon: 069 20 019 019
https://schmerzliga.de

Schweizer Paraplegiker-Zentrum
Zentrum für Schmerzmedizin
Chefarzt Dr. André Ljutow, MSc
Guido A. Zäch Strasse 1
6207 Nottwil
E-Mail: zsm@paraplegie.ch
Tel.: +41 41 939 49 00
www.paraplegie.ch

Endnoten/Quellen

Vorwort

1   Scarry E. »Der Körper im Schmerz: Die Chiffren der Verletzlichkeit und die Erfin-
     dung der Kultur«, S. Fischer; 1992.

2   Panksepp J. »Trennungsschmerz als mögliche Ursache für Panikattacken – neuro-
     psychologische Überlegungen und Befunde«, in: PTT – Persönlichkeitsstörungen
     Theor Ther, 2003;7(4):245–251.

3   Zanini C. »Schmerzen kommunizieren und verstehen / Il dolore tra medico e pazien-
     te, come comunicarlo, come comprenderlo«, in: Riv Med Humanit, 2013;24(7):16–
     23.

4   Allianz Chronischer Schmerz Österreich, »Multimodale Schmerztherapie«, https://
     www.schmerzallianz. at/schmerz-fakten/schmerzbehandlung/; abgerufen am: 5.
     Oktober 2020.

5   Treede R-D, Rief W, Barke A et al. »Chronic pain as a symptom or a disease: the
     IASP Classification of Chronic Pain for the International Classification of Diseases
     (ICD-11)«, in: Pain, 2019;160(1):19–27; doi:10.1097/j.pain.0000000000001384.

Einleitung

6   Nicholas M, Vlaeyen JWS, Rief W et al. »The IASP classification of chronic pain
     for ICD-11: chronic primary pain«, in: PAIN, 2019; 160(1):28–37; doi:10.1097/j.
     pain.0000000000001390.

7   DER STANDARD – Interview, »Seelenloser Reparaturbetrieb«, https://www.der-
     standard.at/story/1220458160508/seelenloser-reparaturbetrieb; abgerufen am: 6.
     Oktober 2020.

8   WHO, »International Classification of Diseases, 11th Revision (ICD-11)«, http://
     www.who.int/classifications/icd/en/; abgerufen am: 6. Oktober 2020.

9   Schmerzgesellschaft.de, »Deutschsprachige Schmerzgesellschaften für rasche Einfüh-
     rung des neuen ICD 11 in nationale Gesundheitssysteme«. https://www.schmerzgesell-
     schaft.de/topnavi/newspresse/pressemeldungen/pressemeldungeinzelansicht?   tx_
     news_pi1%5Baction%5D=detail&tx_news_pi1%5Bcontroller%5D=News&tx_
     news   _pi1%5Bnews%5D=806&cHash=e1e656b626c299aa9ef61673e9365b9c;
     abgerufen am: 6. Oktober 2020.

10   Treede R-D, Müller-Schwefe G, Thoma R. »Kodierung chronischer Schmerzen im
     ICD-10«, in: Schmerz, 2010;24(3):207–208; doi:10.1007/s00482-010-0907-1.

11   Nugraha B, Gutenbrunner C, Barke A et al. »The IASP classification of chronic pain
     for ICD-11: functioning properties of chronic pain«, in: PAIN, 2019;160(1):88–94;
     doi:10.1097/j.pain.0000000000001433.

Erster Teil
Kapitel 1

12   Wieser S, Tomonaga Y, Riguzzi M, Fischer B, Telser H, Pletscher M, Eichler K, Trost M, Schwenkglenks M. »Die Kosten der nichtübertragbaren Krankheiten in der Schweiz: Schlussbericht«, Winterthur: Zürcher Hochschule für Angewandte Wissenschaften (ZORA URL: https://doi.org/10.5167/uzh-103453) im Auftrag des Bundesamtes für Gesundheit, 2014.

13   Déruaz-Luyet A, N'Goran AA, Senn N et al. »Multimorbidity and patterns of chronic conditions in a primary care population in Switzerland: a cross-sectional study«, in: BMJ Open, 2017;7(6); 013664; doi:10.1136/bmjopen-2016-013664.

14   Rheuma-Liga, »Neue Ratgeber der Rheuma-Liga: Informativ, modern, kurz«, https://www.rheumaliga.de/detailseite/neue-ratgeber-der-rheuma-liga-informativ-modern-kurz; abgerufen am: 6. Oktober 2020.

15   Clauw DJ. »Fibromyalgia: a clinical review«, in: JAMA, 2014;311(15):1547–1555, doi:10.1001/jama.2014.3266.

16   Sumpton JE, Moulin DE. »Fibromyalgia«, in: Handb Clin Neurol, 2014;119:513–527; doi:10.1016/B978-0-7020-4086-3.00033-3.

17   Atzeni F, Talotta R, Masala IF, et al. »One year in review 2019: Fibromyalgia«, in: Clin Exp Rheumatol, 2019;37 Suppl 116(1):3–10.

18   D'Agnelli S, Arendt-Nielsen L, Gerra MC, et al. »Fibromyalgia: Genetics and epigenetics insights may provide the basis for the development of diagnostic biomarkers«, in: Mol Pain, 2018;15; doi:10.1177/1744806918819944.

19   Skrabek RQ, Galimova L, Ethans K, Perry D. »Nabilone for the Treatment of Pain in Fibromyalgia«, in: J Pain, 2008;9(2):164–173; doi:10.1016/j.jpain.2007.09.002.

20   MedicinaNarrativa.eu, »From Dr. Shopping to an effective relationship of care: Narrative medicine and Fibromyalgia«, https://www.medicinanarrativa.eu/from-dr-shopping-to-an-effective-relationshipofcare-narrative-medicine-and-fibromyalgia; abgerufen am: 6. Oktober 2020.

21   Diagnose-Fibromyalgie.de, »Rente wegen Erwerbsminderung bei Fibromyalgie«, https://www.diagnose-fibromyalgie.de/rente.html; abgerufen am: 6. Oktober 2020.

22   Rheuma-Liga, »Erwerbsminderungsrente«, https://www.rheuma-liga.de/rheuma/fueraeltere/erwerbsminderungsrente; abgerufen am: 6. Oktober 2020.

23   Macfarlane GJ, Kronisch C, Dean LE et al. »EULAR Empfehlungen bei Fibromyalgie / revised recommendations for the management of fibromyalgia«, in: Ann Rheum Dis, 2017;76(2):318–328; doi:10.1136/annrheumdis-2016-209724.

24   WLB-Stuttgart, »Gelassenheitsgebet«, https://www.wlbstuttgart.de/sammlungen/handschriften/bestand/nachlaesse-und-autographen/oetingerarchiv/gelassenheitsgebet/; abgerufen am: 6. Oktober 2020.

Kapitel 2

25 Ong C-K, Forbes D. »Embracing Cicely Saunders's concept of total pain«, in: BMJ, 2005;331(7516):576–577; doi:10.1136/bmj.331.7516.576-d.

26 Clark D. »Total pain: the work of Cicely Saunders and the hospice movement«, in: Am Pain Soc Bull, 2000;10(4):13–15.

27 Apkarian AV, Bushnell MC, Treede R-D, Zubieta J-K. »Human brain mechanisms of pain perception and regulation in health and disease«, in: Eur J Pain Lond Engl, 2005;9(4):463–484; doi:10.1016/j.ejpain.2004.11.001.

28 Hildebrandt J, Pfingsten M, Lüder S et al. »Göttinger Rücken-Intensiv-Programm (GRIP). Das Manual«, 1st ed. Congress Compact 2C; 2003.

29 Giles BE, Walker JS. »Gender differences in pain«, in: Curr Opin Anesthesiol, 1999;12(5):591–595.

30 Fillingim RB, King CD, Ribeiro-Dasilva MC, Rahim-Williams B, Riley JL. »Sex, Gender, and Pain: A Review of Recent Clinical and Experimental Findings«, in: J Pain Off J Am Pain Soc, 2009;10(5):447–485; doi:10.1016/j.jpain.2008.12.001.

31 Riley et al. »Schmerz: Geschlechtsspezifische Unterschiede«, in: Gender Medizin: Geschlechtsspezifische Aspekte für die klinische Praxis, Springer Science & Business Media; 2008:273

32 Kautzky-Willer A. »Editorial: Sex- and gender-based medicine: a challenging field of research«, in: Wien Med Wochenschr, 2011;161(5):105–108; doi:10.1007/s10354-011-0894-6.

33 Kunz R. »Palliative Care für Patienten mit fortgeschrittener Demenz: Values Based statt Evidence Based Practice«, in: Zeitschrift für Gerontol u Geriatrie, 2003;36(5):355–359; doi:10.1007/s00391-003-0167-0.

34 Aerztezeitung.at, »State of the Art – Ethik in der Schmerztherapie – Univ.-Doz. Dr. Günther Weber«. https://www.aerztezeitung.at/archiv/oeaez-2017/oeaez-12-25012017/state-of-the-art-ethik-inderschmerztherapie-univ-doz-dr-guenther-weber.html; abgerufen am: 6. Oktober 2020.

35 Bauer JM. »State of the Art: Osteoporose, Sarkopenie, Frailty«, in: Drug Res, 2019;69(S01):26; doi:10.1055/a-0982-5198.

36 Franceschi C, Garagnani P, Parini P, Giuliani C, Santoro A. »Inflammaging: a new immunemetabolicviewpoint for age-related diseases«, in: Nat Rev Endocrinol, 2018;14(10):576–590; doi:10.1038/s41574-018-0059-4.

37 DAZ.online, »47 % der Krankheitskosten im Alter«, August 7, 2008; https://www.deutscheapothekerzeitung.de/daz-az/2008/daz-32-2008/47-der-krankheitskosten-im-alter; abgerufen am: 6. Oktober 2020.

38 Handelsblatt.com, »Steigende Gesundheitskosten: Im Alter wird es besonders teuer«, https://www.handelsblatt.com/politik/deutschland/steigende-gesundheitskosten-im-alter-wird-esbesondersteuer/20397096.html; abgerufen am: 6. Oktober 2020.

39 Die Presse, »Gibt legale Wege, Leben zu beenden«, 10. Jänner 2014; https://www. diepresse.com/1544608/gibt-legale-wege-leben-zu-beenden; abgerufen am: 6. Oktober 2020.

40 Max-Plank-Institut für Psychiatrie, »Impulse aus der Grundlagenforschung zu chronischen Schmerzen«, https://www.psych.mpg.de/2568783/impulse-aus-der-grundlagenforschung-zuchronischenschmerzen; abgerufen am: 6. Oktober 2020.

41 Change Pain, »Was ist Schmerz?«, https://www.change-pain.de/grt-change-painportal/Start/Wissen/Schmerz-Grundlagen/Was-ist-Schmerz_/de_DE/303000474. jsp; abgerufen am: 6. Oktober 2020.

42 Bandscheibenvorfall.de, »Was ist ein Bandscheibenprolaps? Anulus fibrosus Riss = Hexenschuss«, https://www.bandscheibenvorfall.de/erkrankungen-der-wirbelsaeule/der-bandscheibenvorfalllws/bandscheibenprolaps/; abgerufen am: 6. Oktober 2020.

43 Waddell G, Newton M, Henderson I, Somerville D, Main CJ. »A Fear-Avoidance Beliefs Questionnaire (FABQ) and the role of fear-avoidance beliefs in chronic low back pain and disability«, in: Pain, 1993;52(2):157–168; doi:10.1016/0304-3959(93)90127-b.

44 Miklovic T, Sieg VC. »Ehlers Danlos Syndrome«, in: StatPearls [Internet]; https:// www.ncbi.nlm.nih.gov/books/NBK549814/; abgerufen am 26. Oktober 2020.

45 Sulli A, Talarico R, Scirè CA et al. »Ehlers-Danlos syndromes: state of the art on clinical practice guidelines«, in: RMD Open, 2018;4(Suppl 1); doi:10.1136/rmdopen-2018-000790.

46 Shirley ED, DeMaio M, Bodurtha J. »Ehlers-Danlos Syndrome in Orthopaedics«, in: Sports Health, 2012;4(5):394–403; doi:10.1177/1941738112452385.

47 Facultas Verlags- und Buchhandels AG, »Schlafcoaching«, http://www.facultas.at/ list?isbn=9783902903488; abgerufen am: 6. Oktober 2020.

48 Kullich W, Bernatzky G, Hesse H-P, Wendtner F, Likar R, Klein G. »Musiktherapie – Wirkung auf Schmerz, Schlaf und Lebensqualität bei Low back pain«, in: Wien Med Wochenschr, 2003;153(9–10):217–221; doi:10.1046/j.1563-258X.2003.02081.x.

49 Karmann AJ, Kundermann B, Lautenbacher S. »Schlafentzug und Schmerz« in: Der Schmerz, Ausgabe 2/2014, Springer Medizin.

50 Seidl S. »Der Schlaf. Warum er so wichtig ist und wie er ungestört bleibt«, morawa. at, E-Book, Manz'sche Verlags- u. Universitätsbuchhandlung, 2020.

51 Apotheken.de, »Missbrauchsgefahr bei Schlafmitteln«, https://www.apotheken.de/ gesundheit/gesund-leben/selbsthilfe/12062-missbrauchsgefahr-beischlafmitteln; abgerufen am: 6. Oktober 2020.

52 Rheumaliga Schweiz, »Besser schlafen mit Cannabis«, https://www.rheumaliga.ch/ blog/2020/besser-schlafen-mit-cannabis; abgerufen am: 6. Oktober 2020.

53 Rheumaliga Schweiz, »Das Comeback der Cannabismedizin«, https://www.rheumaliga.ch/blog/2019/cannabismedizin; abgerufen am: 6. Oktober 2020.

Kapitel 3

54 Selbsthilfegruppe Fibromyalgie, »ChronischKrank – Fibromyalgie Österreich«, https://chronischkrank.at/verein/unsere-selbsthilfegruppen/fibromyalgie-oesterreich/; abgerufen am: 6. Oktober 2020.

55 ICA Austria, »ChronischKrank – IC Österreich«, https://chronischkrank.at/verein/unsereselbsthilfegruppen/ic-oesterreich/; abgerufen am: 6. Oktober 2020.

56 Lindig-Knopke C, Marschke J, Tunn R, Beilecke K. »Interstitielle Zystitis individuell behandeln«, in: CME, 2015;12(11):22; doi:10.1007/s11298-015-5473-5.

57 Bschleipfer T. »Interstitielle Zystitis/Blasenschmerzsyndrom (IC/BPS)«, in: Der Urologe 9/2020.

58 Dusch M, Schmelz M. »Erythromelalgie: rote Haut und Schmerz.«, in: Der Schmerz, 2019:475–490.

59 Cohen J. »Erythromelalgia: New theories and new therapies«, in: J Am Acad Dermatol, 2000;43:841–847; doi:10.1067/mjd.2000.109301.

60 Lee G, Grovey B, Furnish T, Wallace M. »Medical Cannabis for Neuropathic Pain«, in: Curr Pain Headache Rep, 2018;22(1):8; doi:10.1007/s11916-018-0658-8.

61 Mücke M, Phillips T, Radbruch L, Petzke F, Häuser W. »Cannabis-based medicines for chronic neuropathic pain in adults«, in: Cochrane Database Syst Rev, 2018;2018(3); doi:10.1002/14651858.CD012182.pub2.

62 Sommer C. »Genetisch bedingte Erythromelalgie im Fokus«, in: InFo Neurol Psychiatr, 2016;18(5):27; doi:10.1007/s15005-016-1763-z.

63 Pschyrembel Online, »Barthel-Index«, https://www.pschyrembel.de/Barthel-Index/K00TK; abgerufen am: 7. Oktober 2020.

Kapitel 4

64 Franke A. »Modelle von Gesundheit und Krankheit«, 3. überarb u erw Aufl. Hogrefe AG; 2012.

65 Kickbusch I. »The Leavell Lecture – The end of Public Health as we know it: Constructing Global Public Health in the 21st Century«, in: Promot Educ, 2004;11(4):206–210; doi:10.1177/17579759040 1100402.

66 Baron R. »Diagnostik und Therapie neuropathischer Schmerzen«, in: Deutsches Ärzteblatt International, 2009;1(2):32.

67 Universitätsklinikum Dresden, »Facettenblockaden und periradikuläre Therapie (PRT)«, https://www.uniklinikum-dresden.de/de/das-klinikum/kliniken-polikinikeninstitute/rad/leistungen/behandlungsschwerpunkte/schmerztherapie; abgerufen am: 12. Oktober 2020.

68 Michael I, n-tv.de. »Männer betreiben Reparaturmedizin«, n-tv.de, https://www.ntv.de/leben/Maenner-betreiben-Reparaturmedizin-article21456953.html; abgerufen am: 12. Oktober 2020.

69   Burisch M. »Das Burnout-Syndrom: Theorie der inneren Erschöpfung – Zahlreiche Fallbeispiele – Hilfen zur Selbsthilfe«, 5. Aufl. Springer-Verlag; 2014.

70   Wörler F, Gieseler F. »Depersonalisation als Dimension des Burn-out-Syndroms bei Onkologen«, in: Forum, 2020;35:376–378; https://doi.org/10.1007/s12312-020-00809-9.

71   St. Jakobusbruderschaft Trier, »Abenteuer Pilgern: Ein populäres Thema interdisziplinär erforscht«, 1. Aufl. Echter Verlag; 2016.

72   Saunders DC, ed. »Beyond All Pain: A Companion for the Suffering and Bereaved«, SPCK; 1983.

73   Grün A. »Gebet als Begegnung«, Münsterschwarzacher Kleinschriften Band 60, 11. Aufl. Vier-Türme-Verlag; 2001.

74   Too L. »Mantras and Mudras: Meditations for the Hands and Voice to Bring Peace and Inner Calm«, Element Books; 2002.

75   Stauss K. »Die heilende Kraft der Vergebung: Die sieben Phasen spirituell-therapeutischer Vergebungs- und Versöhnungsarbeit. Mit Vorworten von Joachim Bauer und Michael Klessmann«, 6. Aufl. Kösel-Verlag; 2010.

76   Eisenberger NI, Lieberman MD, Williams KD. »Does Rejection Hurt? An fMRI Study of Social Exclusion«, in: Science, 2003;302(5643):290–292; doi:10.1126/science.1089134.

77   Panksepp J. »Feeling the Pain of Social Loss«, in: Science, 2003;302(5643):237–239; doi:10.1126/science.1091062.

78   Liedl A, Knaevelsrud C, Müller J, Schnyder U. »Trauma und Schmerz: Manual zur Behandlung traumatisierter Schmerzpatienten«, 1. Aufl. Schattauer; 2013.

79   Waller R, Smith AJ, O'Sullivan PB, Slater H, Sterling M, Straker LM. »The association of early life stressors with pain sensitivity and pain experience at 22 years«, in: Pain, 2020;161(1):220–229; doi:10.1097/j.pain.0000000000001704.

80   Miranda A. »Early Life Stress and Pain: An Important Link to Functional Bowel Disorders«, in: Pediatr Ann, 2009;38(5); doi:10.3928/00904481-20090501-09.

81   Chrousos GP, Detera-Wadleigh SD, Karl M. »Syndromes of glucocorticoid resistance«, in: Ann Intern Med, 1993;119(11):1113–1124; doi:10.7326/0003-4819-119-11-199312010-00009.

82   Lin CY, Guu T-W, Lai H-C et al. »Somatic pain associated with initiation of interferon-alpha (IFN-Alpha) plus ribavirin (RBV) therapy in chronic HCV patients: A prospective study«, in: Brain Behav Immun – Health, 2020;2:100035; doi:10.1016/j.bbih.2019.100035.

83   Slavich GM, Shields GS, Deal BD, Gregory A, Toussaint LL. »Alleviating Social Pain: A Double-Blind, Randomized, Placebo-Controlled Trial of Forgiveness and Acetaminophen«, in: Ann Behav Med Publ Soc Behav Med, 2019;53(12):1045–1054; doi:10.1093/abm/kaz015.

84   Kiecolt-Glaser JK, Derry HM, Fagundes CP. »Inflammation: depression fans the flames and feasts on the heat«, in: Am J Psychiatry, 2015;172(11):1075–1091; doi:10.1176/appi.ajp.2015.15020152.

85   Slavich GM, Irwin MR. »From Stress to Inflammation and Major Depressive Disorder: A Social Signal Transduction Theory of Depression«, in: Psychol Bull, 2014;140(3):774–815; doi:10.1037/a0035302.

86   Mansfield KE, Sim J, Croft P, Jordan KP. »Identifying patients with chronic widespread pain in primary care«, in: Pain, 2017;158(1):110–119; doi:10.1097/j.pain.0000000000000733.

87   Likar R, Stein C, Schäfer M. »Topische Applikation von Lokalanästhetika und Opioiden nach elektiver Zahnextraktion«, in: Der Schmerz – Ausgabe 3; 2005.

88   Gellrich FF, Günther C. »Schnitzler-Syndrom«, in: Z Rheumatol, 2019;78(1):43–54; doi:10.1007/s00393-019-0591-1.

89   Pfizer für Mediziner, »Seltene Erkrankungen (Rare Diseases)«, https://www.pfizermed.at/condition/seltene-erkrankungen/seltene-erkrankungen/selteneerkrankungen-rare-diseases; abgerufen am: 12. Oktober 2020.

90   Thiel G, Backes TM, Rössler OG. »Chili und der Capsaicinrezeptor TRPV1«, in: Biol Unserer Zeit, 2020;50(4):246–252; doi:10.1002/biuz.202010709.

91   Spektrum.de – Lexikon der Biochemie, »G-Protein-gekoppelte Rezeptoren«, https://www.spektrum.de/lexikon/biochemie/g-protein-gekoppelte-rezeptoren/2658; abgerufen am: 22. Oktober 2020.

92   Lorenz K. »Die Rückseite des Spiegels. Versuch einer Naturgeschichte menschlichen Erkennens«, DTV; 1993.

93   Perez DM. »From plants to man: the GPCR – tree of life«, in: Mol Pharmacol, 2005;67(5):1383–1384; doi:10.1124/mol.105.011890.

94   Bermeitinger C, Hackländer R. »Gehirn & Geist – Warum wecken Gerüche oft intensive Erinnerungen?«, Spektrum.de, https://www.spektrum.de/frage/warum-wecken-gerueche-oft-intensiveerinnerungen/1620950; abgerufen am: 22. Oktober 2020.

95   Khuong TM, Wang Q-P, Manion J et al. »Nerve injury drives a heightened state of vigilance and neuropathic sensitization in Drosophila«, in: Sci Adv, 2019;5(7):eaaw4099; doi:10.1126/sciadv.aaw4099.

96   Ärzteblatt DÄG Redaktion Deutsches. »Schmerzgedächtnis: Entstehung, Vermeidung und Löschung«, Deutsches Ärzteblatt, 2001;98(42):2725–2730.

97   Zee S van der, Osterbrink J. »Schmerz: Eine Biografie«, 1. Aufl. Albrecht Knaus Verlag; 2013.

98   Panksepp J. »Why Does Separation Distress Hurt? Comment on MacDonald and Leary (2005)«, in: Psychol Bull, 2005;131(2):224–230; doi:10.1037/0033-2909.131.2.224.

99 Tora, Buch Levitikus 19/18. »An den Kindern deines Volkes sollst du dich nicht rächen und ihnen nichts nachtragen. Du sollst deinen Nächsten lieben wie dich selbst. Ich bin der Herr.«, https://www.bibelwissenschaft.de/online-bibeln/luther-bibel-1984/lesen-imbibeltext/bibelstelle/Lev%2019,18/; abgerufen am: 12. Oktober 2020.

100 Maslow AH. »Toward a Psychology of Being«, Worn Auflage. Van Nostrand; 1968.

Zweiter Teil
Kapitel 5

101 Nordicacademy.com, »History of Nordic Walking and Walking Poles«, http://www.nordicacademy.com.au/index.php/about-nordic-walking/nordic-walking-history-adevelopment; abgerufen am: 12. Oktober 2020.

102 Frank C, Kobesova A, Kolar P. »Dynamic Neuromuscular Stabilization & Sports Rehabilitation«, in: Int J Sports Phys Ther, 2013;8(1):62–73.

103 Fuss J, Steinle J, Bindila L et al. »A runner's high depends on cannabinoid receptors in mice«, in: Proc Natl Acad Sci USA, 2015;112(42):13105–13108; doi:10.1073/pnas.1514996112.

104 FOCUS Online, »Fit im Alter: Mit 70 noch Muskelpower wie mit 30«, https://www.focus.de/gesundheit/praxistipps/fit-im-alter-mit-diesem-programm-kraefti-gen-sie-muskeln-und-gelenke_id_5578140.html; abgerufen am: 12. Oktober 2020.

105 Panksepp J. »Rough and tumble play: A fundamental brain process«, in: Parent–Child Play: Descriptions and Implications, SUNY series, children's play in society. State University of New York Press; 1993:147–184.

106 Meinl D. »Das große Faszien-Yoga-Buch: Das fasziale Netz gezielt in die Yoga-Pra-xis integrieren«, Irisiana; 2017.

107 Lee JH, Jun H-S. »Role of Myokines in Regulating Skeletal Muscle Mass and Func-tion«, in: Front Physiol, 2019;10; doi:10.3389/fphys.2019.00042.

108 Yu BP, ed. »Nutrition, Exercise and Epigenetics: Ageing Interventions«, Springer International Publishing; 2015; doi:10.1007/978-3-319-14830-4.

109 Boecker H, Sprenger T, Spilker ME et al. »The runner's high: opioidergic mecha-nisms in the human brain«, in: Cereb Cortex NYN 1991, 2008;18(11):2523–2531; doi:10.1093/cercor/bhn013.

110 Vernikos J. »Sitzen gefährdet Ihre Gesundheit! Mit einfachen Bewegungen die ge-sundheitsfördernden Wirkungen der Schwerkraft im Alltag nutzen«, 1. Aufl. VAK; 2015.

111 Lanz E, Aigelsreiter H. »DKB-System: Dehnen – Kräftigen – Bewegen«, 15., erw Aufl. USP Publishing; 2008.

112 Supplementbibel.de, »Antioxidantien in Lebensmitteln: Freien Radikalen den Kampf ansagen«, https://www.supplementbibel.de/antioxidantien-in-lebensmit-teln/; abgerufen am: 12. Oktober 2020.

113   Biver E, Berenbaum F, Valdes AM et al. »Gut microbiota and osteoarthritis management: An expert consensus of the European society for clinical and economic aspects of osteoporosis, osteoarthritis and musculoskeletal diseases (ESCEO)«, in: Ageing Res Rev, 2019;55:100946; doi:10.1016/j.arr.2019.100946.

114   Pietrocola F, Demont Y, Castoldi F et al. »Metabolic effects of fasting on human and mouse blood in vivo«, in: Autophagy, 2017;13(3):567–578; doi:10.1080/15548627.2016.1271513.

115   Madeo F, Eisenberg T, Büttner S, Ruckenstuhl C, Kroemer G. »Spermidine: a novel autophagy inducer and longevity elixir«, in: Autophagy, 2010;6(1):160–162; doi:10.4161/auto.6.1.10600.

116   Mariño G, Madeo F, Kroemer G. »Autophagy for tissue homeostasis and neuroprotection«, in: Curr Opin Cell Biol, 2011;23(2):198–206; doi:10.1016/j.ceb.2010.10.001.

117   Morselli E, Maiuri MC, Markaki M et al. »The life span-prolonging effect of sirtuin-1 is mediated by autophagy«, in: Autophagy, 2010;6(1):186–188; doi:10.4161/auto.6.1.10817.

118   Pregenzer B, Schmidle B. »Hildegard von Bingen – Einfach fasten«, Tyrolia; 2004.

119   »Medizin-Nobelpreis 2016 – Yoshinori Ohsumi – Zellforschung – Autophagie«, https://www.aerztezeitung.at/archiv/oeaez-2016/oeaez-20-25102016/medizin-nobelpreis-2016-yoshinori-ohsumi-zellforschung-autophagie.html; abgerufen am: 12. Oktober 2020.

120   Minihane AM, Vinoy S, Russell WR et al. »Low-grade inflammation, diet composition and health: current research evidence and its translation«, in: Br J Nutr, 2015;114(7):999–1012; doi:10.1017/S0007114515002093.

121   Grandl G, Wolfrum C. »Hemostasis, endothelial stress, inflammation, and the metabolic syndrome«, in: Semin Immunopathol, 2018;40(2):215–224; doi:10.1007/s00281-017-0666-5.

122   Greten HJ. »Kursbuch Traditionelle Chinesische Medizin: TCM verstehen und richtig anwenden«, 2. Aufl. Thieme; 2006.

123   Kreuzberger Dr med U. »Die Mesotherapie: Das neue Heilverfahren bei akuten und chronischen Beschwerden«, 1. Aufl. Knaur MensSana HC; 2015.

124   Sacks O. »Migräne«, 8. Aufl. Rowohlt Taschenbuch; 1996.

125   Luttkus A. »Das Ehlers-Danlos-Syndrom: Eine interdisziplinäre Herausforderung«, 2. akt u erweit Auflage. De Gruyter; 2017.

126   Sulli A, Talarico R, Scirè CA et al. »Ehlers-Danlos syndromes: state of the art on clinical practice guidelines«, in: RMD Open, 2018;4(Suppl 1); doi:10.1136/rmdopen-2018-000790.

127   Sturm KU, Bohn M-F. »Die Ehlers-Danlos-Syndrome mit Schwerpunkt auf dem hypermobilen Typ«, in: J Für Miner Muskuloskelettale Erkrank, 2019;26(1):12–22; doi:10.1007/s41970-019-0058-5.

Kapitel 6

128 Deutsche Gesellschaft für Rheumatologie e.V., https://dgrh.de/Start/Publikatio-
     nen/Empfehlungen/Medikation/Nichtsteroidale-Antirheumatika.html; abgerufen
     am: 12. Oktober 2020.

129 Collier R. »A short history of pain management«, in: CMAJ Can Med Assoc J,
     2018;190(1):E26-E27; doi:10.1503/cmaj.109-5523.

130 Rechtsinformationssystem des Bundes, »RIS – Suchtmittelgesetz – Bundesrecht
     konsolidiert, Fassung vom 14.01.1998«, https://www.ris.bka.gv.at/GeltendeFas-
     sung.wxe?Abfrage=Bundesnormen&Gesetzesnummer=10011040&FassungV
     om=1998-01-14; abgerufen am: 12. Oktober 2020.

131 FAZ.net, »Opioidkrise in Amerika – Wenn Ärzte süchtig machen«, https://
     www.faz.net/aktuell/finanzen/opioid-krise-in-den-usa-wenn-aerzte-suechtig-ma-
     chen-16176287.html; abgerufen am: 12. Oktober 2020.

132 Van Zeller M. »The Oxycontin Express«, https://topdocumentaryfilms.com/oxycon-
     tin-express/; abgerufen am: 22. Oktober 2020.

133 National Institute on Drug Abuse – Online. »Opioid Crisis and Pain Management«,
     https://www.drugabuse.gov/nidamed-medical-health-professionals/opioid-crisis-
     pain-management; abgerufen am: 12. Oktober 2020.

134 Musikament, »Entspannung bei Schmerzen«, http://www.musikament.at/b4/
     schmerz.htm; abgerufen am: 25. Oktober 2020.

135 Pinsger M, Schimetta W, Volc D, Hiermann E, Riederer F, Pölz W. »Nutzen ei-
     ner Add-On-Therapie mit dem synthetischen Cannabinomimetikum Nabilone bei
     Patienten mit chronischen Schmerzzuständen – eine randomisierte kontrollierte
     Studie«, in: Wiener Klinische Wochenschrift, 2006;118(11):327–335; doi:10.1007/
     s00508-006-0611-4.

136 National Academies of Sciences, Engineering, and Medicine, Health and Medicine
     Division, Board on Population Health and Public Health Practice, Committee on
     the Health Effects of Marijuana. »The Health Effects of Cannabis and Cannabino-
     ids: The Current State of Evidence and Recommendations for Research«, National
     Academies Press (US); 2017.

137 Pertwee RG. »The pharmacology of cannabinoid receptors and their ligands: an
     overview«, in: Int J Obes, 2006;30 Suppl 1:13–18; doi:10.1038/sj.ijo.0803272.

138 Bagar T. »Die Hanf-Medizin: Wie Hanf bei Schmerzen, Rheuma, Krebs und Stress
     hilft«, 1. Aufl. Kneipp Verlag in Verlagsgruppe Styria GmbH & Co. KG; 2019.

139 Pinsger Dr med M, Hartl Dr T. »Dem Schmerz entkommen: So hilft Ihnen die
     Cannabis-Therapie – Die sanfte Revolution«, Goldmann Verlag; 2019

140 Lewit K, Sachse J, Janda V. »Manuelle Medizin«, 7. Aufl. Karl F. Haug Fachbuchver-
     lag; 1997.

141 Palmer DD. »The Chiropractor«, CreateSpace Independent Publishing Platform;
     2017.

142 Smolenski U-C, Seidel W. et al. »Janda – Manuelle Muskelfunktionsdiagnostik«. 6. Aufl. Urban & Fischer Verlag; 2020.

143 Tilscher H, Eder M. »Manuelle Medizin – Konservative Orthopädie. Vom Befund zur Behandlung«, Facultas/Maudrich; 2008.

144 Necker-Dvorak D. »Rückenfit – der Kinderhit«, Kurs Volkshochschule Baden, https://www.vhsbaden.at/kursleiterinn-kategorie/n/; abgerufen am: 12. Oktober 2020.

145 Pinsger S. »Manuelle Lasthandhabung im Bauwesen«, Bundesministerium für Arbeit, Soziales und Konsumentenschutz Österreich: Broschüre des Zentral-Arbeitsinspektorats; 2009.

146 Lewis JR. »A. T. Still: From the Dry Bone to the Living Man«, Dry Bone Press; 2012.

147 Kolster BC. »Handbuch Physiotherapie: Umfassend, aktuell, evidenzbasiert, praxisnah«, 1. Aufl. KVM – Der Medizinverlag. Quintessenz-Verlagsgruppe; 2016.

148 Haber P. »Leitfaden zur medizinischen Trainingsberatung. Rehabilitation bis Leistungssport« Springer-Verlag; 2009.

149 Drexel G. »Sportwissenschaft interdisziplinär«, in: Sportwissenschaft, 2012;42(4):288–291; doi:10.1007/s12662-012-0250-z.

Kapitel 7

150 Gelenk-Klinik.de, »Hüftprothese: Vorteile, Haltbarkeit und Komplikationen der künstlichen Hüfte (Hüft-TEP)«, https://gelenk-klinik.de/hueftgelenk/heuft-operation/hueftprothese-hueft-TEPkuenstliches-hueftgelenk.html; abgerufen am: 13. Oktober 2020.

151 Gelenk-Klinik.de, »Knieendoprothese (Knie-TEP): künstliches Kniegelenk bei Kniearthrose«, https://gelenk-klinik.de/kniegelenk/knieoperation/knieendoprothese-knie-tep.html; abgerufen am: 13. Oktober 2020.

152 Kruser JM, Pecanac KE, Brasel KJ et al. »And I think that we can fix it: mental models used in high-risk surgical decision making«, in: Ann Surg, 2015;261(4):678–684; doi:10.1097/SLA.0000000000000714.

153 Werner I, Rauschmann M, Fleege C. »Anschlussdegeneration Langzeitkomplikation nach lumbaler Fusion«, in: Sport-Orthop – Sport-Traumatol – Sports Orthop Traumatol, 2014;30(3):256–266; doi:10.1016/j.orthtr.2014.04.011.

154 Weber J. »Sport nach spinaler Chirurgie«, in: Ger J Sports Med 2010;61(12):258–290.

155 Kim MS, Koh IJ, Sohn S, Kang BM, Kwak DH, In Y. »Central Sensitization Is a Risk Factor for Persistent Postoperative Pain and Dissatisfaction in Patients Undergoing Revision Total Knee Arthroplasty«, in: J Arthroplasty, 2019;34(8):1740–1748; doi:10.1016/j.arth.2019.03.042.

156 Baert IAC, Lluch E, Mulder T, Nijs J, Noten S, Meeus M. »Does pre-surgical central modulation of pain influence outcome after total knee replacement? A systematic review«, in: Osteoarthritis Cartilage, 2016;24(2):213–223; doi:10.1016/j.joca.2015.09.002.

157 Gustorff B, Sycha T, Lieba-Samal D, Rolke R, Treede R-D, Magerl W. »The pattern and time course of somatosensory changes in the human UVB sunburn model reveal the presence of peripheral and central sensitization«, in: Pain, 2013;154(4):586–597; doi:10.1016/j.pain.2012.12.020.

158 Vergne-Salle P. »Management of neuropathic pain after knee surgery«, in: Joint Bone Spine, 2016;83(6):657–663; doi:10.1016/j.jbspin.2016.06.001.

159 Raja S DC, Shetty AP, Subramanian B, Kanna RM, Rajasekaran S. »A prospective randomized study to analyze the efficacy of balanced pre-emptive analgesia in spine surgery«, in: Spine J Off J North Am Spine Soc, 2019;19(4):569–577; doi:10.1016/j.spinee.2018.10.010.

160 Omais M, Lauretti GR, Paccola CAJ. »Epidural morphine and neostigmine for postoperative analgesia after orthopedic surgery«, in: Anesth Analg, 2002;95(6):1698–1701; doi:10.1097/00000539-200212000-00042.

161 Sigmund Freud Privat Universität Wien, »Michael Musalek«, https://www.sfu.ac.at/de/person/univprof-prim-dr-michael-musalek/; abgerufen am: 23. Oktober 2020.

162 Golla M. »AT: Deutschsprachige Schmerzgesellschaften für rasche Einführung des neuen ICD 11 in nationale Gesundheitssysteme – Pflege Professionell«, https://pflege-professionell.at/atdeutschsprachige-schmerzgesellschaften-fuer-rasche-einfuehrung-des-neuen-icd-11-in-nationalegesundheitssysteme; abgerufen am: 23. Oktober 2020.

163 Drugcom.de, »Was sind Opiate und Opioide?«. https://www.drugcom.de/haeufiggestelltefragen/fragen-zu-opiaten/was-sind-opiate-und-opioide/; abgerufen am: 23. Oktober 2020.

164 Czabanka M, Thomé C, Ringel F et al. »Operative Versorgung degenerativer Erkrankungen der Lendenwirbelsäule«, in: Nervenarzt, 2018;89(6):639–647; doi:10.1007/s00115-018-0523-3.

165 Zuschlag B. »Mobbing: Schikane am Arbeitsplatz«, 3., überarb Aufl. Hogrefe Verlag; 2001.

166 Golla M. »AT: Multimodale Schmerztherapie: Umfassende Behandlung chronischer Schmerzen mit langfristiger Wirksamkeit – Pflege Professionell«, https://pflege-professionell.at/at-multimodaleschmerztherapie-umfassende-behandlung-chronischer-schmerzen-mit-langfristiger-wirksamkeit; abgerufen am: 19. Oktober 2020.

167 netdoktor.at. »Cannabinoide in der Schmerztherapie«, https://www.netdoktor.at/therapie/cannabinoide-in-schmerztherapie-6825103; abgerufen am: 19. Oktober 2020.

168 Mauritz E, im Kurier Online. »Schmerztherapie: Versorgungsengpässe lassen Patienten leiden«, vom 22. Mai 2018; https://kurier.at/wissen/gesundheit/schmerztherapie-versorgungsengpaesse-lassenpatienten-leiden/400038916; abgerufen am: 19. Oktober 2020.

Kapitel 8

169   Sozialministerium Österreich, »Leistungsorientierte Krankenanstaltenfinanzierung (LKF)«, https://www.sozialministerium.at/Themen/Gesundheit/Gesundheitssystem/Krankenanstalten/Leistungsorientierte-Krankenanstaltenfinanzierung-(LKF). html; abgerufen am: 19. Oktober 2020.

170   Oduncu FS. »Verteilungsgerechtigkeit, Rationierung und Priorisierung – das Gesundheitswesen im Spannungsfeld zwischen Medizin, Ökonomie, Ethik und Recht«, in: Medizinrecht, 2012;30(6):359–367; doi:10.1007/s00350-012-3162-x.

171   Medizinische Universität Wien – Kopfschmerzambulanz, »Clusterkopfschmerz«, https://neurologie.meduniwien.ac.at/patientinneninformationen/kopfschmerzambulanz/kopfschmerzarten/clusterkopfschmerz/; abgerufen am: 19. Oktober 2020.

172   Österreichische Schmerzgesellschaft – Online, »Migräne – ÖSG«, https://www. oesg.at/patienteninformationen/migraene/; abgerufen am: 22. Oktober 2020.

173   Deutsche Gesellschaft für Neurochirurgie – Online, »Trigeminusneuralgie«, https://www.dgnc.de/gesellschaft/fuer-patienten/trigeminusneuralgie/; abgerufen am: 24. Oktober 2020.

174   Mumenthaler M, Mattle H. »Neurologie«, 12., vollständig neu bearbeitete Auflage. Thieme; 2008.

175   Österreichische Gesellschaft für Neuropsychopharmakologie und Biologische Psychiatrie, »Interaktionen von Schmerz und Trauma«, https://oegpb.at/2017/06/01/interaktionen-von-schmerzund-trauma/; abgerufen am: 19. Oktober 2020.

Dritter Teil
Kapitel 9

176   Schreiber R. »Chronische Schmerzen und Arbeitsfähigkeit«, in: Bull Médecins Suisses, 2018;99(22);724–726. doi:10.4414/bms.2018.06583.

177   Haller R. »Die Macht der Kränkung«, 9. Aufl. Ecowin Verlag; 2019.

178   Internisten im Netz, »Ursachen & Risikofaktoren – Gastritis – Krankheiten«, https://www.internisten-im-netz.de/krankheiten/gastritis/ursachen-risikofaktoren. html; abgerufen am: 19. Oktober 2020.

179   DAZ – online, »Wenn PPI zu lange eingenommen werden«, 16. Februar 2017; https://www.deutsche-apotheker-zeitung.de/daz-az/2017/daz-7-2017/wenn-ppi-zulangeeingenommen-werden; abgerufen am: 19. Oktober 2020.

180   Gasser R. »Glukokortikoid-induzierte Osteoporose«, in: Journal für Mineralstoffwechsel & Muskuloskelettale Erkrankungen, 2001;8(4):13–16.

181   Spine Guide, »Vertebroplastie: Vorgehen, Risiken und Nachbehandlung«, https://spineoperation. guide/, https://spine-operation.guide/operationen/vertebroplastie/; abgerufen am: 19. Oktober 2020.

182 »Osteoporose wird begünstigt durch Alkohol und Nikotin«, https://www.osd-ev. org/osteoporosetherapie/osteoporose-ernaehrung/alkohol-koffein-und-nikotin/; abgerufen am: 19. Oktober 2020.

183 Hoc S. »Osteoporose: Mikroarchitektur des Knochens erhalten«, Dtsch Arztebl 2003; 100(49): A-3260.

184 DAZ – online, »Osteoporose: Teriparatid restrukturiert Knochensubstanz«, 14. September 2003; https://www.deutsche-apotheker-zeitung.de/daz-az/2003/daz-38-2003/uid-10646; abgerufen am: 19. Oktober 2020.

185 Deutscher Ärzteverlag GmbH online, »OUP Orthopädische und Unfallchirurgische Praxis«. https://www.aerzteverlag.de/portfolio/fachwissen-medizindental/ouporthopaedische-undunfallchirurgische-praxis/profil/; abgerufen am: 19. Oktober 2020.

186 Beier O. »Die fünf Phasen der Akzeptanz einer Krankheit«, Online Hilfeportal für pflegende Angehörige, https://www.pflege-durch-angehoerige.de/die-fuenf-phasender-akzeptanz-einerkrankheit/; abgerufen am: 19. Oktober 2020.

187 Osteoporosezentrum.de, »Diagnose der Osteoporose, Knochendichtemessung, Köln, Frankfurt, Berlin, Knochenstrukturanalyse«. Osteoporose, https://www.osteoporosezentrum.de/diagnose-derosteoporose-knochendichtemessung-koelnfrankfurt-berlin-knochenstrukturanalyse/; abgerufen am: 19. Oktober 2020.

188 Pinsger M. »Schmerz und Schlafstörungen, Fallbeispiel«, Bionorica Ethics, https://www.bionoricaethics.at/service/aerzte/dronabinol-praxiserfahrungen/schmerzund-schlafstoerungen/; abgerufen am: 19. Oktober 2020.

189 www.sozialministerium.at, »Invaliditäts-, Berufsunfähigkeits-, Erwerbsunfähigkeitspension«, https://www.sozialministerium.at/Themen/Soziales/Sozialversicherung/Pensionsversicherung/Pensionsarten/Invaliditaets-,-Berufsunfaehigkeits-,-Erwerbsunfaehigkeitspension.html; abgerufen am: 19. Oktober 2020.

190 oesterreich.gv.at – Österreichs digitales Amt, »Antrag auf Pflegegeld«, https://www.oesterreich.gv.at/themen/soziales/pflege/4/1/Seite.360517.html; abgerufen am: 19. Oktober 2020.

191 Bitsch A, Prange H. »Neurologische Intensivmedizin: Praxisleitfaden für Neurologische Intensivstationen und Stroke Units«, Thieme; 2004.

192 emotionales-management.com, »Was ist eigentlich der Unterschied zwischen Mitleid und Mitgefühl?«, https://emotionales-management.com/warum-mitgefuehlhilfreich-ist-mitleid-abernicht/; abgerufen am: 19. Oktober 2020.

193 »Canemes 1 mg Kapseln – Gebrauchsinformation«. https://medikamio.com/deat/medikamente/canemes-1-mg-kapseln/pil; abgerufen am: 19. Oktober 2020.

194 Kruser JM, Pecanac KE, Brasel KJ et al. »And I think that we can fix it: mental models used in high-risk surgical decision making«, in: Ann Surg, 2015;261(4):678–684; doi:10.1097/SLA.0000000000000714.

195 Berlach DM, Shir Y, Ware MA. »Experience with the Synthetic Cannabinoid Nabilone in Chronic Noncancer Pain«, in: Pain Med, 2006;7(1):25–29; doi:10.1111/j.1526-4637.2006.00085.x.

196 Kafka F. »Der Proceß«, Originalfassung, 4. Aufl, Neuausgabe. Fischer Taschenbuch; 2011.

197 Krank.de, »Was ist eine Hüftdysplasie? – Ursachen, Symptome, Behandlung«, https://krank.de/krankheiten/hueftdysplasie/; abgerufen am: 19. Oktober 2020.

198 www.klinikum.uni-muenchen.de,»Hüftgelenksendoprothetik«. http://www.klinikum.unimuenchen. de/Orthopaedische-Klinik-und-Poliklinik/de/Orthopaedisches-Behandlungsspektrum/endoprothetik/huefte/index.html; abgerufen am: 20. Oktober 2020.

199 Seiffge-Krenke I. »Depression bei Kindern und Jugendlichen: Prävalenz, Diagnostik, ätiologische Faktoren, Geschlechtsunterschiede, therapeutische Ansätze.«, in: Prax Kinderpsychol Kinderpsychiatr, 2007;56(3):185–205.

200 Farin E, Gustke M, Widera T, Matthies S. »Ergebnisqualität in der Kinder-Jugend-Rehabilitation«, in: Das Gesundheitswesen, 2012; 74(06): 358–370; DOI: 10.1055/s-0031-1280756.

201 endoprosthetics.guide,»Künstliches Hüftgelenk – So funktioniert eine Hüftprothese«, https://www.endoprosthetics-guide.com/huefte/kuenstliches-huftgelenk/; abgerufen am: 20. Oktober 2020.

202 Mansfield KE, Sim J, Croft P, Jordan KP. »Identifying patients with chronic widespread pain in primary care«, in: Pain, 2017;158(1):110–119; doi:10.1097/j.pain.0000000000000733.

203 Widder B, Egle U, Foerster K, Schiltenwolf M. »Leitlinien für die Begutachtung von Schmerzen (Version 9.21)«, in: Aktuelle Neurol, 2005;32:149–154; doi:10.1055/s-2004-834637.

204 Likar R, Schäfer M, Stein C. »Neue wissenschaftliche Kenntnisse zu peripheren Opioidrezeptoren«, in: AINS – Anästhesiol · Intensivmed · Notfallmedizin · Schmerzther, 2001;36(3):177–178; doi:10.1055/s-2001-11819-5.

205 Pinsger M, Schimetta W, Volc D, Hiermann E, Riederer F, Pölz W. »Nutzen einer Add-On-Therapie mit dem synthetischen Cannabinomimetikum Nabilone bei Patienten mit chronischen Schmerzzuständen – eine randomisierte kontrollierte Studie«, in: Wiener Klinische Wochenschrift, 2006;118(11):327–335; doi:10.1007/s00508-006-0611-4.

206 Benedetti F, Enck P, Frisaldi E, Schedlowski M, eds.»Placebo«, Springer-Verlag; 2014.

207 Wirtschaftskammer Österreich – Online, »Erwerbsunfähigkeitspension«, https://www.wko.at/service/arbeitsrecht-sozialrecht/erwerbsunfaehigkeitspension.html; abgerufen am: 26. Oktober 2020.

208 »Das Rehabilitationsgeld«, https://www.gesundheitskasse.at/cdscontent/?content id=10007.818345; abgerufen am: 26. Oktober 2020.

209 Medizinischen Universität Wien – Online, »Aufklärung zum Nutzen-Risiko-Verhältnis von Arzneimitteln ist essenziell«, https://www.meduniwien.ac.at/web/ueber-uns/news/detailseite/2016/news-im-august-2016/aufklaerung-zum-nutzen-risiko-verhaeltnis-vonarzneimitteln-ist-essenziell/; abgerufen am: 26. Oktober 2020.

210 Jörg J, Menger H. »Das Halswirbelsäulen- und Halsmarktrauma: Neurologische Diagnose und Differentialdiagnostik«, Dtsch Arztebl, 1998; 95(21): A-1307 / B-1109 / C-1037.

211 Egle UT, Kappis B, Schairer U, Stadtland C, Hrsg. »Begutachtung chronischer Schmerzen«, Urban & Fischer, 2014.

Kapitel 10

212 Kirchhoff P. »Das Verbraucherthema: Engpass vor der Röhre«, FAZ.net; https://www.faz.net/1.3708736; abgerufen am: 25. Oktober 2020.

213 Grögl-Aringer G, Bartmann I. »Schmerzmedizin: Chronifizierung durch lange Wartezeiten«, Interview in: Arzt & Praxis – Das Magazin zur Diplomfortbildung in Österreich, https://www.medmedia.at/arzt-und-praxis/schmerzmedizin-chroni-fizierung-durch-lange-wartezeiten/; abgerufen am: 20. Oktober 2020.

214 Tips Online, »Diese Folgen hat eine Entlassung auf Revers aus dem Spital«, https://www.tips.at/nachrichten/freistadt/leben/436041-diese-folgen-hat-eine-entlassung-auf-reversaus-dem-spital; abgerufen am: 24. Oktober 2020.

215 Erbsen A, Rüdiger-Stürchler M, Heberer M. »Interdisziplinäre Zentren in Kranken-häusern? Ein Literaturüberblick«, in: Z für Evidenz Fortbild Qual im Gesundheits-wesen, 2010;104(1):39–44; doi:10.1016/j.zefq.2008.12.001.

216 »Schmerzdiplom – Österreichische Schmerzgesellschaft«, https://www.oesg.at/aus-bildungveranstaltungen/schmerzdiplom/; abgerufen am: 25. Oktober 2020.

217 »Perspektive Schmerzforschung – Wissenschaftstag 12.6.2015 Berlin Deutsche Schmerzgesellschaft«, https://www.schmerzgesellschaft.de/topnavi/forschung-und-foerderung/wissenschaftstag; abgerufen am: 24. Oktober 2020.

218 Vorsorgeforum – Das Portal zur beruflichen Vorsorge der Schweiz, »Österreich: Land der kollektiven Pensionsneurose«, https://www.vorsorgeforum.ch/bvg-ak-tuell/2007/11/7/oesterreich-landder-kollektiven-pensionsneurose.html; abgerufen am: 25. Oktober 2020.

219 Glier B, Erim Y. »Schmerz bei Migranten aus der Türkei«, in: Kröner-Herwig B, Frettlöh J, Klinger R, Nilges P, Hrsg. Schmerzpsychotherapie: Grundlagen – Diag-nostik – Krankheitsbilder – Behandlung, Springer; 2007:231–244. doi:10.1007/978-3-540-72284-7_13.

220 Sozialministerium Österreich, »Leistungsorientierte Krankenanstaltenfinanzierung (LKF)«, https://www.sozialministerium.at/Themen/Gesundheit/Gesundheitssys-tem/Krankenanstalten/Leistungsorientierte-Krankenanstaltenfinanzierung-(LKF).html; abgerufen am: 19. Oktober 2020.

221 »Myelopathie«, https://avicenna-klinik.com/wirbelsaeulenerkrankung/myelopa-thie/; abgerufen am: 20. Oktober 2020.

222 »Zervikale Stenose – Myelopathie – Inselspital Bern – Neurochirurgie«, http://www.neurochirurgie.insel.ch/spezialgebiete-erkrankungen/neurochirurgischeerkrankungen/wirbelsaeule/zervikale-stenose-myelopathie/; abgerufen am: 20. Oktober 2020.

223 Schwarzer R, Jerusalem M. »Das Konzept der Selbstwirksamkeit«, in: Selbstwirksamkeit und Motivationsprozesse in Bildungsinstitutionen; Weinheim: Beltz; Zeitschrift für Pädagogik, Beiheft; 2002;44:28–53.

224 Fonds Gesundes Österreich – Online, »Sekundäre und Tertiäre Prävention«, https://fgoe.org/glossar/praevention; abgerufen am: 20. Oktober 2020.

225 Rechtsinformationssystem des Bundes, »RIS – Suchtmittelgesetz – Bundesrecht konsolidiert, Fassung vom 14.01.1998«, https://www.ris.bka.gv.at/Geltende-Fassung.wxe?Abfrage=Bundesnormen&Gesetzesnummer=1001100&FassungVom=1998-01-14; abgerufen am: 12. Oktober 2020.

226 Wallenfels M. – Ärztezeitung.de, »Online-Umfrage deckt auf – Ärztehopping oft aus Unsicherheit«, https://www.aerztezeitung.de/Wirtschaft/Aerzte-Hopping-oft-aus-Unsicherheit-226757.html; abgerufen am: 20. Oktober 2020.

Über die Autoren

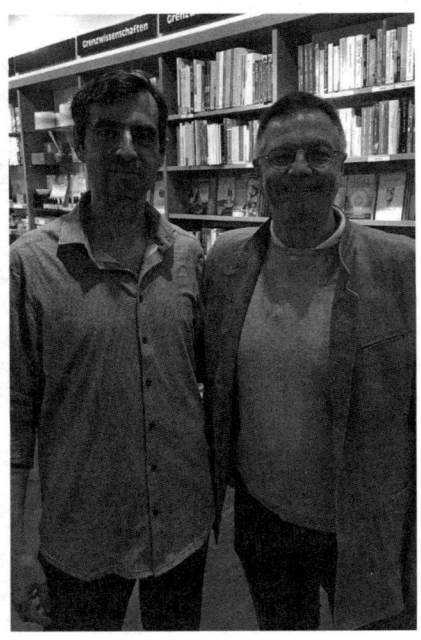

Dr. med. Martin Pinsger (rechts im Bild) leitet seit 2012 ein Schmerzkompetenzzentrum in Bad Vöslau. Nach der orthopädischen Facharztausbildung spezialisierte er sich auf die Behandlung von Schmerzpatienten. Seit vielen Jahren therapiert er erfolgreich interdisziplinär und multimodal. Er ist verheiratet, hat zwei Töchter und sechs Enkelkinder.

www.schmerzkompetenzzentrum.at

Dr. Thomas Hartl ist Medizinjournalist, Buchcoach, Schriftsteller und Autor vieler erfolgreicher Sachbücher, wie beispielsweise des Bestsellers »Geheilt! Wie Menschen den Krebs besiegten«. Gemeinsam mit Dr. Martin Pinsger verfasste er auch das Buch »Dem Schmerz entkommen. So hilft Ihnen die Cannabis-Therapie«.

www.thomas-hartl.at